MA VICTOIRE CONTRE L'ANOREXIE

De la maladie à l'épanouissement par le sport

MARINE NORET

MA VICTOIRE CONTRE L'ANOREXIE

De la maladie à l'épanouissement par le sport

AMPHORA

SOMMAIRE

1

RAPPORT AU CORPS ET TROUBLES DU COMPORTEMENT ALIMENTAIRE

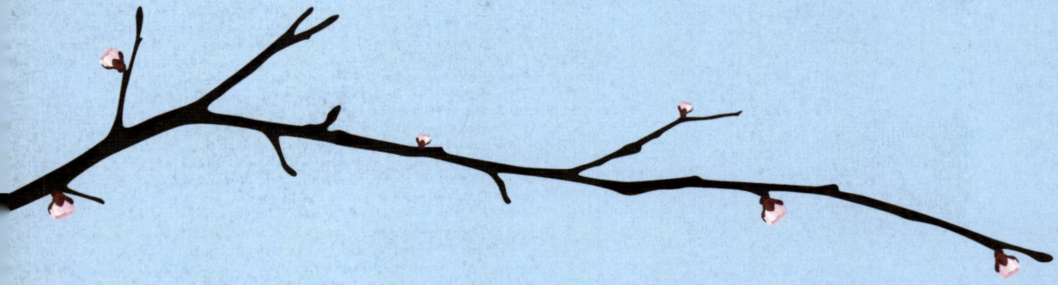

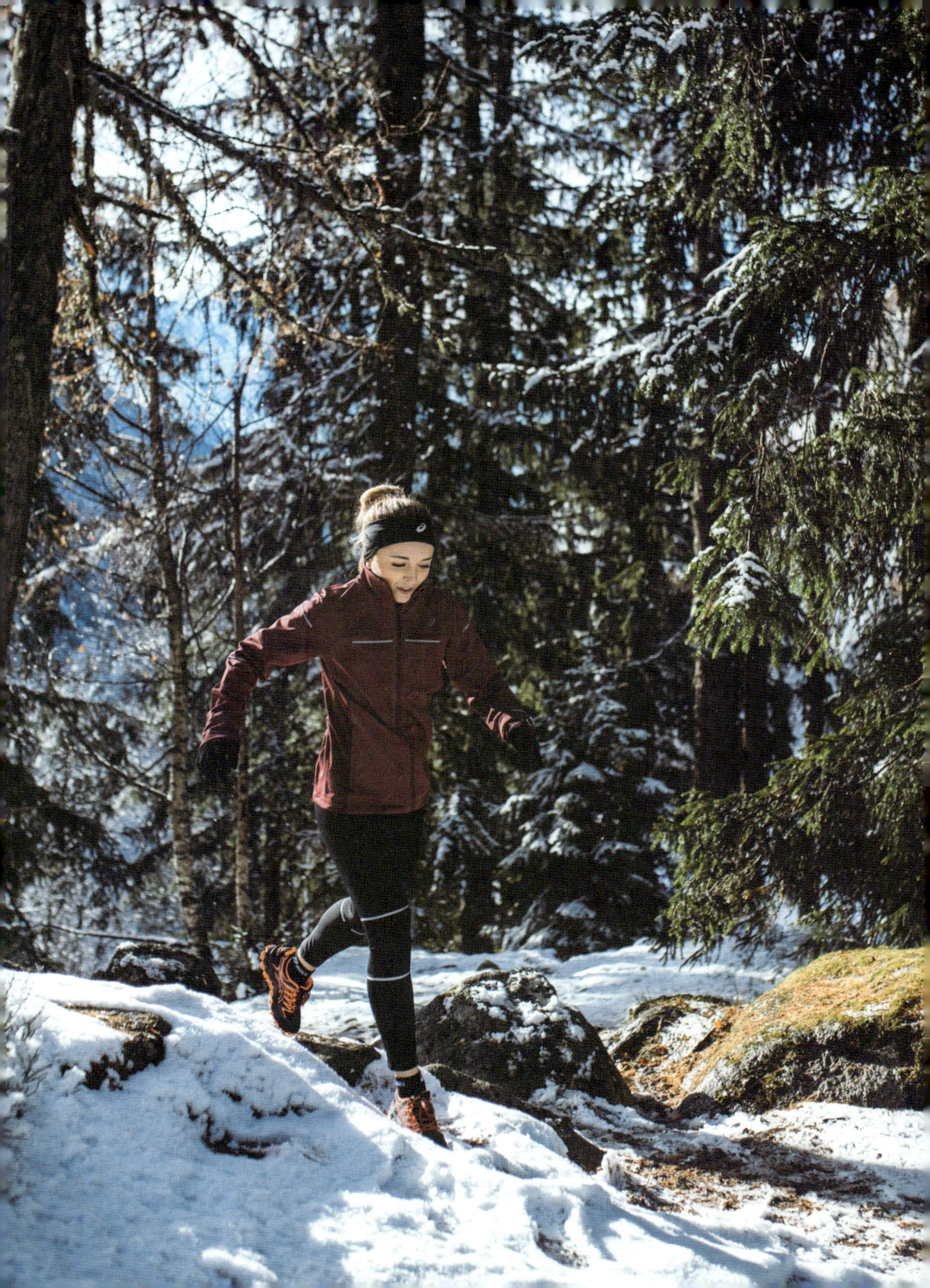

1 – Adolescence et rapport au corps

Il était une fois une enfant épanouie, heureuse et très bien entourée. Vous savez, cette période de notre vie où l'insouciance guidait chacun de nos actes. L'enfance, cette période où notre unique préoccupation était celle de trouver le nom de notre Barbie. J'étais bien dans ma tête et mes baskets et je ne m'inquiétais absolument pas du regard des autres ni même du mien d'ailleurs. Je pense qu'à cette période de ma vie, je ne pouvais avoir conscience que ce corps sur lequel je chutais, avec lequel je dansais et courais à travers le jardin, serait la source de bien des tracas par la suite. De plus, aux yeux de nos proches, un enfant reste la plus belle chose au monde, peu importe son apparence physique. Ah, c'était le bon temps d'être enfant.

En premier lieu, à onze ans, c'est l'année où tout change, le passage de la primaire au collège et les premiers pas dans la « cour des grands ». Le moment où les priorités changent et deviennent uniquement celles d'avoir un téléphone dernier cri et de porter les dernières chaussures et le sac à la mode. Pathétique quand on y pense, non ? Pourtant, c'était typiquement les premiers moments de ma vie où mon apparence commençait peu à peu à m'importer et le regard des autres également. Au-delà de ça, j'ai vécu mon enfance comme celle de n'importe quel autre enfant à quelques détails près : ma relation avec mes parents. Ils étaient divorcés depuis mes quatre ans et n'avaient jamais réussi à trouver un terrain d'entente. Ce divorce a rythmé mon enfance heureuse, me faisant parfois passer par des moments difficiles. Grandir avec n'a pas été évident et, à onze ans, on a encore du mal à appréhender ce genre de conflit que l'on n'est pas censé gérer.

Mon père quant à lui avait de nombreux comportements violents, transformant chacune de nos visites, pendant des années, en véritables moments d'angoisse. Ces peurs se développèrent tant chez mon frère que chez moi, d'une part car il ne cessait de nous répéter que notre mère nous abandonnerait comme « elle l'avait abandonné », mais également pour les fois où il ne se contrôlait plus, à l'exemple d'un soir où il nous enferma seuls dans une voiture sur un parking. Je n'oublierai jamais la moindre minute de cette soirée, la terrible sensation de se sentir « rejeté » et bloqué. Ce soir-là, maman nous avait trouvés et criait de toutes ses forces derrière la vitre sans rien pouvoir faire. Ce moment, à l'image de notre histoire, représente l'impuissance et la souffrance de maman et notre sensation d'impuissance à nous. Après ça, je n'ai jamais pu prendre le moindre ascenseur, ni même pu me rendre dans des espaces confinés dont je ne maîtrisais ni l'ouverture ni la fermeture. Maman, quant à elle, que j'ai dans un premier temps détestée pour ça, ne pouvait rien y faire et tentait malgré tout de nous obliger à garder contact avec lui. Ayant elle-même subi ses violences, elle souhaitait néanmoins qu'il conserve son rôle de « père ». Pour être honnête, je ne peux le considérer comme tel mais uniquement comme un géniteur. Toutes ces choses qu'il nous fit vivre étant petits nous amenèrent à avoir peur de tout et de rien, à ne pas pouvoir rester seuls pendant de très nombreuses années de peur d'être à nouveau « abandonnés ». Elles développèrent également une incapacité totale à faire confiance à qui que ce soit. Dans mon cas, j'eus à endosser le rôle, chez mon père, non plus d'une jeune fille mais d'une adulte, à un âge où je n'y étais pourtant pas prête, un rôle qui m'a certainement fait grandir bien plus vite qu'il n'aurait fallu.

Adolescente, j'étais déjà alors fragilisée par des choses que je ne pouvais aborder ailleurs que chez les nombreux psychologues que j'ai pu aller voir. Chacun d'entre eux tentait de comprendre l'origine de mes peurs et angoisses, de ma claustrophobie, et chacun en revenait au même constat : mon père.

À côté de ça, je trouvais le peu d'équilibre qu'il me manquait au sein de ma pratique sportive du handball. Sportive dès mon plus jeune âge, j'y jouais plusieurs fois par semaine en club et aimais énormément ça. Je ne voyais absolument pas le sport comme un moyen de mincir, mais plutôt comme un moyen de me sentir bien dans mon corps, de me défouler et de retrouver mes amis plusieurs fois par semaine pour les entraînements et les matchs. Ce sport m'apportait de la confiance mais également de la rage, c'était comme un exutoire. Ma famille, fan de sport, m'accompagnait sur chacun de mes matchs (et ceux de mon frère, pratiquant aussi), c'était notre truc à nous. Lorsque j'emploie le mot « famille », je fais uniquement référence à ma maman, mon frère, mon beau-père qui nous a élevés pendant plus de quinze ans et ma grand-mère. Nous étions une petite famille mais une famille très unie.

Néanmoins, ce manque constant de confiance en moi persista et fut une source de désarroi pendant les années qui suivirent mon entrée en sixième. Alors que je faisais face à du harcèlement pendant mes deux premières années de collège par des jeunes de mon village, je ne cessais de vouloir « disparaître dans un petit trou ». Je me rappelle que deux jeunes filles m'avaient prise en grippe sans la moindre raison apparente si ce n'est « ne pas aimer ma gueule » et ne cessaient de me faire vivre l'enfer : m'appeler en numéro masqué nuit et jour, appeler mon téléphone fixe, me virer de l'arrêt de bus quand il pleuvait des cordes, crier « grosse conne » dans le fond du bus ou encore me cribler d'insultes sur MSN. Pendant longtemps j'ai subi, jusqu'au jour où mon beau-père tenta d'intervenir, chose qui ne fit qu'empirer les problèmes.

Heureusement pour moi, mes parents avaient décidé de déménager au milieu de mes années collège alors que j'allais passer en quatrième. Même si c'était pour moi un véritable soulagement de fuir cette situation, je restais triste à l'idée de quitter mes amies. Ce fut donc pour moi une rupture et un moment compliqué à gérer, car j'avais tout à reconstruire. Nous avons donc atterri dans une nouvelle ville et j'ai dû entièrement rebâtir ma vie sociale et tout ce que cela comporte. J'ai également dû arrêter le handball, car les trajets en voiture étaient beaucoup trop longs, le club étant bien trop éloigné. À la place, j'ai tenté le club de notre nouvelle ville, mais j'ai détesté et donc été incapable de continuer loin de mon ancienne équipe que j'adorais. Cette année-là, j'ai donc arrêté tout sport et commencé à changer de fréquentations, passant d'une amitié très forte et saine dans mon ancien collège avec ma meilleure amie, à des rencontres plus ou moins mauvaises. Par peur du regard des autres, j'allais inconsciemment vers les filles « populaires » qui régnaient sur l'ensemble des quatrièmes du collège. À l'époque, je pensais qu'en me rapprochant de ces filles-là, je pourrais moi aussi être davantage appréciée par les autres et donc me faire rapidement des amis. J'espérais tant ne pas revivre le harcèlement que je suis devenue mon opposé. Je sombrais petit à petit dans ce que ma mère appelait le « Pétasse-Land », changeant radicalement d'attitude au passage. Mon comportement devenait agressif et hautain, je me maquillais en cachette et m'habillais en talons une fois arrivée au collège. Mes notes étaient en chute libre et je n'en faisais qu'à ma tête. Ces mêmes fréquentations m'ont amenée à désobéir de nombreuses fois à ma mère, mais également à me faire remarquer auprès des enseignants et du collège. Ce fut le début d'une guerre constante avec ma famille qui ne comprenait pas mon comportement : « crise d'adolescence » disait ma mère, moi je pensais simplement devenir « une adulte » à seulement treize ans. J'étais devenue très influençable et j'ai donc, à plusieurs reprises, menti et contourné les règles de ma famille. D'une excellente élève, je devenais le cancre insolent de la classe. Maman ne me reconnaissait plus.

Malheureusement, les choses dérapèrent rapidement. Pour être « appréciée » par le fameux groupe « populaire », je me retrouvais à faire des choses qui ne me ressemblaient pas. Ce groupe était en effet dirigé par une fille qui menait tout le monde à la baguette, moi y compris. Chaque soir je me devais de la ramener jusque chez elle, quitte à faire un détour de quinze minutes à pied, je devais parfois même lui amener à manger, l'attendre partout, la suivre partout, elle me volait sans arrêt des choses à la cantine, se moquait de moi dans mon dos, et me rabaissait constamment. J'étais littéralement devenu sa copine « par intérêt » pendant que moi je l'idolâtrais et aurais tout fait pour qu'elle puisse m'apprécier en retour. Je me rappelle avoir eu peur de ses réactions, j'avais constamment peur qu'elle nuise à ma réputation. Chose qu'elle a ensuite faite.

À ce moment, j'avais treize ans, lorsque mon copain de l'époque raconta de nombreuses choses sur lui et moi à ses amis, amis qui racontèrent tout à tout le monde. Mon intimité exposée sur la place publique, la trahison de mon petit copain et le fait d'être *slut-shamer* sont autant de pavés qui ont construit le chemin de la dépression. C'est à ce moment-là que j'ai commencé à développer des pensées suicidaires. Je me souviens avoir eu envie de sauter par la fenêtre de nombreuses fois à cette époque. Il m'arrivait même parfois de m'égratigner les poignets avec un compas. Chaque jour était un supplice et je ne voulais plus aller au collège. J'étais tout simplement entrée dans une dépression que personne ne percevait, pas même moi. À un moment, je compris qu'il fallait que je commence à m'éloigner de cette fameuse fille qui ne faisait qu'amplifier mon mal-être, mais elle ne le vit pas d'un bon œil et commença à me faire vivre un véritable enfer. Au début, ce n'était qu'au collège et je tentais de passer par-dessus, du moins de ne pas montrer que ça me touchait. Puis cela prit davantage d'ampleur au fil des mois. Je passais devant elle et ses amis et elle criait : « Grosse *tchoin-tchoin-tchoin* », et ça ne s'arrêtait jamais. Puis, ça continuait sur les réseaux sociaux, comme par exemple une publication sur sa page Facebook mettant en avant mon numéro de téléphone et un « Grosse pute appelez-la ». Cette soirée-là, je reçus environ 100 appels de numéros inconnus ou de messages m'insultant. J'étais en larmes et totalement impuissante face à ce harcèlement. Je décidai alors enfin d'en parler à mes parents, malgré la mauvaise expérience de mon précédent collège et le fait que l'intervention de mon beau-père n'avait fait qu'empirer les choses car j'avais été ensuite traitée de « balance ». Je savais cette fois-ci que les choses allaient trop loin et que j'avais cruellement besoin d'aide.

Mes parents commencèrent alors à intervenir et à me protéger. Leur intervention calma quelque peu son comportement et me permit de pouvoir me faire d'autres amis et de vivre enfin tranquillement mon année de quatrième. Par la suite, elle revint vers moi et, au lieu de fuir, je vis ça comme un moyen de pouvoir enfin me séparer de cette mauvaise réputation injustifiée. Mais les choses ne firent que reprendre comme au début de l'année, me menant ainsi à cette fameuse soirée de fin d'année. Ce soir-là, je me fis voler l'ensemble de mes affaires (sac, vêtements, téléphone, clés) par des amis de cette fille. Alors que mon beau-père venait me chercher à l'heure prévue, il dut appeler la police, et commença alors la soirée la plus humiliante de toute ma vie. Ce soir-là, j'avais enfin la réalité en pleine face : moi qui me voyais comme une fille tranquille, avoir en face de moi des policiers me posant des questions sur ma soirée où des supposés amis m'avaient volée était une descente sur terre brutale. Qu'est-ce que je faisais là ? Comment j'en étais arrivée là ? C'était la claque, d'une part car j'ai très vite compris que cette soirée n'était qu'un prétexte pour me détruire, mais, d'autre part, car je reçus également la punition la plus sévère qu'une adolescente puisse recevoir : punie tout l'été de sorties, de téléphone, de réseaux sociaux (que j'avais dû fermer) et je devrais prendre des cours particuliers chaque semaine pour rattraper mon année désastreuse.

Cet été-là fut peut-être le plus difficile à accepter mais en même temps un vrai soulagement. De jour en jour je redevenais la jeune fille simple et sans arrogance que j'étais, j'avais enfin compris que ces personnes n'étaient en réalité pas des « amis », mais qu'au contraire leurs mauvaises influences n'avaient fait que me transformer et me faire devenir quelqu'un d'autre.

Par la suite, je rentrai doucement dans le moule et me fis très discrète, jusqu'à mes années lycée. Je devenais renfermée et timide et ne cessais de compenser ce mal-être dans la nourriture que je mangeais continuellement davantage. J'ai donc, entre la quatrième et la première année de lycée, pris l'équivalent de 20 kilos. J'avais sans arrêt faim et je

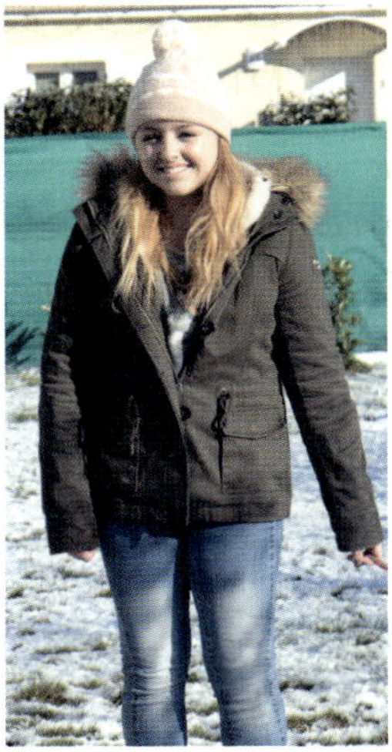

trouvais dans la nourriture une véritable occupation : j'aimais rentrer à la maison avec un Mcdo et me mettre devant la télé pour le manger. Malgré tout j'avais conscience du poids que je ne cessais de prendre et de ma propre image que je détestais un peu plus chaque jour, mais rien n'y faisait, j'avais un sentiment d'obsession pour la nourriture. Maman et ma grand-mère, lorsqu'elles me regardaient manger, trouvaient que j'avais presque un comportement boulimique, moi je leur répétais que non. La vérité, c'est qu'elles avaient raison. Je mangeais la plupart du temps sans faim et tout ce qui me passait par la main. Ce n'était pas des crises de boulimie à proprement parler, mais je ressentais en moi ce sentiment de ne pas pouvoir me contrôler et m'arrêter.

Mois après mois, mon rapport à mon propre corps devint de plus en plus compliqué et je me cachais sous des vêtements plus larges pour ne surtout pas avoir à serrer mes formes. Je pesais désormais 66 kilos pour 1 m 59. C'était pour moi très difficile à accepter. Face à ça, j'avançais avec comme repère une maman qui elle-même ne s'acceptait pas. Chaque jour, devant le miroir de l'entrée, elle se regardait en disant : « Mon Dieu j'ai l'air énorme là-dedans » ; ou encore « Mes cuisses sont vraiment trop grosses, elles se touchent, c'est affreux ». Elle passait son temps à se cacher elle-même sous des tuniques longues pour dissimuler ses cuisses qu'elle détestait. Depuis petite, je ne l'avais connue qu'au régime et jamais autrement : passant de Weight Machin à d'autres formes de produits de pharmacie type coupe-faim, boissons à diluer. Je l'avais toujours vu faire attention. C'était pour moi difficile d'imaginer ce que cela pouvait faire de voir une femme bien dans sa peau, car mon unique repère était celui de maman qui voulait à tout prix vivre dans le corps d'une autre. Sans le vouloir, ma mère, premier modèle féminin direct, n'était pas dans la capacité d'assurer ce rôle et de me renvoyer une image positive de la féminité et de l'acceptation de soi. Pour la construction de la jeune fille que j'étais, c'était malheureusement un pavé de plus sur le chemin de l'anorexie que j'empruntais inconsciemment.

Dans la rue, avec ma grand-mère, elle nous demandait régulièrement comment elle se situait face aux autres femmes que l'on croisait : « Tiens, tu crois que j'ai des plus grosses cuisses qu'elle ? », ou bien « tu me vois aussi grosse que cette femme-là ? » C'était tellement agaçant et lassant de devoir lui répéter constamment qu'elle était très belle et que, pour ma part, je l'aimais profondément comme elle était. J'avais sincèrement du mal à comprendre que l'on puisse se sentir aussi mal dans son corps. Après tout, c'est notre corps et l'on doit l'accepter tel qu'il est, n'est-ce pas ? Enfin. C'est ce que je pensais et je ne savais pas encore que j'allais moi-même passer par là, voire par bien pire.

Me concernant, ma grand-mère et ma mère passaient leurs temps à me demander de réduire les quantités. Cela passait par des petites réflexions à table ou au restaurant, du type : « Tu devrais commencer à faire attention, Marine, tu sais… », mais je n'y prêtais guère attention ou répétais tout simplement : « Oui oui, bientôt », sans ne jamais rien faire pour changer les choses.

À cette période, j'avais quinze ans et j'étais déjà considérée comme « en léger surpoids ». Nous étions un groupe de trois copines, au sein duquel il y avait Clémentine et Morgane. Morgane était très très fine et jolie, je l'idéalisais énormément et rêvais d'un jour pouvoir lui ressembler. Clémentine quant à elle était une jolie petite Réunionnaise aux cheveux longs, fine également. À côté de mes amies, je me sentais sans cesse comme « la petite baleine qu'elles traînaient », car jamais remarquée par les garçons ni par qui que ce soit. Je m'enfonçais doucement dans l'idée que mon physique repoussant ne pourrait jamais plaire à personne. Pendant cette année-là, j'ai tout de même eu la chance de faire la connaissance d'un garçon qui me plaisait énormément. Je n'avais d'ailleurs pas eu de copain depuis bien longtemps. Lui et moi nous appelions chaque soir et discutions énormément, nous nous sommes d'ailleurs très vite rapprochés pendant plusieurs semaines. Puis un jour, plus rien. Plus aucun signe de vie, plus de réponses aux messages, mais simplement un « Je ne peux pas, désolé ». J'ai pris ça comme une claque de plus, une claque qui me fit prendre conscience que ce corps que je négligeais m'empêchait en réalité de pouvoir être aimée et remarquée. Enfin, c'est bêtement ce que je pensais. J'ai alors tout essayé : les comprimés coupe-faim de maman, les boissons atroces, mais sans le moindre succès, car j'étais sans cesse affamée.

Côté scolaire, je redevenais une élève assidue qui travaillait beaucoup pour obtenir de bons résultats. Je m'étais éloignée de toute forme de mauvaise fréquentation et me faisais très peu remarquer.

Arriva l'été, période que j'appréhendais tout particulièrement. Cet été-là, comme chaque année, nous partîmes en club à l'étranger. J'adorais ce type de vacances, car je me faisais régulièrement de grands groupes d'amis et j'en garde toujours de super souvenirs. Cependant, cette année-là, pour la première fois, je ne me fis pas d'amis ni de bons souvenirs, car je restais tout au long de la journée allongée sur mon transat avec une serviette sur le corps pour cacher cette graisse que je détestais. Je me voyais énorme et répugnante, j'avais terriblement honte. Dès que je pouvais me cacher dans ma chambre, je le faisais, dès que je pouvais me couvrir avec des vêtements, je n'hésitais pas. Je prenais peu à peu conscience de ce que j'avais laissé faire : mon corps de sportive était désormais loin derrière moi, au lieu de ça je devenais un hippopotame ambulant aux cuisses se touchant.

Au retour, lorsque je tombai nez à nez avec les photos de vacances, je pris enfin la claque « que ma famille attendait » et compris que je ne pouvais continuer à prendre du poids continuellement. Il fallait que je réagisse, oui, mais comment ? J'en ai pleuré pendant de longues

heures, j'ai même d'ailleurs tout fait pour les faire disparaître au grand regret de ma famille. La seconde déchirure eut lieu quelques mois plus tard quand je tombai enfin amoureuse à nouveau : cette fois je me mis même en couple avec un garçon, nous l'appellerons G. J'avais enfin le sentiment de plaire à quelqu'un... Mais je déchantai rapidement. Dès les premières semaines de notre relation, je ressentais ce blocage dû à mon corps qui m'empêchait de me libérer. Je ne voulais en aucun cas qu'il puisse me voir sans mes vêtements, ni même juste en débardeur ou short. J'étais obnubilée par l'idée de cacher chaque partie de mon corps. Puis, du jour au lendemain, sans réellement d'explication, il commença à m'ignorer et à éviter l'ensemble de mes appels et sms. J'avais le sentiment de revivre la même situation que l'année précédente, la différence étant que cette fois nous étions en couple et avions construit quelque chose.
Après des jours de silence, il m'appela. Je ne le savais pas encore, mais ce fameux appel était en réalité le point de départ de l'ensemble de mon histoire, le début de tout et en même temps, en partie, le début de la fin.

— « Écoute, je voudrais te dire que toi et moi ça ne va pas être possible. Ne le prends pas mal, mais ma mère, comme mes potes, te trouve trop grosse. Désolé. »

Puis, il a raccroché.

Pourriez-vous imaginer que toute mon histoire puisse être due à un simple « tu es trop grosse ? » Pour moi, c'était comme un couteau dans le ventre, pourtant, je n'aurais pas pu imaginer que cette si petite remarque que l'on peut entendre à chaque coin de rue dans la bouche de n'importe quel individu puisse avoir un tel impact sur mon corps, sur ma vie et briser à tout jamais la moindre estime que je pouvais avoir de moi.

D'un « *tu es trop grosse* », j'ai décidé de changer.
D'une simple phrase, tout a basculé.

2 – La bascule

C'était un soir de septembre que je n'oublierais jamais, des mots dans un téléphone qui me mirent plus bas que terre. Comment pouvait-on être si méchant ? Me quitter sous prétexte que son entourage me trouvait « trop grosse » et donc pas à leurs goûts était-il un motif de rupture ? Tout ce que je sais, c'est qu'à la suite de ça, j'ai pris la décision de ne plus jamais prendre le moindre kilo et, au contraire, d'en perdre. J'étais bel et bien décidée à ne plus jamais entendre cette phrase. Je voulais perdre 10 kilos à tout prix.

Pour commencer, il fallait me remettre au sport, je me suis donc inscrite à un cours de step une fois par semaine. Oui oui, de step. N'ayant pas fait de sport depuis plus de trois ans, il était pour moi inconcevable de reprendre le hand par peur de ne pas retrouver mon niveau et, surtout, par honte de mon corps. J'ai donc motivé ma meilleure amie d'enfance, Alexiane, qui accepta de venir avec moi chaque jeudi.

À côté de ça, je tombai malade et eus une énorme gastro. Je vomissais sans cesse et étais incapable de garder le moindre repas. Rapidement je perdis 3 kilos sans réellement le vouloir. La vérité, c'est que je n'avais pas faim et étais constamment dégoûtée par la nourriture. Dans ma tête, c'était clair : l'unique moyen de perdre du poids était d'être malade et donc de ne pas manger. J'ai alors très vite compris que vomir était une solution. Au fil des semaines, je retrouvais l'appétit et donc goût à manger. Simplement quelque chose en moi avait changé : je culpabilisais. Il m'arrivait de manger quelque chose de gras, puis de le regretter énormément, comme si cela m'éloignait de mes objectifs. Alors, j'eus la pire réflexion de toute ma vie : que l'unique moyen de pouvoir continuer à manger à chaque repas sans prendre le moindre gramme, voire même maigrir, était de me faire vomir.

Alors, chaque soir, après le dîner, je m'empressais d'aller aux toilettes et de me faire vomir l'intégralité de mon repas. Après ça, je me sentais si légère, ça me faisait un bien fou. Je me disais que ce n'était que temporaire et que ça ne durerait pas, mais, telle une drogue, je ne pouvais plus me passer de cette sensation. Les semaines se transformèrent en mois, et les kilos, parallèlement, fondirent comme neige au soleil. J'étais incroyablement fière de moi.

Le midi, je mangeais à la cantine du lycée mais ne prenais que des légumes, de la viande et des yaourts légers. Je ne faisais jamais le moindre écart et, dans le cas où je devais me forcer à aller au restaurant, je me faisais vomir dans la foulée. En quelques mois, j'ai perdu 10 kilos. Enfin, je les avais eus ! Mon corps redevenait celui que j'avais connu, même si, pour moi, ce n'était maintenant pas assez. Lorsque je me regardais, je ne cessais de voir les petits défauts que je détestais : mon ventre gras, mes cuisses fortes et épaisses, et puis mon visage rond comme un ballon. Alors, il fallait encore que je perde, et puis... ce n'était pas si compliqué avec les vomissements car je perdais du poids sans avoir à faire le moindre effort. Sportivement, j'en étais toujours à mon heure de step hebdomadaire, autant dire pas grand-chose.

Ma famille ainsi que mes amis me complimentaient davantage de jour en jour. Ils me trouvaient « plus jolie » et ma grand-mère ne cessait de me répéter : « Tu es bien plus belle comme ça ». Oui, perdre du poids était pour moi un véritable renouveau. Je devais par la même occasion refaire ma garde-robe et même m'autoriser à porter des choses près du corps que je n'aurais jamais pu porter les années précédentes. J'ai même eu envie de radicalement changer, comme si je souhaitais devenir quelqu'un d'autre. Alors, je suis allée chez le coiffeur et ai coupé mes cheveux, anciennement longs et blonds, au carré et d'un brun très foncé approchant le noir. C'était comme si je souhaitais confirmer la rupture avec l'ancienne moi qui me dégoûtait et créer une nouvelle version de moi-même : la nouvelle Marine.

Étonnamment, je retrouvais quelque peu goût à la vie comme si le poids était pour moi un frein au bonheur. Mi-janvier, alors que je n'avais pas eu de copain depuis le fameux coup de téléphone de G., je rencontrai J., qui, sans que je le sache encore, allait être mon premier amour, celui qu'on n'oublie pas, voire que l'on n'oublie jamais.

Il était grand aux cheveux blonds et bouclés, avait un an de plus que moi et était dans un autre lycée. Nous nous sommes rencontrés grâce à un ami commun. Dès le début, ce fut le coup de foudre, autant pour l'un que pour l'autre. J'avais chaque jour, à l'idée de le voir, des papillons dans le ventre. Je me sentais revivre. Pourtant, dans ma deuxième vie, je m'assassinais à petit feu. J'avais le sentiment de vivre avec deux personnalités : la Marine épanouie et amoureuse, et la fille mal dans sa peau qui, chaque soir, s'enfermait dans les toilettes pendant plusieurs heures pour vomir le moindre morceau de nourriture avalé pendant le dîner, voire la journée. Mais cet équilibre me convenait et me permettait de perdre jour après jour quelques grammes, quelques kilos.

Très rapidement, j'allai dormir chez lui le week-end et passai donc le maximum de temps loin de ma famille que je ne voyais presque plus. Les soirs de la semaine, après le lycée, nous nous retrouvions en général dehors, j'allais toujours le chercher à l'arrivée de son bus. Nous étions inséparables. Tout doucement, j'ai commencé à ne plus rien partager avec mes amis tout comme avec ma famille, je passais le plus clair de mon temps à ses côtés. Il refusait que l'on passe du temps avec mes proches qu'il jugeait « ennuyeux ». Sans que je m'en rende réellement compte, il m'isolait et je changeais jour après jour pour lui plaire. Au début de notre histoire, il sortait tout juste d'une autre relation avec son ex-petite copine avec laquelle il me comparait constamment : elle était grande, j'étais petite, elle était très fine, j'étais « en forme » comme il disait. C'est alors à ce moment-là que j'ai compris qu'il était impératif pour moi de continuer à perdre du poids pour être « parfaite » à ses yeux. Sans réel succès, car il trouvait toujours à redire, que ce soit sur mes goûts, mes envies ou mes hobbys. Nous avions comme points communs les films et séries type *Le Seigneur des Anneaux* ainsi que les jeux vidéo. Du moins, j'ai tout fait pour que nous ayons cela en commun. Je me suis alors énormément entraînée sur de nombreux jeux pour l'impressionner, j'ai fait beaucoup de recherches sur les films qu'il aimait pour chaque fois davantage rentrer dans son monde pour, finalement et indirectement, oublier le mien, pas assez intéressant à ses yeux. C'était lui qui tenait les rênes pour tout et tout le temps. Moi, j'étais éperdument amoureuse et j'aurais tout fait pour qu'il le soit aussi. Pourtant, ce n'était jamais assez, car à côté, il continuait à parler à son ancienne petite copine mais également à d'autres filles, dans mon dos. Ça me faisait tellement de mal.

Un jour, je me rappelle avoir acheté de jolis sous-vêtements pour lui faire plaisir et attirer son attention. Je voulais lui plaire. C'était pourtant pour moi une énorme épreuve que de m'affirmer telle que j'étais et de me mettre « à nu » face à lui dans des sous-vêtements que je n'avais absolument pas l'habitude de porter. D'un simple regard, il me balaya de haut en bas avant de me lancer : « C'est fou comme ça ne te va pas cette couleur, et puis on dirait un morceau de viande entouré de ficelle ».

Encore une fois, un cercle vicieux se mit en place. De cette remarque, tout s'accéléra et mon addiction aux vomissements s'amplifia. Mon objectif était simple : il fallait que je puisse lui plaire. Quelque chose que j'ai beaucoup espéré mais qui n'est tout simplement jamais arrivé, car pas un jour il ne me complimenta et, à mesure que j'essayais d'obtenir davantage son amour, je m'enfonçais dans cette dynamique cruelle que je ne contrôlais quasiment plus. J'avais constamment le sentiment de vivre une double vie, je me cachais et ma famille ne voyait rien, absolument rien. Chaque vomissement était pour moi une peur et une angoisse qu'elle le découvre et que j'aie à me justifier sur cet acte dont j'avais si honte mais qui pourtant m'était indispensable. Je ne supportais plus l'idée d'avoir le ventre plein et j'avais chaque fois besoin de le vider. Cela m'épuisait tellement qu'à force je n'avais plus ni le courage de faire du sport ni l'envie. Chaque soir, je devais aller chercher J. et chaque week-end le rejoindre (le plus rapidement possible sans quoi je me faisais harceler par message) et tenir la chandelle pendant qu'il fumait du shit avec notre ami commun. La plupart des samedis soir, je devais les accompagner à leurs soirées « Alcool - Drogue » et ramener J. dans des états pitoyables. Dans ces moments-là, il me dégoûtait.

Les mois passaient et le besoin constant de lui plaire perdurait. Je faisais tout pour que notre relation fonctionne. Parfois ce fût réciproque, mais la plupart du temps ça ne le fût pas. Il était très jaloux et très possessif et me privait petit à petit de toute forme de vie, alors qu'à côté, je devais accepter de passer du temps avec sa famille, ses amis et son monde à lui. Il m'emprisonnait toujours un peu plus sans que je m'en rende compte, car je l'aimais et, malgré tout, nous passions de bons moments.

L'été arriva, la première partie du bac également. Je venais de passer la barre fatidique des 50 kilos qui était pour moi une énorme victoire et avais donc réussi à perdre l'équivalent de 16 kilos en six mois. J'étais à la fois tellement heureuse et jamais assez satisfaite. Je m'étais dit « 55 kilos et on arrête les vomissements », puis « 50 et je me stabilise ». Simplement je n'avais pas pris en compte l'idée qu'il n'était désormais plus possible de faire machine arrière, j'étais tombée dans un trouble que je ne maîtrisais plus. J'étais obsédée par mon poids, par mes cuisses, par mon ventre. Bref, mon corps devenait mon pire ennemi, mon objet de torture avec comme arme les vomissements à répétition de plus en plus douloureux. Après chaque vomissement, je me couchais généralement et m'endormais.
Un jour, je crachai du sang. Paniquée, je cherchai donc sur des forums des cas similaires. Là ce fut le choc. Non seulement je n'étais pas la seule à avoir recours à ce type de comportement, mais en plus il y avait des centaines de témoignages appelant ça de la « boulimie vomitive ». Ces

témoignages parlaient des risques de mort, d'occlusion de l'estomac et de bien d'autres choses qui me donnèrent des frissons. Malgré cette découverte, j'étais incapable de m'arrêter, risque ou pas risque pour ma santé.

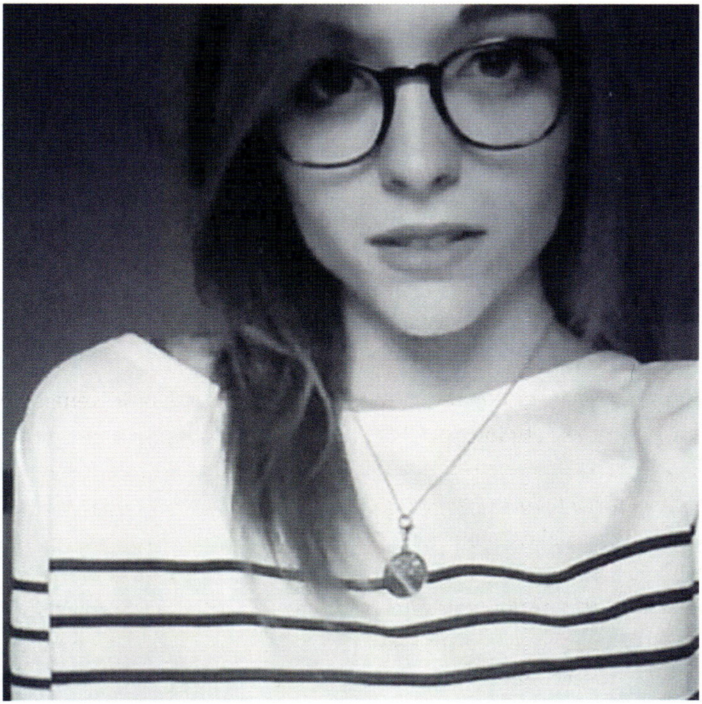

3 – Le début de la fin

Début juillet, les choses devinrent de plus en plus compliquées, et m'alimenter correctement et sans la moindre culpabilité était sans doute le plus difficile, en particulier pour les repas après lesquels je ne pouvais me faire vomir. Alors, généralement, j'évitais le gras, le sucre et limitais les calories. Je ne petit-déjeunais quasiment plus, ce qui faisait donc de mon déjeuner et de mon potentiel goûter, s'il y avait, mes seuls repas. Ainsi, me faisant vomir uniquement le repas du soir, je mangeais toujours plus et, en général, en importante quantité. C'est d'ailleurs la raison pour laquelle personne n'a jamais rien vu : ma famille, comme mes amis, était persuadée que mon « régime » avait été la clé de ma perte de poids. Je mentais constamment à tout le monde, même si je pense que la première personne à laquelle j'ai le plus menti reste moi-même. Le soir, mon comportement changeait, car la simple idée que je n'avais pas à garder ce que je m'apprêtais à avaler me permettait de manger des choses que jamais je n'aurais osé manger autrement : des tartines de pain beurre, de la viande, des frites, du fromage et des gâteaux en grandes quantités. J'avais toujours le sentiment de manger à ce moment-là ce que j'étais frustrée de ne pas pouvoir manger le reste du temps. La boulimie s'est installée et l'envie d'avaler tout et n'importe quoi. En plus de tout ça, j'avais déjà commencé depuis plusieurs mois à utiliser le vélo elliptique qui prenait la poussière à l'étage, d'un simple vingt minutes au début à plus d'une heure par jour pour dépenser l'énergie que je n'avais plus.

Néanmoins, je me limitais, car ma mère me répétait souvent : « Mais je ne sais pas où tu mets tout ça maintenant, c'est bizarre… ». Ma phobie était sincèrement qu'elle découvre tout. Pas par peur qu'elle découvre mon secret, mais par crainte qu'elle m'empêche ensuite de continuer.

Ces vacances étaient les premières où nous ne partions pas en club à l'étranger, mais en plein centre de la France, dans un « centre de balnéothérapie » où maman et ma grand-mère devaient faire trois semaines de soin pour leurs dos. Seul problème, ça ne ressemblait en rien à des vacances : pas de soleil, pas de chaleur, pas de mer… Je restais donc enfermée seule toute la journée à ruminer et à jouer à l'ordinateur. J'ai alors sombré tout doucement dans une forme de dépression : je n'avais aucune raison d'avancer, rien. Le pire ? Je n'avais même pas hâte de retrouver mon copain. Heureusement pour moi, la dernière semaine j'ai fait la rencontre de quelques jeunes de mon âge, ce qui m'a d'ailleurs permis de me sortir un peu la tête. L'un d'entre eux me tapait dans l'œil, c'était un beau brun type surfeur. Chaque matin, par la fenêtre, je le voyais partir courir et j'étais tellement frustrée de ne pas en être capable moi aussi. À un moment, sur le ton de la rigolade, il me proposa de venir un matin avec lui. Bêtement j'ai accepté. Une chose est sûre : je l'ai vite regretté. Je n'avais pas couru depuis des années et pus tenir seulement trois kilomètres avant de lâchement abandonner. Étonnamment, je n'étais pas déçue, bien au contraire, je n'avais qu'une envie : y retourner.
Chaque jour, j'ai donc couru un peu plus et j'aimais ça. J'adorais la sensation de légèreté qui suivait chacun des footings, je me sentais libérée de mes tracas et angoisses. Au retour de ces vacances, la balance m'annonçait 46 kilos. Je n'avais pas fait ce poids depuis mes 11 ans. C'était fou !

Le mois suivant, je devais partir en vacances dans le sud avec mon copain, dans sa famille pendant une semaine. J'en étais complètement terrorisée. Pour la première fois, je ne pourrais en aucun cas contrôler mes repas, ni même me faire vomir. J'allais donc devoir garder chacun des repas. Une fois là-bas, la simple idée de ne pas pouvoir choisir la nourriture, les quantités et les calories me rendait dingue. Qui plus est, je voulais à tout prix pouvoir faire du sport, mais J. m'en empêchait et me surveillait vingt-quatre heures sur vingt-quatre. Contrairement au début de notre relation, son comportement avait complètement évolué. C'était maintenant moi qui restais très détachée et distante et lui qui, fou amoureux, ne me lâchait pas d'une semelle et voulait constamment avoir un droit de regard sur tout ce que je faisais, pensais, écrivais… Tout. Pendant les premiers jours, j'avais ce sentiment permanent d'oppression qui me rendait folle : je ne devais pas me lever tant qu'il n'était pas levé, je ne devais pas aller aux toilettes sans le prévenir, je n'avais pas le droit de descendre en ville sans lui, je ne pouvais pas bouger dans la maison sans qu'il veuille savoir ce que j'allais y faire… Chacun de nos déplacements devait se faire ensemble… C'était insensé. Le seul point positif ? À mon grand bonheur, il y avait un vélo d'appartement sur la terrasse. Le gros point négatif ? Je n'avais pas le droit d'en faire s'il n'était pas à côté de moi. Souvent, il mettait une chaise à côté et s'asseyait jusqu'à ce que j'aie fini. J'étouffais minute après minute.

Concernant les repas, le stress constant qu'il m'infligeait me coupait l'appétit, je ne mangeais que de toutes petites quantités, au point que l'envie de vomir ne me traversait même plus l'esprit. À la fin de cette semaine, c'était clair pour moi : je n'étais pas sûre de vouloir continuer dans cette relation possessive à l'extrême qui me détruisait toujours un peu plus.

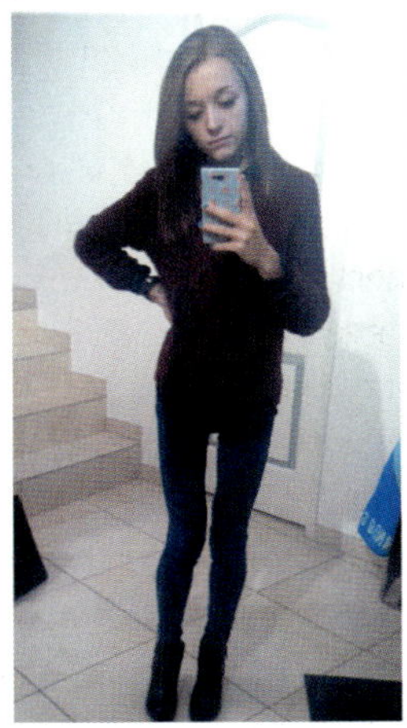

Début septembre, c'était la rentrée en terminale. Je faisais désormais 45 kilos et étais toujours de plus en plus mince. Je devais me racheter des vêtements et, au fond de moi, je sentais une profonde satisfaction à cette idée. J'aimais flotter dans mes habits, c'était ainsi le signe que je maigrissais encore et encore. La balance ? Elle devenait mon objet de contrôle quotidien, car chaque matin j'avais le même rituel : la pesée. En espérant que le chiffre baisse. Je pense m'être en fait habituée à le voir sans cesse baisser pendant presque un an, et la simple idée de le voir remonter me donnait le sentiment que j'allais redevenir la petite boule d'avant. Jamais je ne permettrais que cela arrive. Jamais.

À cette rentrée-là, j'avais décidé d'essayer de me mettre à l'athlétisme, sport que j'affectionnais beaucoup au collège. J'étais en effet toujours dans les trois premières à chaque cross et allais même aux régionaux UNSS. Sur piste, j'étais la plus rapide. Alors, dans une dynamique non pas de perte de poids mais plus simplement d'évasion et d'exutoire (pour souffler de l'oppression quotidienne créée par J.), je décidais de m'inscrire en club d'athlé, l'ancien club de J. Il voulut venir avec moi, lui qui était sprinteur et moi endurante. Je me fis vite remarquer pour aller dans le groupe des demi-fondeurs (coureurs de demi-fond, du 800 au 3 000 m) et il ne supporta pas l'idée que je puisse être loin de lui et entourée d'autres jeunes hommes. Il me fit alors vivre l'enfer, entraînement après entraînement, avant de tout plaquer par colère.

De mon côté, je performais et me donnais à 100 % dans la course. C'était comme retrouver une vieille passion perdue. J'avais trouvé une raison et une motivation quotidienne. Seul problème ? Je n'arrivais plus à me faire vomir depuis quelques semaines. Un soir, alors que j'avais beaucoup mangé comme à mon habitude, je n'y étais pas arrivée. Je devins alors dingue à l'idée de devoir garder toutes les bêtises que j'avais ingurgitées. Ce soir-là, je ressentis un tel sentiment de culpabilité que je pris la décision de diminuer mes repas en conséquence. Mon avantage fut qu'avec l'entraînement je mangeais en décalé et pouvais donc éviter de me mettre à table en famille. Je me satisfaisais simplement d'un thé.

Début octobre, j'atteignais le poids de 42 kilos. À chaque kilo perdu, c'était le sentiment de perdre un peu plus de vie selon mes proches, mais je voyais aussi ma vie sociale sombrer petit à petit. J'allais au

lycée pour aller au lycée, je rentrais, puis allais m'entraîner et ensuite me coucher sans avaler quoi que ce soit. Mon corps ? Je ne le regardais plus, ou peu.
Dans le fond, tout me semblait normal à quelques détails près : l'horrible et constante sensation de froid et ces rituels obsessionnels que je m'obligeais à respecter, indispensables. Je faisais des abdos à même le sol matin, midi et soir au point de sentir chaque fois ma colonne frotter de douleur. Également, j'avais pour routine en me levant et en me couchant de sauter sur place en comptant jusqu'à 100, c'était une manière « d'éliminer la cellulite ». Et puis, pour finir, je plaçais d'énormes élastiques à cheveux (type *headband*) autour de chacune de mes cuisses pour « qu'elles ne se touchent plus ». La vérité c'est qu'elles ne se touchaient plus depuis bien longtemps, même si moi je continuais à les voir énormes. Je ne savais pas encore que je souffrais de dysmorphophobie, une maladie qui se caractérise par une préoccupation concernant un défaut imaginaire de l'apparence physique. Je ne pouvais plus me regarder sans voir quelqu'un d'autre dans le miroir.

Ce que je n'ai pas compris reste le fait que J. n'ait absolument rien vu et que jusqu'au bout il n'ait cessé de me faire des remarques ou des commentaires. Quoi qu'il arrive, je n'étais jamais assez bien pour lui. Je déclinais de plus en plus ses invitations et voulais rester chez moi. Je refusais de me retrouver chez ses parents à devoir faire face à la cuisine au beurre de sa maman. Ainsi, c'est lui qui vint davantage courant septembre et octobre. Quand il venait, nous ne faisions pas grand-chose d'autre que regarder des films et séries. Le reste du temps, je lui préparais à manger. Oui, j'avais un malin plaisir à préparer à manger pour les autres (souvent en quantités excessives et gras) et à les voir manger. J'avais le sentiment de me nourrir à travers eux. Je préparais donc à J. d'énormes desserts bien gras et sucrés. J'en salivais rien qu'à lui préparer tout comme j'étais rassasiée rien qu'à le voir manger.

Au lycée, je ne voulais plus manger à la cantine et tentais d'éviter au maximum les moments de repas en groupe. Je n'acceptais plus que de manger un yaourt. Alors, je demandais régulièrement à ma grand-mère de manger avec moi et donc de venir me chercher au lycée. Doucement, elle comprit que quelque chose n'allait pas. Ce fut la première à parler de « TCA ». « De TC quoi ?! » « TCA », disait-elle. Elle commença alors à faire de nombreuses recherches sur internet pour alerter maman. Un jour, je la surpris en train de lui lire ce type d'article :

« Les Troubles du Comportement Alimentaire (TCA) sont des conduites alimentaires différentes de celles habituellement adoptées par les personnes vivant dans le même environnement. Ces conduites alimentaires perturbées sont à l'origine de troubles somatiques et psychologiques. Les TCA affectent l'humeur, l'estime de soi et la confiance en soi, mais également le rapport aux corps, à SON corps qui devient de plus en plus complexe. Des changements d'humeur, parfois même de la dépression, de l'obsession, de la rigidité, une gestion émotionnelle compliquée, une perte de connaissance de soi, un faible intérêt pour le travail, une gestion des conflits compliquée… L'évolution se fait ensuite jusqu'aux personnes proches telles que la famille, le couple, les enfants, puis les amis et pour finir l'environnement plus éloigné avec l'école ou le travail, les collègues. Cela n'affecte donc pas que la personne touchée. En effet, cette relation alimentaire compliquée conduit parfois à développer d'autres difficultés d'ordre affectif, cognitif et comportemental, engendrant ainsi des conflits familiaux ou conjugaux, un éloignement, une dissolution de la vie sociale… »

En même temps, ma grand-mère avait de quoi s'inquiéter. J'avais pris l'habitude de dormir chez elle chaque mardi soir et, un mercredi matin, alors qu'elle voulait m'obliger à me peser devant elle, j'avais trouvé comme stratagème l'idée de cacher l'un des plus gros livres de sa bibliothèque dans mon pantalon. Évidemment elle n'était pas dupe.

Dans le fond, c'était exactement ça. Je me reconnaissais énormément dans chacune des lignes. Je ne voulais pas l'admettre, mais elle avait raison, entièrement raison même : je tombais petit à petit dans des troubles que je ne comprenais pas et que je maîtrisais encore moins. Mettre des mots dessus restait pour moi encore très compliqué, d'autant plus que je ne voyais en rien les solutions. De toute manière, j'étais lancée, je voulais au moins atteindre le palier des 40 kilos, puis ensuite j'arrêterais. Fin octobre, jour de mes dix-sept ans, ils étaient là.

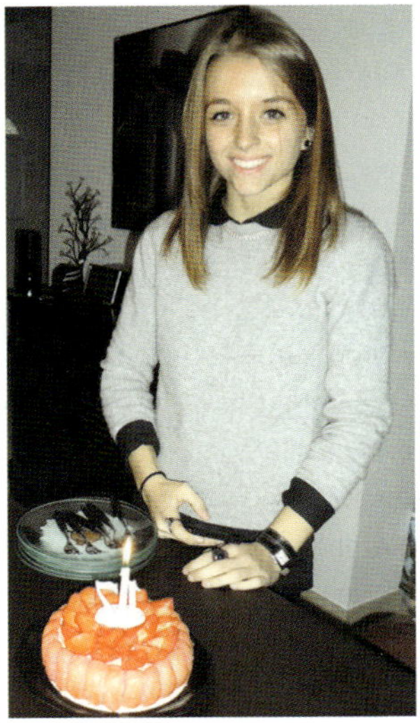

Le 29 octobre, jour de mon anniversaire, maman avait prévu une journée surprise avec toute ma famille ainsi que J. Je voulais vraiment pouvoir partager cette journée alors que lui ne rêvait que d'une chose : être seul à seul. Il ne parla pas et rendit davantage cette journée angoissante. Même si maman avait tout fait pour me donner envie, je ne mangeai pas une miette. Je réussis à donner le change.

Ce fut une autre histoire le soir même. J. m'emmenait au restaurant, c'était pour moi un vrai supplice mais je m'étais juré d'en être capable et ne pas me priver pour mon anniversaire. Le problème, c'est qu'une fois là-bas je fus prise d'une énorme crise de panique à la vue du menu. J. m'obligea à prendre des frites et de la viande rouge « car je n'allais pas manger une salade ici quand même ! » Je décidai donc de lui faire plaisir. Je n'avais pas avalé de repas aussi consistant depuis des semaines, et j'ingurgitai donc l'ensemble du plat en moins de cinq minutes. Comme si j'étais affamée. Pourtant, j'avais le ventre qui tirait. Arrivés au dessert, J. me demanda de faire un effort. Pour lui faire à nouveau plaisir, je pris une coupe de glace. À mon grand effroi, celle-ci était bien trop généreuse à mon goût. Alors, une nouvelle crise de panique me prit. Cette fois-ci, je n'en étais pas capable. La simple vue de la chantilly, du chocolat et des quatre boules de glace me dégoûtait. Je me mis à pleurer pendant que lui me regardait avec lassitude. Il s'énervait et répétait : « Je n'ai pas payé pour rien, alors tu vas la bouffer cette putain de glace ». Alors, cuillère après cuillère, je pleurais, mais tentais d'avaler ce qui représentait pour moi du véritable poison. Rentrée à la maison, je courais aux toilettes pour tenter de me faire vomir tout le repas, sans le moindre succès. Ce soir-là, je déballai enfin mon sac à maman et lui expliquai que je voulais vomir et que la simple idée de garder le repas me rendait dingue. Cette confession fut un double choc : d'une part celui de n'avoir jamais rien vu en tant que mère, mais aussi celui de comprendre que ma grand-mère avait, elle, déjà tout compris.

Le lendemain, ce fut la grosse crise avec J. qui ne comprenait pas mon comportement de la veille au soir. Quant à moi, je rêvais d'aller courir pour me vider la tête. Lui m'en empêchait, car il voulait absolument rester avec moi. Cette fois c'était trop, j'avais sincèrement besoin d'être seule, de me vider la tête et de déculpabiliser du repas que j'avais dû garder la veille.
Le ton est monté, il criait encore et encore jusqu'à devenir de plus en plus oppressant. Je lui mis alors une petite gifle qu'il me retourna. Il m'attrapa par les cheveux avant de me faire tomber au sol. Maman qui montait à ce moment-là surprit son geste. Moi, en larmes, j'allais m'enfermer pendant qu'elle tentait de parler avec lui, qui ne cessait de s'excuser. Pour moi, c'était clair, je ne voulais plus jamais le revoir, je criais dans toute la maison « Dégage ! » sans pouvoir me contrôler. Ma mère lui demanda alors de partir, ce fut la dernière fois qu'il entra dans la maison, la toute dernière fois. Enfin.

Une semaine plus tard, alors que je rentrais de l'entraînement, il m'attendait devant chez moi. Le simple fait de le revoir m'angoissait et me faisait paniquer. Il avait un cadeau dans les mains : un appareil photo polar comme j'en rêvais. Je refusais de le garder, il ne me lâchait pas. Je dus donc faire appel à mes parents pour lui demander de partir. À bout de force et de nerf, je ne voulais plus rien avoir affaire avec cette personne. De toute manière, je voulais simplement me laisser sombrer seule. C'était comme si j'avais perdu toute raison de vivre et que je n'avais à ce moment-là plus rien à quoi m'accrocher. Être séparée de mon copain ne me faisait ni chaud ni froid car ma seule obsession était mon poids sur la balance et cette petite voix qui me répétait sans cesse : « Tu n'es pas encore assez maigre ! »

Le chiffre sur la balance avait atteint les 39 kilos, j'avais réussi. Pourtant, moi qui avais toujours rêvé d'être « mince », j'étais à ce moment-là plus malheureuse que jamais. Chaque jour était pour moi un nouveau supplice, je rêvais constamment de nourriture et passais mes journées à regarder des comptes Instagram qui postaient des photos de petits plats. J'étais littéralement obsédée par l'idée de manger et, paradoxalement, incapable de le faire. Les jours filaient et mon état physique s'aggravait. Au lycée, tout le monde avait compris, Julie la première. Julie était l'une de mes meilleures amies au lycée, je passais la plupart de mes journées avec elle. Elle fut la seule personne à ne rien dire, à ne pas juger mais simplement à m'accompagner. Chaque jour elle me proposait son aide et me disait qu'il fallait sincèrement que je prenne soin de moi. C'était la seule amie qu'il me restait. Les enseignants quant à eux ignoraient la situation, seule ma professeure d'espagnol me demanda un jour si tout allait bien et dit qu'elle s'inquiétait pour moi.

Chaque jour, je commençais ma journée par me peser, puis me réchauffer le corps au sèche-cheveux. Je me plaçais ensuite sur le sol pour faire mes cinquante abdos, j'avais terriblement mal mais je luttais. Puis je sautillais de 1 à 100 et, pour finir, j'enfilais mon legging le plus chaud et cinq couches de pulls pour lutter contre le froid. Comme un zombi, je me rendais au lycée avec l'unique envie que l'on me laisse en paix. Le soir, j'allais à l'entraînement. Du moins jusqu'à ce fameux soir où nous courions des blocs de 1 000 m pendant lesquels je perdis connaissance. Mon entraîneur qui n'avait absolument rien vu me demanda : « Tout va bien Marine ? Tu manques de fer ? » Comme si c'était si simple. Ce soir-là, ma mère mit fin à mes entraînements et m'interdit alors complètement toute forme de sport. Cela m'affligea, pourtant j'étais consciente que je n'en avais plus la force. Désormais, je chutais dans quelque chose que je ne comprenais pas. Doucement mon regard sur mon corps commençait à changer. Même si quelques semaines plus tôt, je continuais à me voir beaucoup trop grosse, désormais lorsque je m'observais dans la glace, ce que je voyais me dégoûtait. En fait, la simple vue de mon corps m'horrifiait. Je pense que je ne réalisais pas mon juste poids, mais je commençais déjà à prendre conscience que quelque chose n'allait vraiment pas et que je ne pouvais pas faire machine arrière. Peut-être que j'étais allée trop loin. Consciente de ne pas avoir un corps « dans la normalité », et pourtant tellement effrayée par la nourriture que j'étais incapable de faire le moindre effort pour revenir à cette normalité. Chaque soir, je me cachais pour faire trente minutes de vélo elliptique, au ralenti et sans énergie. De l'addiction à l'obsession, je ne réfléchissais plus : je devais le faire, un point c'est tout. Si jamais il arrivait que je ne puisse faire cette séance à laquelle je m'astreignais, la culpabilité me rongeait tellement que je finissais par me lever en plein milieu de la nuit pour finalement pouvoir brûler toujours plus de calories. Jour après jour, je puisais davantage dans mes réserves pour finalement arriver au point où monter les escaliers devint un vrai supplice.

Maman me fit alors consulter une psy, je n'eus qu'une semaine de séances avant de lui dire que je refusais catégoriquement de continuer avec celle-ci. Je me sentais tout simplement incomprise. Un soir, en revenant, mon beau-père m'obligea à manger une barre de kitkat. Je criais de toutes mes forces pour ne pas l'avaler, je pleurais comme s'il avait tenté d'introduire un bout de verre dans ma gorge. Maman pleurait et répétait : « Au risque de nous-mêmes y rester, je ne peux te laisser continuer à te tuer. »

Me tuer ? Mais maman… C'est tout ce dont je rêvais.

4 – Témoignage de maman

LE BROUILLARD

Pourquoi intituler ce chapitre « Le brouillard » ? Parce que c'est ce mot qui me vient à l'esprit quand je repense à cette période. Période où on ne se rend pas compte évidemment que l'on est dans le brouillard, parce que finalement rien de surprenant à ce que sa jeune fille de seize ans entame un petit régime pour perdre quelques kilos disgracieux.

Pendant une année, elle mange normalement tout en faisant plus attention qu'avant. Les petits kilos s'envolent et Marine continue de faire attention, de plus en plus attention.

Elle est devenue alors une encore plus jolie jeune fille, qui glisse dans un 36 au lieu du 38/40 d'avant…

Je me souviens de cet été-là où elle arrivait à attirer toute mon admiration, car elle s'imposait des repas légers lors de nos vacances au Maroc, à Agadir, où nous passions une semaine en famille et où les buffets étaient bien là pour tenter… Mais Marine semblait déterminée à garder la ligne, enfin c'est ce que je croyais.

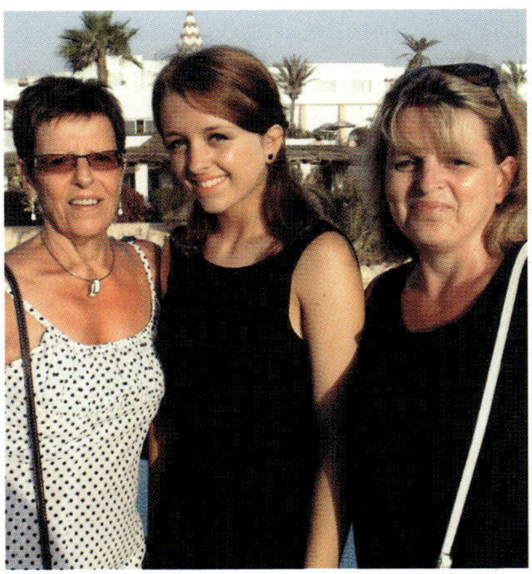

Elle venait d'achever sa première année de relation amoureuse avec J., et j'étais loin alors d'imaginer tout ce qu'elle était prête à faire pour lui, par amour, pour lui plaire chaque jour davantage... Difficile de s'en rendre compte, car on accepte alors de partager les moments, les soirées, les week-ends... On conçoit facilement qu'elle s'envole et qu'elle aime passer du temps avec lui. Des moments concédés qui m'ont, je le sais maintenant, empêchée de voir le cercle vicieux dans lequel Marine s'était enfermée chaque jour un peu plus.

Et puis la rentrée des classes est arrivée, Marine rentrait en terminale. Beaucoup de pression, le discours des professeurs qui prévenaient à la réunion de rentrée que ce serait une année difficile. Et la famille qui vivait une énième rentrée « la tête dans le guidon », moi avec ma préparation de classe et de direction d'école dans un nouvel établissement, mon conjoint avec son équipe (il est directeur d'école aussi) chaque année plus compliquée, et son frère qui rentrait en seconde, grande étape également.
Les journées passaient et on ne voyait rien, rien du tout. Marine sautait de plus en plus de repas. Difficile de s'en apercevoir (j'essaie de me rassurer comme je peux), personne ne rentrait le midi, et le soir, les repas étaient parfois décalés pour certains en fonction des entraînements sportifs des uns et des autres.
Et puis Marine continuait de passer beaucoup de temps avec J., elle ne dormait parfois même plus à la maison... Elle approchait de ses dix-sept ans.
Arrivaient les vacances de Toussaint où ses repas plus que légers commençaient à nous interpeller, mais on ne s'inquiétait pas plus que ça, parce qu'on se disait que c'était une perte d'appétit passagère et que cela allait passer. Mais son poids continuait de descendre et la guerre à la balance commença.

Je revois sa grand-mère (ma maman) arriver un matin dans la cuisine pour me dire qu'elle avait lu plein de choses sur le sujet sur Internet et que Marine souffrait certainement d'anorexie. Et moi, je me souviens très bien lui avoir répondu que Marine n'était pas concernée, car je ne l'avais jamais vu ou entendu se faire vomir, que si elle avait des soucis avec l'alimentation elle m'en aurait parlé…

Car il ne faut pas se le cacher, mais les informations sur cette maladie étaient encore à l'époque plutôt légères à moins de s'intéresser au sujet (et encore). On entendait surtout parler des décès liés à la maladie plutôt dans les milieux des mannequins toujours incitées à être de plus en plus minces. Mais à moins de connaître personnellement quelqu'un touché par cette maladie, on ignorait vraiment ses dangers et surtout les signaux faibles permettant à chaque parent de ne pas se laisser enfermer dans cette relation difficile avec son enfant et surtout de pouvoir réagir quand on arrive à les voir.

Inconcevable pour moi d'imaginer que je pouvais être passée à travers de telles choses. Je connaissais ma fille et jamais elle ne se serait enfermée dans cette maladie sans que je puisse m'en apercevoir. Je me souviens l'avoir observée ce jour-là plus particulièrement que les autres, car cette discussion avec maman, je l'avais quand même, je pense, mise dans un coin de ma tête. Nous avions participé à un vide-grenier dans notre ville et elle avait décidé de vendre des cupcakes avec une amie. En apparence, Marine était épanouie…

Les jours passaient et on se donnait certainement l'illusion que tout allait bien. Puis sont arrivés des moments que l'on ne pouvait plus ignorer : le rituel de la bouillotte sur le ventre après chaque repas, un évitement des repas en famille, le poids qui continuait de dégringoler (quand j'arrivais à obtenir le poids réel), des prises de bec pour négocier un minimum d'alimentation, des séances de sport intensif de plus en plus fréquentes, des rituels complètement déstabilisants (par exemple des élastiques sur les cuisses pour les rendre plus minces encore, enfin de son point de vue).

Je me souviens des moments où son frère venait m'alerter en cachette que Marine était encore en train, au milieu de la nuit, de faire des

abdos ou autres tortures sportives (je les identifiais ainsi à l'époque), me faisant aussi promettre de ne pas répéter à Marine qu'il était venu « balancer ». Valentin avait 15 ans, et là non plus je ne me rendais pas compte qu'il commençait aussi à souffrir de cette situation.
Je n'étais pas consciente de son ressenti d'impuissance, je le trouvais même plutôt détaché, à tort.
Alex, mon conjoint, leur beau-père, ne semblait pas lui non plus se rendre compte de ce qui se tramait vraiment. Il essayait de me rassurer comme il le pouvait.
J'ai essayé de partager ce que je ressentais, mais, même si je trouvais de l'écoute, je pense que c'était compliqué pour les garçons de comprendre ce qui se passait dans la tête de Marine et dans la mienne.

Et puis on a dû se rendre à l'évidence : ma fille était en train de s'enfoncer dans un engrenage qui m'échappait complètement. Et là, est né le sentiment le plus douloureux qui ne me quittera plus jamais : la culpabilité.

La culpabilité de ne pas avoir réagi plus tôt, la culpabilité de n'avoir rien vu, celle de ne pas avoir été capable de protéger mon enfant de cette maladie.

Nous sommes déjà au mois de novembre. Je me souviens de Marine dans son legging gris avec sa doudoune bordeaux qui se prend en photo dans le miroir de l'entrée et qui me dit : « Maman, mais regarde comme mes cuisses sont encore grosses. » Sa cuisse était alors à peine plus grosse que mon bras…
Dans ces moments-là, je vacillais entre colère (Comment pouvait-elle dire des choses aussi stupides ?!) et chagrin (Pourquoi ? Que faire ?).

Marine ne maîtrisait plus rien, ou plutôt si, elle maîtrisait parfaitement cette volonté de ne plus vouloir s'alimenter pour maigrir encore. Puis s'ajoutaient alors les moments douloureux des courses où l'on passait des heures devant les étiquettes. Une vraie torture, autant pour elle que pour moi.

Des disputes incontournables autour de la nourriture, des discussions stériles, des négociations interminables qui ne trouvaient plus d'issue…

Nous avons alors décidé d'aller en parler à notre médecin généraliste, le 14 novembre, qui, sur le coup, ne s'alerta pas plus que ça. Marine devait reprendre du poids. C'est tout.
Nous étions toutes les trois ce jour-là, Marine, ma maman et moi.
C'était sur une pause déjeuner. Ce moment a été l'un des moments les plus marquants pour maman et moi : nous étions toutes les trois dans la voiture et Marine refusait d'avaler un fromage blanc avant de retourner au lycée. J'étais très en colère, car pour moi elle ne voulait pas faire d'efforts, ce n'était pas si compliqué tout de même d'avaler ces quelques cuillères ! Nous n'avions pas de couverts et le simple fait d'utiliser un gâteau pour attraper le fromage blanc était inconcevable pour elle. Et sont apparues les premières phrases douloureuses à entendre comme : « Je préfère crever que d'avaler ça ». La détermination de Marine avait pris le dessus et sa grand-mère et moi allions rentrer dans une nouvelle phase : l'horrible impuissance.
Ce soir-là, en rentrant de l'école, je me rappelle être passée voir maman, car je sentais au fond de moi que tout m'échappait. Je suis arrivée chez elle en larmes et je lui ai dit : « Ça ne va pas du tout. Marine s'enfonce chaque jour davantage, qu'est-ce que l'on va pouvoir faire ? » La douleur me déchirait la poitrine.

Ma mère était aussi désespérée que moi, même si elle essayait, tant bien que mal, de me rassurer sur le fait qu'on allait trouver une solution, qu'on était là et que nous allions l'aider.
Dans la voiture, ce soir-là, j'ai appelé un numéro que j'avais trouvé sur Internet, je ne me souviens plus comment, mais une personne m'a conseillé de faire suivre Marine par une psychologue et de songer à l'hospitalisation si je pensais que sa vie pouvait être en danger. Je me revois, seule au monde, dans cette voiture, avec mes larmes qui coulaient de façon continue, je n'arrivais plus à contenir ma peine. Jamais une situation ne m'avait autant échappé.

Mais je devais être forte, très forte, pour Marine.

La culpabilité et l'impuissance nous rongeaient, mais nous permettaient également d'ouvrir les yeux. Car ce qu'il faut dire aussi, c'est que personne ne se risquait à me donner des conseils. Même mon conjoint ne savait plus trop quoi dire.
Je n'ai pas été non plus vers mes amies, car soit elles ignoraient les choses autant que moi, soit elles affirmaient des choses qui dépassaient ma réalité et qui me faisaient encore plus de mal.

C'était un dimanche, quelques jours après notre visite chez le médecin. Marine ne mangeait alors plus qu'un fromage blanc et un fruit par jour.
Marine avait froid, tellement froid qu'il avait fallu, je me souviens, sortir la couverture chauffante pour la réchauffer. Elle allait même jusqu'à se réchauffer des heures dans la salle de bains avec le sèche-cheveux. Son corps n'avait plus assez de force pour maintenir sa température corporelle.

On ne pouvait plus rester à la regarder se détruire. J'allais alors prendre la décision la plus douloureuse, mais sûrement la plus raisonnable : l'emmener à l'hôpital.

2

L'HOSPITALISATION

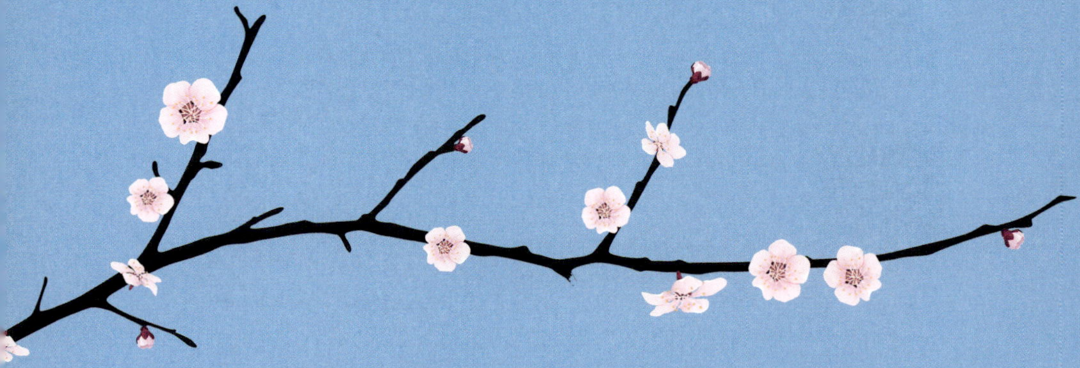

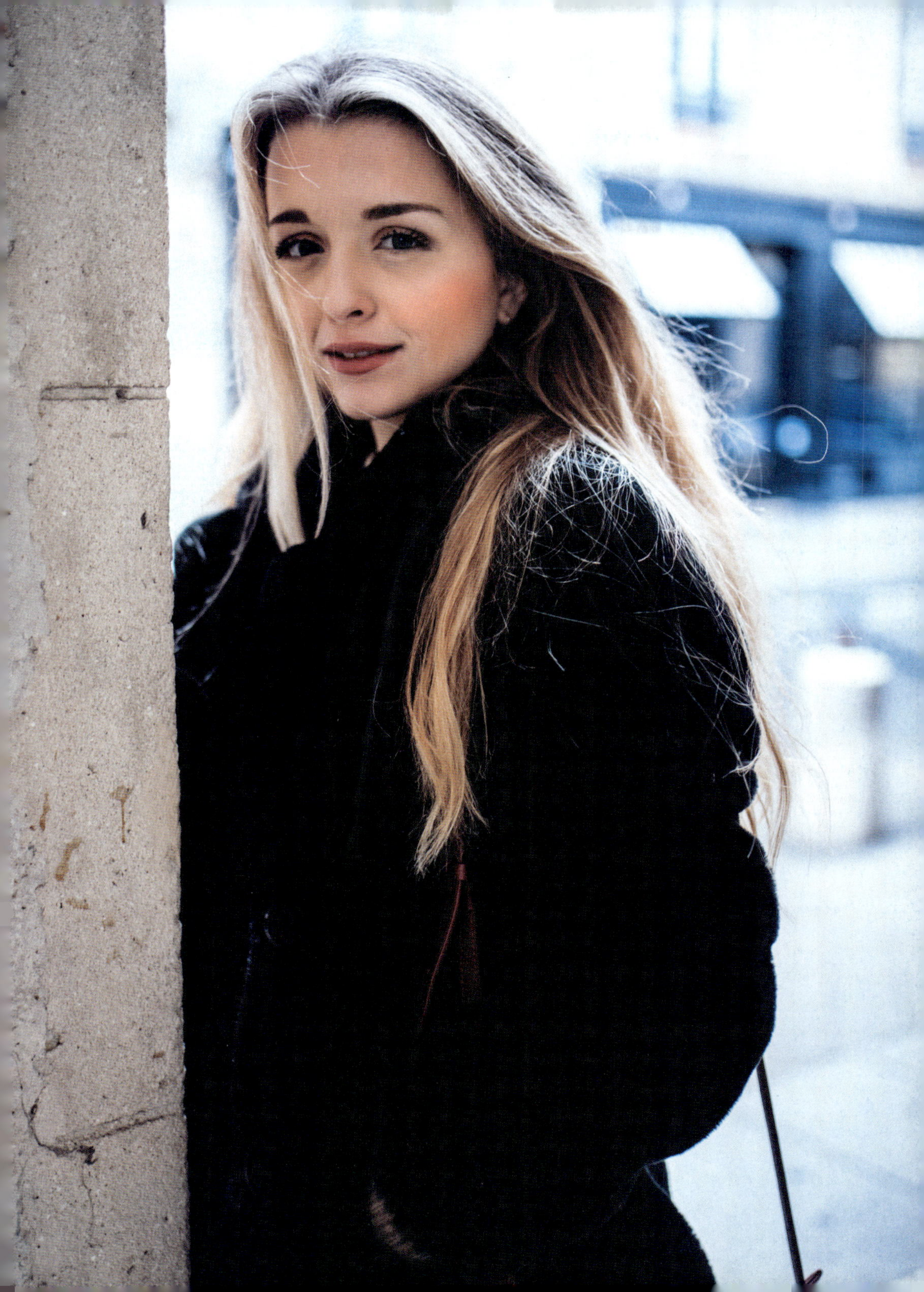

1 – La décision

Nous étions le 14 novembre 2014, la date qui a changé la vie de ma famille et ma vie également pour toujours : celle du premier rendez-vous chez notre médecin généraliste. Ce rendez-vous, il était à l'initiative de maman qui avait décidé qu'il était temps de mettre un terme à la souffrance qu'elle pouvait ressentir en me voyant jour après jour m'autodétruire. Pour elle, il était temps qu'une personne extérieure et un professionnel puissent enfin lui venir en aide et, peut-être, me donner le déclic nécessaire pour me faire à nouveau manger.

Ce jour-là, nous nous en souvenons par cœur, et pour cause ce fut celui où toute ma famille prit en pleine face la dure réalité des choses : j'étais bel et bien malade, pas simplement dans une phase de perte de poids, j'étais anorexique. Avant ce rendez-vous, j'étais littéralement dans une phase de déni où j'essayais tant bien que mal de me persuader que tout allait bien et que j'étais comme les autres jeunes filles de mon âge. La triste réalité, c'est que je n'étais non seulement pas du tout comme les autres filles, mais en plus de ça je courais droit vers un chemin sans retour : celui de la mort. Ce mot peut sembler très frappant et peut-être très dur, mais c'était le mot adéquat pour décrire la situation vers laquelle je m'avançais sans en avoir conscience. Et non seulement je creusais le trou dans lequel je m'enfonçais, mais j'y emmenais les autres avec moi. Mais soyons honnêtes : à ce moment-là, je ne pensais pas une seule seconde à tout ça.

Quelques jours avant le rendez-vous, je n'imaginais encore que je pourrais aller toujours plus loin dans ma perte de poids et qu'après les 37 kilos, je pourrais potentiellement atteindre les 35, puis les 30. Je continuais à faire mes 30 minutes de vélo elliptique par jour à l'insu de mes parents et de ma grand-mère. Je persistais à penser que cette situation de détresse dans laquelle je me nichais était la normalité et que je pourrais continuer éternellement à me nourrir uniquement de deux yaourts par jour. Je faisais tout pour éviter d'être confrontée aux autres lors des repas, que ce soit au lycée ou à la maison. Le midi, c'était ma grand-mère qui passait me prendre pour que je puisse manger mon yaourt dans le plus grand calme à ses côtés. Une fois celui-ci avalé, je courais dans la salle de bains allumer le chauffe-serviette pour m'y blottir et profiter de la chaleur sur mon corps. J'étais constamment frigorifiée. Ma grand-mère m'appelait, criait « descends », mais il m'était souvent difficile de quitter cette source de chaleur pour retourner dans le froid de l'automne prendre la voiture pour aller en cours.

Comme un zombi, mes journées devenaient d'ennuyeuses suites à répétitions : je dormais tout en rêvant de nourriture, je me levais, buvais mon verre de jus d'orange, unique source de sucre de la journée que j'acceptais d'avaler. Ensuite, je me préparais, tout en me réchauffant à coups de sèche-cheveux sur le corps, j'allais en cours, je mangeais mon yaourt chez ma grand-mère, je me réchauffais dans sa salle de bains, je retournais en cours, je rentrais, je faisais du vélo elliptique, je me recouchais dans d'immenses et épaisses couvertures, je mangeais mon deuxième yaourt, puis je retournais me coucher tout en ne cessant de regarder des images de nourriture. Je passais mes journées à me nourrir par procuration par les images, par les autres. J'aimais tant leur faire à manger et surtout : les voir manger. Ça me rassurait et comme ça, j'avais le sentiment d'être rassasiée. Comme exemple, je me rappelle encore de ce jour où je préparais à mon ex-petit-copain d'énormes desserts à base de crêpes, de Nutella en surdose, de caramel et de chantilly. Je bavais tant devant cette assiette et je ne cessais de me répéter : « Jamais plus tu ne pourras manger de telles choses, sinon tu finiras énorme et grosse ». Oui, à ce moment précis, je gardais en moi un profond dégoût pour les rondeurs et pour l'idée de redevenir, selon mes propres mots, la « grosse vache d'avant ». Cette fille que j'étais encore quelques mois avant me dégoûtait et me répugnait. Dans ma tête, j'étais mince et je le resterais, car c'étaient les normes que je m'étais faites de la beauté. Jusqu'au bout j'ai cru pouvoir à nouveau plaire à J., je le faisais dans l'idée qu'un jour il puisse me regarder comme il regardait sa précédente copine qui était en tout mon opposée.

Est alors arrivé ce matin du 14 novembre, c'était un vendredi comme les autres où je devais me rendre en cours et être récupérée par ma grand-mère le midi. Il était 12 h 35 quand la sonnerie retentit entre les murs de mon lycée, je sortis en traînant des pieds. En cours, je gardais toujours ma doudoune ainsi que mon énorme écharpe : j'étais constamment frigorifiée. En sortant, je vis la Fiat 500 de ma grand-mère et, contrairement à d'habitude, celle-ci était accompagnée de maman qui avait décidé de prendre rendez-vous chez notre médecin sans m'en tenir informée. Ma première réaction fut de résister : « Je ne veux pas y aller, et puis dans ce cas, je ne mangerai pas ce midi ! »

Pendant les semaines qui précédèrent mon hospitalisation, mon humeur était régulièrement à l'image des montagnes russes et je ne contrôlais quasiment plus mes émotions, passant des (faux) rires aux larmes.

Arrivées chez le médecin, celui-ci fut très ému et touché de voir l'état dans lequel je me trouvais : je tenais à peine debout, j'étais emmitouflée sous des milliards de couches de pulls en laine. Mes cheveux étaient très secs et cassants, j'avais même des trous à certains endroits du crâne tant je les perdais par poignées. Ma grand-mère resta dans la salle d'attente, maman vint à mes côtés. Aussi surprenant que cela puisse paraître, elle était la seule personne qui réussisse à m'apaiser, contrairement à ma grand-mère à qui je ne cessais d'envoyer des vacheries et à qui je ne me confiais plus du tout. Et pour cause : c'était la première à avoir compris. Dès le début, elle avait commencé à faire des recherches liées à mon comportement et à ma très rapide perte de poids : peut-être la thyroïde ? Peut-être l'adolescence ? Ou peut-être quelque chose de bien plus profond que ça : les troubles du comportement alimentaire. C'était la première personne à avoir mis le doigt sur le mot « anorexie ». À ce moment-là, personne ne l'écoutait, pas même maman qui, je pense, ne voulait pas voir la réalité en face.

Le médecin me regarda et eut comme première réflexion : « Toi, ça ne va pas du tout là » (non, mais sérieusement, il était bête ou quoi ? Bien sûr que ça n'allait pas !). Il me demanda de monter sur la balance : 38 kilos pour 1 m 59. J'avais donc un IMC très bas et étais en situation de « famine extrême » (oui enfin, il n'exagérait pas un peu celui-là ?!). Il me prit ensuite ma température, 33, et ma tension, 7/4. Même si ma tête mentait, les chiffres, eux, parlaient. Le médecin annota donc sur mon carnet de santé le diagnostic fatal « d'anorexique mentale » et vit le regard de ma maman sombrer dans le désespoir. Un désespoir qui était à l'origine de son refus de croire les nombreux avertissements de ma grand-mère et ainsi la triste réalité : j'étais bien « malade », même si, dans le fond, inconsciemment, elle le savait. Sa première réaction fut de lui dire : « Je n'en peux plus, ça ne peut plus durer, je veux la faire hospitaliser », car elle était à bout d'énergie et de souffle. Vint ensuite l'incompréhension quand le médecin ne lui répondit rien, me fixa droit dans les yeux et m'annonça :

« Nous nous reverrons dans une semaine, je veux que d'ici-là tu sois repassée au-dessus de la barre des 50 kilos, dans le cas contraire nous envisagerons l'hospitalisation ».

Effarée, maman était sincèrement désespérée par la situation et rêvait simplement que le médecin puisse lui donner des clés et solutions pour arranger les choses. La vérité était que la situation dépassait le médecin lui-même, pour qui ce n'était « qu'une mauvaise passe, il suffisait de manger pendant une semaine pour améliorer les choses ». Mais bien sûr, si cela avait été si simple, mon histoire s'arrêterait là. Nous attendions beaucoup du corps médical. Ce regard neutre et professionnel ne pouvait que nous aider à comprendre mon état, à prendre le recul nécessaire, poser des mots sur un comportement, diagnostiquer des symptômes et nous aider à m'en sortir. Au lieu de ça, nous fûmes confrontées à une réponse inadaptée. Cette première déception ne fut pas la dernière…

Rentrées dans la voiture, maman était réellement en colère, elle criait encore et encore et échangeait avec ma grand-mère sur son incompréhension face à la réaction du médecin. Elle aurait tant souhaité qu'il lui donne des solutions. Pour ma part, je les entendais sans vraiment les écouter, comme dans une bulle insonorisée, je plongeais dans mes pensées et dans l'idée que, quoi qu'il arrive, « Je ne repasserais jamais la barre des 50 kilos, il irait se faire voir ! » À mesure que la voiture avançait, je m'enfonçais dans mes réflexions, le regard dans le vide, les mains tremblant de froid et les jambes entrecroisées et serrées au maximum pour ne laisser échapper le moindre souffle de chaleur corporelle qu'il me restait. Mes doigts viraient au violet, mes yeux étaient creusés et mes lèvres sèches. Le pire n'était pas mon état physique à cet instant-là, mais le fait que maman avait décidé que je devais manger et que, comme nous n'avions pas le temps de repasser chez ma grand-mère, je devrais manger quelque chose sur le pouce. Pendant toute ma phase de chute, je refusais de sortir de mes zones de confort et il m'était impossible d'avaler quelque chose dont je n'aurais pu contrôler la moindre calorie ni connaître la composition détaillée (glucides, protéines, lipides et sucres).

Dans ma tête, je savais pertinemment que ce serait un très mauvais moment à passer et je rêvais juste que l'on me dépose à nouveau au lycée, sans manger. Manger, manger, manger, manger ! Ce mot représentait le diable en personne.

Maman arrêta la voiture devant un supermarché bio, se retourna, me regarda et me dit : « Maintenant tu vas te trouver quelque chose à manger. Quoi qu'en pense le médecin, moi, si tu ne manges pas ce midi, je t'emmène à l'hôpital par mes propres moyens ! » Sous la menace, je sortis de la voiture sans répondre, tremblante, et m'avançai à reculons vers l'entrée. J'étais paniquée face à toutes ces allées et cette nourriture. Il y avait tant de choses, tant de gras, tant de calories : j'étais en enfer ! Une sensation de blocage apparut dans ma poitrine, je manquais cruellement d'air et ne voulais qu'une chose : courir vers la sortie. Au lieu de ça, maman me prit par la main et, sur un ton agressif, m'obligea à me dépêcher de trouver quelque chose, car nous avions peu de temps devant nous.

Je marchais à travers les rayons, je regardais et salivais. Le paradoxe était que ces aliments qui se trouvaient tous étalés devant moi me faisaient rêver tout comme ils me dégoûtaient. Je ne connaissais plus la sensation de faim ni de soif, mais j'avais toujours dans un coin de ma tête cette sensation de goût que j'imaginais à chaque fois que je passais devant un plat, un dessert, des chocolats, du fromage… Tant de choses qui avant m'étaient vitales et à ce moment m'étaient fatales. Mon chemin s'arrêta face aux seules choses que j'acceptais encore d'avaler : les yaourts. Je cherchais du 0 % à tout prix, il n'y avait quasiment rien, mais il était pour moi inconcevable de pouvoir avaler un yaourt entier ou n'importe quoi d'autres qui ne soit pas light. Je sentais maman et ma grand-mère bouillonner dans mon dos, me disant d'accélérer et de choisir n'importe lequel d'entre eux. Moi, je lisais chacune des étiquettes, je regardais les ingrédients, je pensais à mes calculs « un tiers de verre de jus d'orange : 50 kcal, un yaourt 0 % : 60 kcal, un petit-suisse : 30 kcal ». Il ne fallait en aucun cas que je dépasse les 300 calories journalières, c'était ma règle pour continuer à voir le chiffre sur la balance baisser. C'était l'objectif si je voulais atteindre la « perfection ».

C'est finalement maman qui prit la décision de mettre fin à ce long défilé d'étiquettes, et le premier paquet de yaourts devant elle. Une fois payé, sorties du supermarché et assises dans la voiture, il était temps de retourner au lycée. Intérieurement je priais pour que ce trajet ne s'arrête jamais et qu'arrivée là-bas, il soit déjà trop tard pour manger et que je puisse sauter ce moment afin de ne pas être en retard. Raté ! Nous avions dix minutes d'avance, dix minutes selon maman pour avoir « largement le temps d'avaler un yaourt ». En larmes, je tremblais, mais acceptai de manger quelques cuillères de cette mousse au fromage blanc. Seul problème (ou solution pour moi), il n'y avait pas de cuillère. Là, maman sortit de son sac des langues de chat, m'en tendit une et me dit : « Tu mangeras le yaourt avec ça, tu n'as pas d'autre choix ».

Les larmes coulaient le long de mon visage, la simple idée de devoir mettre une langue de chat pleine de beurre et de sucre dans ma bouche me faisait sortir de mes gonds. Je hurlais dans la voiture et tentais tant bien que mal d'avaler une à deux bouchées, mais au bout de la troisième, je balançai le yaourt sur ma grand-mère, avant de hurler « J'en ai marre, je préférerais mourir que de manger ».

Aujourd'hui, avec du recul, je me dis que c'est cette phrase qui a été à la fois le début de tout et la fin de cette chute en enfer. C'est après cette phrase que maman a pris la décision finale qu'elle n'attendrait non pas une semaine pour m'hospitaliser comme l'avait demandé le médecin, mais qu'au contraire, dès le lendemain matin, elle m'emmènerait aux urgences. J'avais franchi la ligne rouge.

Ma grand-mère se retourna, les yeux remplis de larmes, puis regarda maman. À ce moment-là, je ne me rendais pas compte du mal que je leur avais fait au travers de ce geste, dans ma tête je ne voulais qu'une chose, à tout prix : disparaître. Sans aucun regard, j'ouvris la porte de la voiture pour descendre et m'avancer vers la grille du lycée. Je rejoignis ma classe pour deux heures d'anglais, je m'assis et m'enfonçai dans un sommeil profond sur ma table sans prêter la moindre attention à ce qui se passait autour de moi. J'étais totalement déconnectée de toute réalité. À la fin du cours, je me levai, tentai de prendre mon sac presque plus lourd que moi et fut arrêtée par ma professeure. Elle me regarda droit dans les yeux avant de me dire : « Marine, je vois bien que quelque chose ne va pas, nous l'avons tous remarqué. Je ne sais pas ce que je pourrais faire pour toi, mais ce qui est sûr, c'est que si tu as besoin de parler, toute l'équipe enseignante et moi-même sommes là pour t'écouter ». C'était la dernière phrase que j'allais entendre de cette même prof. Je sortis du lycée et me dirigeai vers le bus tout en traînant des pieds. Dans ma tête, tout se bousculait, j'étais partagée entre l'idée que je voulais encore perdre du poids et en même temps l'idée que je me sentais mourir à petit feu et que j'avais cruellement besoin d'aide. Difficile pour moi de prendre conscience que j'étais malade, mais facile de comprendre que je m'enfonçais à grands pas dans un cercle vicieux sans possibilité de retour.

En arrivant à la maison, pour la première fois depuis des mois je n'eus pas le courage de monter faire du vélo elliptique. Pour la première fois, je ne rêvais que d'une chose : me coucher au fond du canapé et dormir. Une fois allongée, maman rentra, mon beau-père aussi. Je les entendais discuter et pleurer, elle répétait « c'est fini, on est impuissants et je ne la laisserai pas continuer à se tuer comme ça ». Elle s'approcha de moi et me dit : « C'est fini, on abandonne. Demain matin Alex nous conduira aux urgences, alors fais tes valises ». Non, non et encore non ! Pour moi ce n'était pas une solution, je pouvais très bien m'en sortir seule ! Je lui répétais encore et encore que je ferais des efforts ! Mais rien n'y fit, cette fois-là c'était bien trop tard, la décision était prise.

À table le soir, face à mon petit-suisse, je la suppliai d'attendre le dimanche matin pour pouvoir profiter d'eux une dernière fois le samedi. Oui, car le samedi chez nous, c'était sacré. En général nous allions faire les magasins et nous promener dans les boutiques. Je savais également que le samedi soir nous dînions dans la famille de ma meilleure amie d'enfance et, même si je ne comptais pas avaler la moindre miette, je ne voulais en aucun cas louper ça. Ils acceptèrent à la condition que le dimanche matin ma valise soit prête pour l'hôpital. J'acquiesçai. Je savais pertinemment qu'il n'y avait plus d'autres solutions à ma portée.

Samedi 15 novembre

Le lendemain matin, je préparai mes affaires et ma valise pour l'hôpital. Ce qui était étrange, c'est que pour la première fois j'acceptais la situation et les mains qui se tendaient vers moi : je m'étais résolue à l'idée que c'était LE moment de lâcher prise. Je me répétais : « Marine, stop, c'est bon ». Je pense que même si je ne croyais pas être allée au point de l'hospitalisation, je souhaitais tout de même que ceux qui m'entourent prennent conscience que j'étais littéralement en train de m'effondrer. Indirectement, c'était aussi peut-être pour moi une manière de légitimer mon état, ou du moins de prendre enfin conscience de celui-ci. Ce qui est complètement fou, c'est qu'à ce moment de ma vie, non seulement je perdais totalement pied avec la réalité, mais au-delà de ça, je faisais continuellement des pas en arrière en maturité. Comme si, depuis des mois, je recherchais toute l'attention de ma famille et que je voulais redevenir une enfant. Vous savez, ces moments où, petit, l'on attrapait un rhume, et ils prenaient leur journée pour nous la consacrer et nous dorloter. Je n'attendais que ça, que l'on s'occupe de moi, car me concernant, je n'en avais plus du tout la force.

Le samedi midi, à table, je ne voulus rien avaler, pas même mon habituel yaourt. Maintenant que je savais que j'étais bonne pour l'hôpital, je ne voulais plus faire aucun effort. Le problème, c'est que maman était catégorique : si je ne mangeais pas, et bien plus qu'un yaourt, elle refusait que je sorte avec elle et ma grand-mère l'après-midi. Pire que ça, elle hésitait même sur la simple idée que je puisse marcher. Elle me répétait : « C'est hors de question, je ne veux pas que tu marches pendant des heures, alors nous irons au plus vite et au plus près ». Génial…

Nous sommes donc allées nous promener chez Truffaut, je les suivais sans trop réfléchir, mais une chose restait tout de même dans ma tête : qu'allait-il se passer le lendemain matin ? Comment serait l'hôpital ? Aurais-je le droit de voir ma famille ? Allaient-ils me forcer à manger ?

Tant de questions qui résonnaient et restaient à ce moment sans réponses.

J'avançais dans les allées, j'avais sans cesse froid et je rêvais de trouver la moindre source de chaleur. Au bout d'une heure et demie de promenade, je ne pensais plus qu'au fait de rentrer me coucher. Au-delà de ça, je rêvais surtout du chauffage de la voiture.

Une fois rentrées, c'était l'heure de repartir pour dîner chez nos amis. Bien entendu, j'avais négocié de venir à la condition que l'on ne m'oblige pas à me mettre à table. Je ne servirais qu'à faire de la figuration. Je voulais avant tout passer la soirée avec ma meilleure amie et profiter d'elle une dernière fois avant de partir pour l'hôpital. Au final, une fois là-bas, je sombrais doucement d'épuisement dans le canapé pour ne garder que de sommaires souvenirs de cette dernière soirée.

Dimanche 16 novembre

Le lendemain matin, 7 h 55, le réveil sonnait. Triste rituel des toilettes, de la pesée sur la balance, des abdos sur le sol de la salle de bains et du tiers de verre de jus d'orange. C'était l'heure de préparer mes dernières affaires et de partir pour l'hôpital. Mon beau-père conduisait. Arrivés là-bas, ils me firent patienter sur une chaise dans la salle d'attente pendant qu'ils tentaient tant bien que mal de trouver quelqu'un. Aux urgences, les médecins leur expliquèrent qu'ils ne pouvaient me recevoir puisque le médecin responsable de l'unité pédiatrique et adolescente était en congé et qu'il faudrait revenir le lendemain matin pour obtenir un rendez-vous et potentiellement une prise en charge. Pour être sincère, j'étais persuadée qu'il ne voudrait pas de moi et que je ne serais « pas assez maigre » pour être prise en charge. Je n'étais pas anorexique. J'essayais encore de m'en persuader.

Le mur. C'est sincèrement le mot qui décrit le mieux la situation dans laquelle se sont retrouvés mes deux parents : désemparés face à des médecins refusant de prendre en charge leur fille malade. Dans ma tête, tout sonnait clairement : c'est que je n'étais peut-être pas si malade que ça et qu'ainsi je n'avais en aucun cas ma place à l'hôpital, je pourrais très bien m'occuper de moi seule, chez moi. Rentrée à la maison, maman était à nouveau davantage désemparée. Ils me firent m'allonger sur le canapé avec une couverture chauffante. Peu après, je m'endormais jusqu'au lendemain matin. J'étais là sans être là.

Quoiqu'il arrive, je m'accrochais à l'idée qu'ils finiraient par me laisser sortir et que je pourrais continuer à perdre du poids encore et encore. Je voulais mourir.

2 – L'arrivée à l'hôpital

Lundi 17 novembre

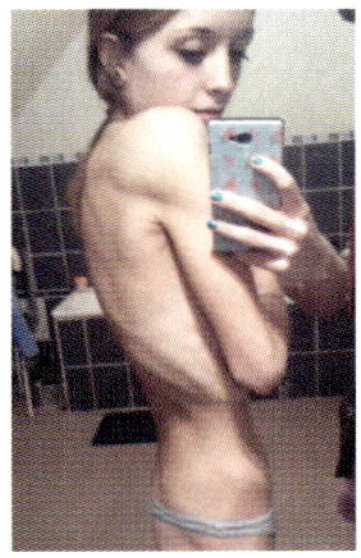

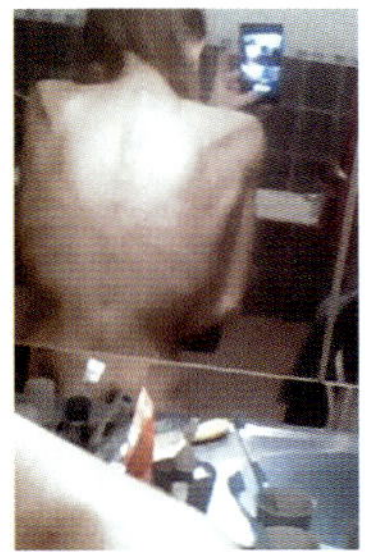

On recommence, mais cette fois-ci je savais que c'était vraiment la bonne et que je ne reviendrais pas chez moi tout de suite. Néanmoins j'étais dans le flou total sur ce qui m'attendait. Comme chaque matin, le rituel infernal commença : je me dirigeai tremblante vers la salle de bains, je retirai peu à peu mes dizaines de couches de vêtements qui me maintenaient au chaud pendant la nuit, je regardai horrifier mon corps dans la glace, je montai sur la balance, 36,5 kilos. J'avais atteint le poids que je pesais quand j'avais sept, huit ans, la différence c'est que j'en avais dix-sept. Je me regardai pendant de longues minutes, j'analysai chaque petite partie de mon corps : de la peau sur mes pommettes, à celle du cou puis du ventre, je focalisais généralement toute mon attention sur mes cuisses et sur l'idée qu'elles ne devaient jamais plus se toucher. Je regardai mes hanches, les os de mes côtes saillaient, j'attrapai mes cheveux secs et tombants. Je regardai à nouveau mes cuisses, tentai de les mesurer à l'aide de mes deux mains : bingo ! J'avais encore perdu, je pouvais enfin croiser mes doigts !

Néanmoins, je prenais pas à pas conscience du chemin vers lequel je m'aventurais, et j'étais bien lucide qu'il n'y avait que très peu d'issues possibles : la mort ou la prise de poids. Mais je laissais davantage de place à cette petite voix qui me disait : « Ma cocotte, tu n'es jamais assez maigre ». Quoi que je puisse faire, je trouvais toujours le petit défaut qu'il fallait que je fasse disparaître : mon bourrelet sous les fesses, mon ventre gonflé, mes grosses joues.

Dans le miroir, j'étais face à une réalité qui m'échappait, celle d'une adolescence à demi en vie : une moitié déjà morte, l'autre qui tentait de survivre en s'accrochant à l'idée qu'il fallait encore perdre du poids et voir le chiffre sur la balance continuellement descendre. L'anorexie était pour moi comme un moyen de doucement disparaître, je ne voulais rien et je n'attendais plus rien de la vie si ce n'est que l'on me l'a reprenne.

8 heures du matin

Je m'habillai chaudement et tentai de couvrir chacune des parties de mon corps avec mes deux tee-shirts à manches longues, mon pull en laine, mon legging épais et mes deux paires de chaussettes l'une sur l'autre. S'ensuivit mon rituel, celui que je réalisais environ quatre à cinq fois par jour. Je m'allongeai sur le tapis de la salle de bains et remontai en crunch, encore et encore. 10. 20. 40. 70. 100. 120. 170. 200. 200 abdos, colonne vertébrale à vif et à sang sur le sol. Je m'efforçais de chercher le corps parfait, celui avec des abdos tracés et un ventre sec. Chaque mouvement augmentait peu à peu la chaleur de mon corps avant que celle-ci ne s'évanouisse rapidement lorsque je sortais de la salle de bains.

Je rangeai mes dernières affaires dans la valise, avançai vers la voiture et m'endormis automatiquement une fois assise. J'étais épuisée et à bout de forces, j'étais morte de froid et je ne rêvais que de mon canapé et de la couverture chauffante dans laquelle je m'étais habituée à être placée.

Mon corps fonctionnait au ralenti, mon cerveau était mis sur le mode « off » et je n'entendais plus que des bourdonnements. Je ne me rappelle quasiment pas du chemin entre la maison et l'hôpital, ni même de comment je me suis retrouvée dans le bureau du Docteur R., spécialiste des troubles du comportement alimentaire et responsable de l'unité enfant et adolescent de l'hôpital Sud Francilien. C'était la première fois que je rencontrais ce monsieur et, pour être honnête, j'étais bien loin d'imaginer ce qui allait se passer ensuite. Il refusait que je sois accompagnée lors de ce rendez-vous bien que je ne souhaite pas me retrouver seule face à cet inconnu. Dans mes souvenirs, mes parents attendaient dans le couloir.

Le docteur me demanda de m'asseoir, il cherchait mon regard tandis que moi je tentais de l'éviter au maximum et fixais mes cuisses grassouillettes en pensant « il faudrait que je puisse encore perdre un peu de là, puis de là » sans écouter quoi que ce soit de ce qu'il me disait. Il me regarda de haut en bas et finit par enfin hausser le ton pour me dire : « Marine, je suis le docteur R., tes parents sont venus à moi car ils sont paniqués par ton état physique et mental ». Mental ?! Mais de quoi il parlait celui-là, comment pouvait-il savoir ce que je ressentais ? Était-il dans ma tête ? Il me demanda dans un premier temps ce qui, moi, m'amenait. Honnêtement ? J'avais simplement envie de lui répondre : « J'ai vu de la lumière, crétin ! », mais j'étais bien trop fatiguée pour lui répondre quoi que ce soit. Il me demanda de me lever, de me déshabiller et de m'allonger sur la table d'auscultation. En temps normal, j'aurais refusé, trop pudique. À ce moment, j'agissais simplement comme un robot exécutant les demandes de ceux qui l'entourent, sans même réfléchir au sens des demandes. Certes, à cet instant, ce qu'il me demandait avait un sens. Je me déshabillai lentement, je tremblais et mourais de froid. Mon Dieu, mais connaissaient-ils le chauffage dans cet hôpital ?! Je me cachais, je serrais mes bras, les coudes, les jambes et tentais de camoufler au maximum ce corps violet qui gisait au milieu de ces quatre murs blancs.

Étonnamment, je n'étais en aucun cas mal à l'aise, mais simplement frigorifiée. Je m'allongeai sur la table, poings serrés, et regardai le plafond. Il me parlait, mais je ne l'écoutais pas, j'étais déjà partie très très loin. L'auscultation dura quelques minutes, de ce que je m'en souviens.

Puis il me demanda de me relever. Il se mit alors à me poser une série de questions sans que je puisse en comprendre l'intérêt ni le sens :

« As-tu encore tes règles ? Prends-tu la pilule ? » Bien sûr le doc' que je les ai encore ! Et oui je prends la pilule, je ne comprends pas le rapport !
« As-tu remarqué une augmentation de ta pilosité ? » Sérieusement ? ! Mais il m'a pris pour Chewbacca celui-là ? !
« As-tu perdu ta libido ? Réussis-tu à avoir encore des relations sexuelles ? » Euh… Il m'a bien vue ? J'ai tout sauf envie de ça.
« Perds-tu tes cheveux en grande quantité ? » C'est pas faux, mais pas nouveau.
« Prends-tu plaisir à faire constamment à manger aux autres ? À les voir manger plus que toi ? » Hum. Oui c'est certain.
« Te pèses-tu tous les jours ? Comptes-tu les moindres de tes calories ? » Oui, c'est indispensable.
« Marine, tu es anorexique mentale et si je ne réagis pas tout de suite, tu vas mourir ».

Ses mots sonnèrent en moi comme un électrochoc, comme si pour la première fois je prenais conscience de ce qui se jouait, au-delà de l'idée de me laisser mourir de faim, il me faisait clairement comprendre que ce n'est pas la faim elle-même qui me tuerait. À ce moment précis, je n'ai pas tout de suite saisi le sens de sa phrase, ni même l'enjeu et les conséquences. En réalité, il m'alertait sur le fait que mon corps n'était pas fait pour fonctionner sous-alimenté et que ce n'était pas le manque de nourriture qui me conduirait à la mort, mais l'arrêt progressif de mes organes vitaux : d'abord mes reins, mes intestins et enfin mon cœur.

Il ajouta :

« Ton rythme cardiaque est à 32 battements par minute et ta température corporelle à 28 degrés. Demain, dans trois jours ou même peut-être dans une semaine… il pourrait s'arrêter de battre. »

Je le regardai et l'écoutai pour la première fois avec une attention totale.

« Aujourd'hui tu ne vas pas rentrer chez toi, du moins, je ne peux pas te laisser rentrer chez toi. Tu es en urgence vitale et si nous ne te prenons pas en charge, ton cœur risque de s'arrêter d'un moment à l'autre, peut-être ce soir, demain, mais il ne tiendra pas plus de quelques semaines »

À ces mots, je compris que ce n'était plus qu'une simple histoire de poids. Tout ce que j'avais confusément cherché, la mort, l'idée de disparaître, était réellement le destin qui m'attendait si j'étais restée à la maison. Paradoxalement, tout ce que je souhaitais se réalisait, mais une fois mise au pied du mur, je n'étais plus sûre de l'avoir vraiment voulu... Néanmoins, mon état était si faible que je ne luttais pas, et je n'essayais pas non plus de lui dire « que j'allais faire des efforts », car je savais pertinemment que j'en étais désormais incapable. Les avertissements ne suffisaient plus, j'étais déjà à mille lieues de me préoccuper de ce que je pouvais et voulais devenir. Psychologiquement et physiquement affaiblie, je n'étais plus dans l'action mais dans le subir.

Il ajouta : « Nous allons te garder quelques semaines, voire quelques mois pour que nous puissions dans un premier temps te mettre hors de danger. Ensuite, nous allons te renutrir. Dans un premier temps, tu essayeras seule avec les plateaux-repas. Puis dans un second, si ça ne suffit pas, et c'est ce qui risque d'arriver, nous te placerons sous sonde naso-gastrique. »

Attendez, quoi ?! « Quelques semaines, voire quelques mois », mais il blaguait ou quoi ?! Jamais de la vie !

« Tu n'es pas en état de rentrer chez toi. Tu es sur le point de mourir et tu es également à un IMC qui ne te permet plus d'avoir tes règles : on appelle ça l'aménorrhée. Tu as toujours tes règles grâce à ta pilule qui te permet d'en avoir d'artificielles. Tu perds tes cheveux par poignées et ton corps n'est plus capable de se réchauffer seul. Tu vas être hospitalisée en urgence dans notre unité adolescente où tu seras surveillée jusqu'à ce que tes pronostics vitaux ne soient plus engagés. »

J'écoutais attentivement, les larmes aux yeux.

« Ensuite, si nous arrivons à te sortir de l'urgence dans laquelle tu t'es mise, nous procéderons à une longue phase de renutrition dont l'objectif sera de te faire atteindre à nouveau un poids santé que nous jugerons adéquat avant de te laisser sortir. »

Il ajouta ensuite : « Tu sais, des jeunes femmes anorexiques, j'en reçois tous les jours. Sache que c'est une maladie mentale avant tout et que jamais plus tu ne pourras t'en séparer. Tu resteras anorexique mentale toute ta vie. »

Ce fut un choc. J'écoutais sans écouter. Dans ma tête tout se bousculait, comme si ça y était et que ce que je n'imaginais absolument pas se produire était en train de prendre forme : j'allais bien être hospitalisée et maman avait raison, j'étais malade.

Je sortis alors de la pièce, larmes aux yeux et traînant des pieds. La phrase qui me venait en tête en premier était : « Et maintenant ? » Je ne cessais de me dire que j'avais fait tout ça pour rien et qu'il ne me laisserait jamais sortir tant que je n'aurais pas repris tout le poids que je m'étais donné tant de mal à perdre. Il me conduisit avec ma famille dans l'ascenseur pour atteindre l'unité privée pour les enfants et adolescents. C'était une aile fermée et très bien sécurisée où personne ne pouvait entrer ou sortir sans y être autorisé : je découvrais peu à peu ce qui allait être ma prison pour les quelques mois suivants, mais ça je ne le savais pas encore.

Le docteur nous fit visiter l'ensemble du « petit » service (oui, car soyons honnête, c'était littéralement une cage à poules cet endroit) qui se présentait sous la forme d'un T. Tout d'abord le couloir avec, sur notre droite, la salle de « jeu », la cuisine, puis le box des infirmières. S'ensuivait en face le long couloir qui abritait l'ensemble des chambres du service ainsi que la petite pièce pour les rencontres avec la « psychologue » et les séances de « parole en groupe ».

Il me mesura contre un mur, nota quelques gribouillis sur son carnet, puis m'emmena enfin à ma chambre. On me fit également faire un test sanguin et un ECBU. Je n'étais à ce moment plus qu'avec maman qui, pleine d'émotions, tentait de retenir ses larmes. Le médecin donna quelques instructions à une infirmière et disparut rapidement avec celle-ci et maman pour me laisser enfin seule. Seule face à la réalité qui était maintenant la mienne : je devrais être enfermée nuit et jour ici, et tout ça uniquement par ma faute.

3 – Face contre mur

Face au mur, je me retrouvais. Seule dans cette petite chambre blanche, je m'allongeai sur le lit, me recroquevillant sur moi-même en serrant très fort mes genoux sur ma poitrine. J'avais froid, j'étais fatiguée mais, pour la première fois, je pouvais me laisser aller.

Dans ma tête rien n'était bien clair : j'oscillais entre l'idée que j'avais uniquement ce que j'avais toujours voulu, c'est-à-dire que l'on prenne soin de moi et enfin conscience du mal-être qui m'habitait. À côté de ça, je comprenais que les menaces de maman n'en étaient finalement pas. Moi qui étais dans le contrôle constant, repoussant toujours les limites de poids que l'on me fixait et qui croyais que la seule personne capable d'estimer le « bon » poids, c'était moi, je me retrouvais finalement bloquée ici avec comme seul objectif celui de grossir. L'opposé de tous mes efforts. Le mot « grossir » était pour moi comme une insulte, une honte, voire même un crime envers moi-même. J'assimilais à l'idée de me faire reprendre du poids un vague espoir non fondé qui ne pourrait jamais prendre forme. Comme si, dès le départ, le médecin qui me disait « tu es et tu resteras anorexique mentale toute ta vie » avait finalement entièrement raison. Tout m'échappait et en même temps tout était contrôlé : ce que j'avalais, le poids que je faisais, les vêtements que je portais, la circonférence de mes cuisses et le fait qu'elles ne devaient se toucher… J'étais comme conditionnée à l'idée que la perfection résidait dans le contrôle et la maigreur, que le fait de ne rien manger me rendait plus forte et grandissait mon mental. C'était comme si pour la première fois de ma vie, enfin, je rentrais dans les cases des standards de beauté. Enfin, de *mes* standards de la beauté.

L'infirmière réapparut avec maman, elle me demanda d'ouvrir ma valise et de vider tout sur la table. L'ensemble de mes affaires était passé au crible : trousses de toilette, vêtements, appareils électroniques, carnets, stylos, livres… Tout était vérifié pour que je ne puisse pas garder quoi que ce soit qui puisse me faire du mal. Tous les objets métalliques et coupants m'étaient retirés. Puis, elle regarda maman et lui dit : « Ici, les ordinateurs, les tablettes et les téléphones sont interdits ». Sa première réaction fut de lui demander comment pourrait-elle alors avoir de mes nouvelles régulièrement. Pour ma part, j'étais presque soulagée. Fini Instagram et les photos de nourriture quotidiennes. Fini le lycée et le stress extérieur. Comme si je décidais que pendant ce séjour je ne penserais qu'à moi, et que je ne voulais en aucun cas avoir de nouvelles de l'extérieur. Elle lui expliqua le fonctionnement des heures de visite, le soir après le goûter, de 17 h à 19 h, et qu'elle pourrait m'appeler sur le téléphone fixe de l'unité avec l'autorisation d'une des infirmières.

Maman était paniquée, elle comprenait brutalement que ce que nous nous apprêtions à vivre était loin d'être facile. Elle était la seule personne à qui j'acceptais encore de parler et de me confier, la seule personne qui contrôlait encore un peu mes émotions et qui tentait de les comprendre. C'était la seule qui me rattachait à ma vie d'avant et dont j'avais besoin de nouvelles et du soutien quotidiennement. Pendant cette période, j'avais le sentiment de retomber en enfance et d'avoir besoin de ma mère comme un enfant de dix ans aurait besoin de la sienne. Comme si, sans elle, j'étais perdue.

L'infirmière lui demanda alors de me dire au revoir, maman me promit de revenir le lendemain et de tout faire pour que je puisse m'occuper ici. Je me rappelle l'avoir serrée très fort dans mes bras en lui chuchotant : « Je ne veux pas rester, je t'en supplie ne me laisse pas ici ». Elle disparut et laissa en moi comme un vide immense, celui qui disait : « Tu l'as cherché, tu l'as trouvé, à toi d'assumer maintenant ».

Malgré tout, je restais intimement convaincue que je passerais au-dessus du système et pourrais sortir peut-être avec juste un ou deux kilos supplémentaires, du moins c'est ce qu'on me laissa croire pendant quelques jours seulement.
L'infirmière arriva avec un moniteur cardiaque, elle me plaça des électrodes sur l'ensemble du torse pour surveiller mon rythme cardiaque. Elle m'expliqua que mes pronostics vitaux étaient très gravement engagés, je n'aurais donc en aucun cas le droit de me déplacer dans l'hôpital et je devrais être alitée pendant plusieurs jours, voire plusieurs semaines. J'étais tellement épuisée et incapable de quoi que ce soit que pour moi ce n'était pas un problème. Elle m'expliqua ensuite que pendant ces jours couchés au lit, on m'apporterait les plateaux directement dans ma chambre et que, pour aller aux toilettes, il faudrait sans cesse que j'appelle une infirmière afin qu'elle vienne me détacher et retirer l'ensemble des électrodes. Ensuite, elle m'annonça que je devrais quotidiennement uriner dans un bocal en plastique pour que mes urines puissent être observées et analysées.

Elle continua ensuite ses explications, mais mot après mot, je sombrai dans un sommeil profond.

19 heures

Toc, toc, toc.
C'était déjà l'heure du repas. Je vis entrer dans la chambre une nouvelle infirmière avec un énorme plateau. Ma première réaction fut la panique, puis les sueurs froides et la colère.
« Non, mais sérieusement, je ne vais pas manger tout ça !
— Oh que si ma grande, tu vas essayer de tout manger. »

Mais bien sûr ! Une fois le plateau posé, elle m'expliqua que je n'avais que trente minutes, pas plus, et qu'elle repasserait le récupérer à ce moment-là.

Sur le plateau, il y avait de la soupe, du hachis parmentier, du pain, du fromage, un fruit et un fromage blanc. Je regardais le fromage sur la purée et salivais. Dans ma tête, je ne cessais de me répéter que je rêvais de pouvoir en manger rien qu'un tout petit morceau. Mais c'était impossible. Avec le temps, j'avais perdu toute sensation de faim et, même si de nombreux aliments me faisaient rêver, je ne me voyais absolument pas en avaler rien qu'une fourchette. Je suis donc restée comme ça pendant une dizaine de minutes à contempler chacun des aliments, et je comptais leurs calories, je les additionnais encore et encore. Le pire, c'est que rien n'était 0 %, et ça, ça me rendait dingue ! J'étais furieuse de me dire que la seule chose que j'acceptais encore d'avaler à la maison ne pourrait même pas être à ma disposition ici. À mesure que les minutes défilaient, je ne cessais de me demander comment certains, à l'hôpital, pouvaient être capables d'avaler une telle quantité, surtout pour un soir. C'était énorme !

Quand l'infirmière réapparut, je n'avais absolument touché à rien. Je m'attendais à ce qu'elle me fasse une réflexion ou même qu'elle me force, mais elle ne fit rien de tout ça. Elle regarda simplement le plateau et s'en alla avec. Quelques minutes plus tard, elle revint dans ma chambre pour m'enlever l'ensemble des électrodes et me laisser aller à la douche. Elle m'expliqua que je n'avais que cinq minutes grand maximum. Quoi ?! Mais c'est une blague ?! On a le temps de faire quoi en cinq minutes ? Elle commença à hausser le ton et m'expliqua qu'ici je ne pouvais pas faire ce que je voulais et qu'il fallait que je reste le moins de temps possible debout hors du lit. Je compris alors très vite que chacun de mes faits et gestes serait contrôlé, tout comme la qualité et quantité de mes urines, ainsi que l'heure de mes repas et celle de mes douches. L'enfer sur terre.

Elle retira une à une les électrodes, m'aida à me relever et me laissa aller jusqu'à la salle de bains. Digne de celles des maisons de retraite. Je commençais à comprendre qu'ici rien n'allait être comme dans mes habitudes et mes zones de confort. Je retirai lentement les dizaines de couches de vêtements, puis lançai un regard vers la glace. Mon Dieu ! Pour la toute première fois, je ne voyais non pas le reflet d'une personne trop grosse, mais je me voyais telle que j'étais : à faire peur. Comme si l'arrivée à l'hôpital me faisait l'effet d'un électrochoc et prendre conscience de la gravité de la situation. J'étais hideuse et me dégoûtais.

Je retournai enfin dans mon lit, tombant dans un sommeil pour le moins agité : la nuit, le moniteur ne fit que sonner, car l'infirmière avait mis une alarme qui bipait à chaque fois que mon rythme cardiaque passait sous les 40 BPM, plutôt drôle quand on sait que j'étais rentrée avec 32. Alors, elle passa sa nuit à rentrer et sortir pour arrêter la sonnerie du moniteur tout en vérifiant sans cesse mon état.

7 heures du matin

L'infirmière vint à moi avec des cachets et divers médicaments. Elle me dit que le médecin passerait me voir dans la journée pour tout m'expliquer. J'avalai sans trop réfléchir. Elle me demanda ensuite de me déshabiller et de monter sur la balance qu'elle avait positionnée sur une croix faite au feutre sur le sol. 36 kilos. J'avais encore perdu 500 grammes en l'espace d'une journée. Enfin, elle voulait que je m'habille et me recouche pour changer les électrodes. Je tombais de fatigue sans le moindre souci.

Apparut ensuite le médecin, aux environs de 11 h 30. Il me regarda et me dit : « Je ne sais pas si l'infirmière t'a expliqué, mais nous avons décidé de te faire arrêter la pilule pour que tu puisses voir que tes règles n'étaient pas naturelles. Nous te plaçons également sous antidépresseur et cure de vitamines. L'infirmière m'a d'ailleurs dit que cette nuit le moniteur n'avait fait que sonner et que tu étais descendue à 29 BPM. »

Il ajouta : « D'ailleurs, d'après les résultats de ton analyse de sang et d'urines, tu es en anémie de tout, tes reins dysfonctionnent et tu as du sang dans les urines. Tu es donc alitée pour que nous puissions régler tout ça, simplement il va falloir que tu y mettes du tien en essayant de t'alimenter, sinon nous devrons à notre tour intervenir ».

À ces mots, je compris qu'il ne rigolait pas et que ses menaces allaient au-delà de la spéculation : je m'étais réellement mise dans de beaux draps ! Je n'aurais jamais imaginé que ma perte de poids pourrait engendrer en parallèle tant de problèmes et que je puisse détruire un à un l'ensemble de mes organes vitaux : mon cœur, mes reins...

Les repas qui suivirent ce rendez-vous ne furent pas moins laborieux. Au petit-déjeuner, habituée à ne jamais rien avaler, j'expliquai à l'infirmière que je ne voulais rien. Elle m'amena tout de même une brique de jus d'orange et une compote. Je bus un tiers du jus et mangeai une à deux cuillères de la compote avant de jeter le reste dans la poubelle, malgré les électrodes qui me bloquaient dans le lit. Le midi et le soir, j'essayai tout de même d'avaler la moitié du yaourt et de manger un quart de mon morceau de pain. Pour moi c'était déjà énorme. En général, l'infirmière repartait toujours avec mon plateau en me disant : « Ma belle, il faut que tu manges davantage sinon... », sans finir sa phrase, la menace flottait dans les airs...

La nuit suivante fut la même que la précédente : peu de sommeil et beaucoup d'agitation avec le moniteur et l'infirmière qui s'inquiétait encore et toujours. L'après-midi suivant, le docteur R. réapparut. Il s'assit sur le lit, me regarda dans le blanc des yeux et m'expliqua qu'il était temps qu'ils réagissent, car je continuais à perdre du poids, même à l'hôpital. C'est ce matin-là que j'atteignis le poids le plus bas : 35 kilos 900 grammes.

Je lui répondis : « Mais pourtant je vous assure que je mange, énormément même !

— Tu vois bien Marine que ça ne suffit pas, du moins que ça ne suffit plus. Dès ce soir nous te poserons une sonde naso-gastrique. C'est un tube qui passera par ton nez pour ensuite aller vers ton estomac et te complémenter à l'aide de poches de nourriture. La première phase sera à 500 kcal pendant une journée, puis progressivement nous augmenterons à 1 000 kcal et plus s'il le faut. »

Comme l'effet d'un couteau sous la gorge, j'explosai en larme. Il était pour moi impensable que l'on puisse me faire avaler tant de calories à mon insu alors que quotidiennement et ça depuis des mois, je me refusais de dépasser les 300 calories par jour. Là, il faudrait non seulement que je mange mes plateaux et qu'en plus l'on place directement 1 000 calories dans mon estomac. C'était la douche froide. J'étais en colère.

Il m'expliqua ensuite que je serais en même temps changée de chambre.

« Mais pourquoi ?

— Parce que ton rythme cardiaque est bien trop inquiétant, et ta chambre étant loin du box des infirmières, celles-ci ne veulent prendre aucun risque et préfèrent te placer dans la chambre juste en face. Comme ça, la nuit, elles pourront te surveiller davantage. »

Ce transfert se réaliserait après la pose de la sonde qui, elle, aurait lieu dans les minutes suivantes. Il s'en alla. L'infirmière revint alors avec un chariot sur lequel étaient placés une très longue tige transparente, un pied sur roulettes et des poches de liquide beige, sans doute mes « futurs repas ».

Je pleurais encore et encore, les larmes ruisselaient sur mon visage et je tremblais de peur. L'infirmière m'expliqua que c'était un peu douloureux au début, mais qu'après quelques jours je ne la sentirais quasiment plus. Mes fesses oui ! Je n'ai cessé de la sentir du début à la fin, mais ça, je ne le savais pas encore.

Elle m'expliqua que cette longue tige serait placée dans mes voies nasales, puis se dirigerait vers mon estomac. Dans un premier temps, elle mesura la longueur de la sonde du nez à l'oreille, puis dans un second de l'oreille à l'estomac. La simple idée que l'on place dans mon corps un tube aussi long me révulsait et me donnait la nausée. Je voulais simplement que ce moment s'accélère et que l'on puisse en finir.

« Déglutis, déglutis au maximum », me répétait-elle pour ne pas trop sentir le tube dans ma gorge. Elle commença alors à introduire la sonde dans ma narine, mais ayant pleuré pendant de longues minutes, celle-ci était totalement gonflée et opposait une résistance au passage de la sonde. Ça me faisait atrocement mal, je saignais. L'infirmière s'arrêta alors et m'expliqua que « par ma faute » nous ne pourrions pas la poser. Honnêtement, moi je rêvais de lui répondre : « J'aimerais vous y voir vous, que l'on vous mette un tube long comme mon bras dans votre nez, et on verrait votre réaction ! ». Elle appela une seconde infirmière qui, sans réussite, abandonna à son tour. Cette joyeuse comédie dura presque une heure.

Elles sortirent donc de la chambre en m'expliquant qu'il faudrait attendre le Docteur R. afin qu'il vienne la poser lui-même. C'est à cet instant que ma maman et ma grand-mère arrivèrent. Je n'avais vraiment pas vu le temps passer et j'étais tellement heureuse de pouvoir enfin retrouver des visages connus et un peu de soutien. Elles étaient paniquées et ne comprenaient pas que les infirmières aient pu me mettre dans un tel état. Ouf ! Un peu de répit à leurs côtés. Enfin, répit de courte durée, car une petite demi-heure plus tard, le Docteur apparaissait avec sa longue blouse blanche au pied de mon lit, en s'exclamant :

« Et bien alors, on émet de la résistance ?! »

Il s'approcha de moi, j'étais silencieuse et tentais de contenir ma peur et mes larmes. Maman me tenait la main et réussit à m'apaiser même si dans ses yeux je voyais la même crainte que la mienne. En dix secondes, la sonde était posée, plus efficace que les deux infirmières qui m'avaient littéralement charcuté la narine. Il contrôla ensuite la bonne mise en place de la sonde, injecta de l'air en écoutant les « bruits » perçus au niveau de l'estomac avec un stéthoscope. Celle-ci n'émettait aucun son et il en déduisit qu'elle était mal placée et qu'il fallait tout de suite descendre faire un scanner pour en avoir le cœur net. Le docteur disparut. C'était à ma maman et ma grand-mère de me descendre au service de radiologie. On me plaça sur un fauteuil roulant et, ni une ni deux, je sortis enfin de ce service adolescents. C'était fou comme en si peu de temps je pouvais avoir ce sentiment d'être totalement coupée du reste du monde : toujours les deux mêmes infirmières et le médecin, toujours les mêmes visages et jamais rien d'autre. Ça peut paraître bête, mais descendre et voir des visages inconnus me fit le plus grand bien.

Après quelques minutes d'attente, viennent mon tour et le moment de me lever. C'était la première fois que je marchais accompagnée d'un pied à sonde. Je portais ce legging noir dix fois trop grand pour moi. Je n'avais pas marché depuis plusieurs jours et avais presque oublié comment m'y prendre. Mes pas étaient frêles et hésitants. Je me souviens d'une image marquante, celle du visage de mes proches lorsque je me retournais vers elles. C'était un visage marqué par la fatigue qu'elles affichaient et des yeux imbibés de larmes et d'inquiétude. Je pense que c'est sans doute à ce moment précis que j'ai pris conscience de la gravité de la situation. Je faisais tout simplement peur. La radio finie, le médecin avait en effet raison puisque la sonde n'était pas correctement installée et devait donc être replacée au plus vite. Le soir même, tout était réglé et il installa la poche de liquide et démarra ce qui allait être ma pire ennemie. L'infirmière scotcha le tube de la sonde sur ma joue, et s'en alla.

Ma maman et ma grand-mère m'embrassèrent, je leur répétai de ne pas me laisser seule et de me faire enlever cet atroce engin qui me brûlait la gorge. Elles m'assurèrent de tout faire pour essayer de me soulager et que cette situation, difficile à vivre, ne serait que temporaire. Je les regardai sortir, comme au premier jour, avec le sentiment de me retrouver une fois de plus seule face à ce mur et isolée face à cette maladie qui me rongeait de l'intérieur.

4 – La bataille

Au petit matin, toujours les mêmes rituels : appeler sans relâche les infirmières pour qu'elles acceptent de me débrancher et enfin pouvoir aller aux toilettes. La simple idée que l'ensemble de mes faits et gestes soit contrôlé par ces femmes me révoltait. Elles tardaient souvent à venir et j'avais le sentiment constant que j'allais me faire dessus. Je prenais sur moi, je serrais les dents en espérant que l'une d'entre elles accepte de venir. Une fois dans ma chambre, je me faisais la plupart du temps sermonner, car il était « trop tôt » (il était en général 7 h 30/8 h). Elle me débranchait, me faisait aller aux toilettes, puis plaçait la balance sur la croix au sol. Je continuais à perdre du poids malgré la sonde et c'était pour moi un agréable sentiment de satisfaction ; je me disais : « Finalement, même avec les calories supplémentaires, je ne prends pas un gramme ». Au fond j'étais ravie et fière.

Elle me demandait ensuite de me remettre au lit, me rebranchait électrode après électrode et me donnait mes habituels traitements. Le goût de l'un d'entre eux, une pipette de vitamines, me reste encore en mémoire tant il était désagréable. C'est fou comme un simple goût, une odeur, peuvent vous ramener à une situation précise. Les étapes qui s'ensuivaient restaient les mêmes : on me demandait ce que je voulais pour le petit-déjeuner et j'allumais la télé pour regarder les dessins animés jusqu'à 8 h 30. Toute la journée était programmée au millimètre près. Je n'avais que trente minutes et pas une minute de plus pour avaler mon petit-déjeuner avant que celui-ci ne soit ramassé. Au début, je ne demandais qu'une brique de jus d'orange et de la compote.

Je buvais et mangeais seulement la moitié, du moins je m'y obligeais. Mentalement c'était difficile de faire face à ce paradoxe d'être à la fois morte de faim et d'un autre côté effrayée à l'idée d'avaler plus que ce que je m'autorisais à manger.

Ensuite venait le moment où l'infirmière passait reprendre le plateau et me débrancher pour enfin aller à la douche. Cette salle de bains m'inspirait du dégoût et me faisait énormément penser à celle de mon arrière-grand-mère lorsqu'elle était en maison de retraite. Ça sentait cruellement l'hôpital, tout simplement. Comme à chaque douche, j'étais limitée dans le temps et n'avais pas plus de dix minutes avant que l'infirmière revienne me coucher. Néanmoins, pour la première fois, je découvrais l'enfer qu'allaient être les douches avec la sonde. Et oui, tiens, je n'avais pas pensé à ce paramètre ! J'éloignais le pied au maximum pour ne pas le mouiller et je tentais tant bien que mal de me débattre avec ce tube qui me limitait dans chacun de mes mouvements. Malheureusement ce qui devait arriver arriva : d'un mouvement trop brusque, je tirai sur la sonde, décrochant le tube de ma joue et la sortant légèrement de mon nez. Je hurlais de douleur, ma gorge me faisait cruellement mal, ainsi que mes narines, encore fraîchement irritées de la pose de la veille. L'enfer commençait.

Je tentai alors de me rhabiller pour ensuite appeler l'infirmière à mon secours. Elle me remit la sonde en place, m'allongea sur le lit, et voilà que je n'avais plus qu'à attendre le prochain repas. Chacune de mes journées était déterminée par ces quatre repas : le petit-déjeuner, le déjeuner, le goûter et le dîner. C'étaient mes seules préoccupations : qu'allais-je avoir sur mon plateau ? Qu'allais-je pouvoir manger ? C'était comme un défilé constant : l'infirmière entrait, me posait le plateau et me demandait de faire un effort. Je regardais un à un chacun des plats qui le constituaient et je ne mangeais qu'un dixième de celui-ci, souvent la moitié du fromage blanc et un peu de l'entrée (seulement si c'était sans sauce) le midi, et la moitié de la soupe, un quart du pain et la moitié du yaourt le soir. Je refusais encore de goûter.

Attendre. Je pense que c'est le mot qui résume au mieux cette hospitalisation : l'attente constante. J'attendais le matin, j'attendais le midi, j'attendais l'après-midi, j'attendais le soir et ça se répétait en boucle. Dans ma tête, cette hospitalisation sonnait comme ce fameux film de Noël, *Un jour sans fin*, où le personnage rejoue en boucle la même journée de A à Z.

Les seules choses qui me permettaient de m'évader étaient les magazines, le dessin et les feutres que maman me ramenait quotidiennement. Je dessinais énormément, le matin, l'après-midi comme le soir. Heureusement, il m'arrivait aussi parfois de discuter avec une infirmière adorable. Elle s'appelait Sylvia, je crois. Dans les moments de creux, je regardais également énormément la télévision, c'était pour moi le seul moyen d'avoir un lien avec l'extérieur. À chaque moment son rituel. L'autre rituel que j'attendais chaque jour sans relâche était celui de la visite de maman, ou de n'importe lequel de mes proches. Au début, tant que j'étais considérée en danger vital, maman et ma grand-mère étaient les seules à être autorisées à venir.

Un matin, à ma grande surprise, l'une des infirmières rentra dans la chambre pour regarder la sonde. Interloquée, je lui demandai s'il y avait un problème. Je la vis changer la poche pour la remplacer par une plus grosse. Elle me dit ensuite, sans la moindre explication, que le docteur R. avait demandé à ce que l'on m'augmente les calories, pour passer de 500 à 1 000. Non, mais sérieusement, 1 000 ? ! C'était pour moi impensable, et même si je commençais doucement à accepter les 500 calories, je ne comprenais pas cette augmentation soudaine. Je n'avais pas mangé tant de calories depuis des mois et ça me rendait dingue. Elle m'expliqua ensuite que le docteur passerait dans la journée pour en parler avec moi. C'était le début d'une longue période où je serais le pantin articulé dont les uniques personnes à pouvoir tenir les ficelles étaient ce médecin et les infirmières. Comme à chaque fois, je n'avais ni explications ni petits mots gentils pour me rassurer. Simplement des : « C'est le Docteur qui l'a demandé ».

L'après-midi même il entra dans la chambre, regarda la sonde (je suppose qu'il vérifiait que sa demande avait bien été mise à exécution) et commença son monologue :

« Comment te sens-tu ? Es-tu moins fatiguée ? De notre côté nous avons remarqué que tu ne manges quasi toujours rien sur tes plateaux et que même si nous avons enfin réussi à stopper ta perte de poids, tu n'en prends pas pour autant. Si tu es arrivée ici, ce n'est non pas pour attendre que le temps passe et continuer à te satisfaire d'un poids qui n'est en aucun cas ton poids santé. Tu es toujours à 37 kilos et, que tu le veuilles ou non, nous avons décidé d'augmenter la sonde de 500 kcal. Nous avons cependant remarqué que tes constantes sont en train de remonter et c'est positif, mais pour autant tu n'es pas encore éloignée de tout danger. Tu vas devoir rester alitée comme ça encore une semaine, après tu pourras doucement te lever et aller aux activités avec les autres hospitalisés. Néanmoins tu continueras à avoir les repas en chambre. Voilà. »

Et il s'en alla, sans un mot de plus.

5 – Les visites

La semaine suivante, nous étions fin novembre, peut-être aux alentours du 25. Je commençais peu à peu à retrouver des forces, je n'avais plus ce besoin constant de dormir et, au contraire, j'avais envie de bouger. Je mourais d'envie de me lever et de marcher. C'est cette semaine-là que les infirmières sont venues me dire que je n'avais plus besoin du « scop » (électrocardiogramme) et que je pourrais enfin me déplacer dans le service. C'était pour moi une grande victoire qui me permettait de pouvoir rencontrer d'autres personnes que les habituels visages qui constituaient mes journées. Je voulais voir du monde. C'est d'ailleurs à partir de ce moment-là que le médecin autorisa les visites extérieures et donc celles du peu d'amis qui me restait. Les premières personnes à venir furent mon beau-père et mon frère, un dimanche après-midi, jour où nous avions le droit à plus de visiteurs. Néanmoins, ma mère était révoltée lorsqu'ils lui annoncèrent qu'il ne pouvait y avoir que trois personnes différentes dans la chambre et que les autres devraient attendre dehors. Alors, ma famille alterna et ils vinrent un à un prendre de mes nouvelles. Mon frère ne parlait quasiment pas, je le sentais gêné et mal à l'aise, tout comme mon beau-père qui restait assis sur une chaise à lire les magazines qui étaient entreposés sur la table. Je sentais bien qu'ils ne comprenaient pas.

Les jours suivants, je reçus la visite de ma meilleure amie de l'époque : Julie. C'était l'unique personne à être restée quoi qu'il arrive dans les meilleurs moments comme dans les pires. Elle était venue avec sa maman que j'appréciais beaucoup également. La toute première fois, nous nous étions organisées pour qu'elles viennent un peu avant maman afin que je puisse la voir ensuite. Il était inconcevable pour moi de ne pas la voir ne serait-ce qu'une journée. Julie et sa maman étaient venues les mains pleines, je me rappelle encore l'émerveillement que j'avais à l'idée de retrouver enfin ma seule amie. Elles avaient un ballon en hélium et une peluche. Leurs yeux étaient remplis de larmes et, malgré tout, leurs gestes étaient tout en retenue. Elles restaient en recul comme si elles avaient peur de me « casser ». Je me souviens être restée presque une heure à leurs côtés. Au début c'était moi qui parlais et qui leur racontais l'enfer que je vivais ici : les infirmières, le médecin et le contrôle total qu'ils avaient sur moi. Ensuite, je les écoutai attentivement, je posai énormément de questions à Julie sur le lycée, sur les autres et sur sa vie. Comme si j'avais besoin, le temps d'un instant, de me sortir la tête de cette chambre d'hôpital et de revenir à nos conversations d'autrefois, au lycée.

Je sentais bien qu'elle ne me disait pas tout, comme si elle souhaitait me préserver. Elle me dis que ma professeure principale avait parlé de moi à la classe, en expliquant le pourquoi de mon départ ; dans le fond c'était comme un soulagement pour moi, une manière de légitimer le zombi que j'étais devenue à leurs yeux. Le temps passait trop vite, je ne voulais plus les quitter, mais c'était l'heure. Elles partirent et laissèrent place à maman, comme chaque soir. Elle commençait à me ramener des choses de la maison pour essayer de rendre cette chambre un peu plus vivable.

Je reçus aussi la visite d'Alexiane, ma meilleure amie d'enfance, avec sa maman. Je me rappelle simplement que celles-ci étaient venues les mains pleines, mais que j'avais trouvé qu'elles semblaient très gênées par la situation.

Concernant les repas et le déroulement de mes journées, rien n'avait bien changé, si ce n'est le fait que je commençais doucement à accepter d'augmenter les quantités de mes plateaux. Je ne cessais de répéter aux infirmières que je mangeais beaucoup, ce qui à mon sens était vrai : pour moi, c'était énorme. Mais à chaque fois elles me répondaient : « Mais tu n'as rien mangé ». Nous n'avions pas la même perception des choses. Pour moi qui ne mangeais pas plus qu'un yaourt par jour, le simple fait de commencer à goûter chacun des plats était énorme. Oui, quand je dis « goûter », c'est dans le sens littéral : j'ouvrais les films plastique, je prenais une à deux fourchettes, puis je refermais l'emballage. Néanmoins c'est toujours le goûter que je refusais de prendre, car j'associais ce repas au sucre et au gras et ainsi à l'idée de grossir. Une sorte de repas superflu et immoral.

Au fil des jours, j'avais le droit de voir de plus en plus de personnes et cela était valable également pour le personnel médical. Au début, je pouvais voir uniquement les infirmières et le docteur R. Puis je reçus la visite de la diététicienne (qui, avec moi, adaptait les menus en fonction de mes préférences, du moins en apparence, car entre les épinards et les nuggets, je n'étais pas vraiment conquise) et du pseudo « psychologue » (que je n'ai bien entendu vu qu'une seule fois). J'avais le sentiment qu'il négligeait l'aspect psychologique qui, au sens de ma famille, restait la priorité, mais pas pour eux : leur priorité était que je grossisse, mon état psychologique était seulement du « bonus ». Assez paradoxal pour une hospitalisation pour anorexie « mentale ». Jour après jour, je passais des étapes, comme si à chaque fois que je prenais du poids l'on m'ajoutait ou m'enlevait quelque chose, un peu comme le principe de la carotte. Plus je grossirais, plus je gagnerais en liberté, c'était ce qu'ils me laissaient penser. Enfin, concernant la sonde, ce n'était pas encore gagné.

Début décembre, ma maman et ma grand-mère arrivèrent un soir avec plusieurs sacs énormes remplis de décorations de Noël en tout genre, mais aussi de dizaines de petits paquets cadeaux. Elles accrochèrent en face de mon lit le calendrier de l'avant en tissu de mon enfance. Je le reconnaissais, c'était celui que nous avions chaque année, car nous le personnalisions avec nos chocolats préférés pendant que mes parents, eux, y mettaient des jeux d'argent à gratter. Ce calendrier vert m'apportait des flots de souvenirs et un sentiment réconfortant : celui d'être à la maison. Être hospitalisée pendant les fêtes de Noël était pour moi la pire des punitions, et je suppose que maman avait voulu, d'une manière ou d'une autre, me ramener un peu de la chaleur de Noël à l'hôpital. Pour notre famille, ces fêtes étaient très symboliques et signifiaient la réunion et le partage. La simple idée que nous ne puissions pas être au complet cette année nous déchirait. Je me rappelle qu'elle ne remplit que les cinq premiers jours de petits cadeaux en m'expliquant qu'elle ramènerait le reste au fur à mesure pour être sûre que je ne me fasse rien voler (oui, car certains jeunes étaient là pour d'autres raisons que l'anorexie, j'en avais déjà surpris qui se baladaient dans nos chambres « juste par curiosité »).

Un autre soir, je reçus à nouveau la visite de Julie et de sa maman. Cette fois-ci elles apportaient une pile de lettres entourée d'un joli ruban. Cette pile de lettres, c'était celle des gens de ma classe. Chacun d'entre eux, et même des professeurs que j'appréciais énormément, m'avait écrit quelques mots sur des petites feuilles cartonnées. Julie m'expliqua que je pourrais simplement les lire quand je serais au calme, mais qu'il y avait une lettre qu'il fallait que je lise immédiatement. Elle sortit du lot une feuille pliée en quatre. Elle me raconta alors qu'un jeune homme qui faisait de l'athlétisme avec moi le samedi matin et qui avait entendu parler de mon état, avait voulu m'écrire quelques lignes à l'ordinateur. Julie avait imprimé son texte. Je ne suis pas prête d'oublier ce qui y était écrit. Il me disait que quoi qu'il arrive, rien ne valait de vivre ce type de situation, et qu'une fille aussi pleine de vie que moi, qu'il avait l'occasion de croiser chaque semaine, ne pouvait s'être laissée tomber dans de tels travers. Chacune des lignes me faisait sourire et, pour la première fois depuis longtemps, m'apportait de l'espoir. C'était signé William.

Rapidement je voulus savoir qui il était, à quoi il ressemblait, pour pouvoir mettre un visage sur cette belle lettre ? Automatiquement elle me montra son profil Facebook et je vis alors cette personne qui, sans la moindre raison, croyait en moi et me soutenait. Ça semblait irréel mais j'avais envie de m'accrocher à l'idée que ce garçon me donnait de l'attention et s'intéressait à mon histoire. Ça faisait du bien de savoir que j'avais de l'importance pour quelqu'un d'étranger à mon cercle proche, qui n'avait pas besoin de bien me connaître pour avoir de la sympathie et de la bienveillance à mon égard. Le soir même, maman vint me rendre visite. Elle et moi avions un petit rituel : étant donné que les téléphones étaient interdits, elle m'autorisait à l'allumer quelques minutes chaque soir en sa présence. Ce soir-là, ma première envie fut de répondre à ce fameux William pour le remercier. Jamais je n'aurais pu imaginer combien cette lettre changerait le cours de mon hospitalisation.

Pendant ces deux mois à l'hôpital, je vis passer un certain nombre de personnes. Des copines de lycée, des amis qui apportaient des fleurs qu'ils se faisaient confisquer au passage par les infirmières trop contentes de les garder…

Évidemment, ces visites n'étaient pas pour autant toutes positives. Une fois je reçus même celle de mon ancien petit copain J. et de son papa. Je m'étais assise dans le fauteuil à côté du lit et je savais pertinemment que cette visite n'était due qu'à ma maman et ma grand-mère qu'il ne cessait de harceler pour venir me voir. J'ai d'ailleurs appris plus tard qu'il venait régulièrement chez ma grand-mère pour avoir de mes nouvelles et qu'il envoyait des messages quotidiennement à maman pour qu'elle me fasse passer des lettres, ce qu'elle refusait afin de me protéger. Ce jour-là, c'était avec mon autorisation qu'il s'était rendu à l'hôpital. Je pense que j'avais besoin de lui montrer ce qu'il m'avait fait et où il m'avait conduite. Il me regardait avec beaucoup de pitié, son père était aussi terriblement mal à l'aise. La première chose qu'il me dit fut : « Tu as l'air d'aller bien, c'est une bonne chose ». Non, mais sérieusement, m'avait-il bien regardée ?! Je gisais dans un fauteuil avec une sonde dans le nez, mon visage était creusé et mes émotions faisaient des montagnes russes. Encore une fois, il n'avait rien compris ! Pathétique, et en même temps représentatif de l'empathie limitée qu'il avait pour moi. Pendant l'heure passée à leurs côtés, j'étais la seule à parler, je racontais mes journées à l'hôpital et comment je m'y sentais. Leurs seules réactions étaient des hochements de tête. J'étais atrocement déçue. Il partit en me laissant une lettre et en me demandant de la lire plus tard. Cette lettre, elle était écrite au stylo-plume et c'est la dernière chose que j'ai de lui depuis ce jour. Étonnamment, dans cette lettre, il s'excusait, il m'expliquait qu'il était incapable de pouvoir me parler comme avant, car il se sentait coupable de tout ce qui m'arrivait. Pour la toute première fois, il réalisait la situation et faisait face à la réalité : je n'étais pas simplement rentrée dans une lubie de perte de poids, je ne faisais pas juste un « régime d'adolescente », j'étais malade. Il finissait ensuite la lettre en me disant que plus jamais il ne m'embêterait, et que si un jour je souhaitais le revoir, ce serait à moi de faire le chemin et que, dans son cas, il ne voudrait plus jamais prendre le risque de me détruire. Cette lettre était comme une lettre d'adieu, étonnamment c'était pour moi comme un soulagement. J'en avais fini avec lui.

Mon père, également, à la demande et sous la contrainte du médecin, vint me voir. Le docteur était persuadé qu'il était l'une des raisons de mon hospitalisation, comme si d'une manière ou d'une autre j'avais essayé d'attirer son attention, alors qu'honnêtement, même si mon père était la cause de bien de mes problèmes, pour mon anorexie ce n'était pas le cas. Il me demanda bien entendu mon accord et, même si cela me semblait être un mauvais moment à passer, je savais qu'il fallait y passer. Il m'expliqua qu'il échangerait dans un premier temps seul à seul avec lui, puis dans un second tous les trois. Cela faisait plusieurs années que je n'avais pas le moindre contact avec lui et il n'était pas au courant de ce qui m'arrivait. Je suppose qu'il l'apprit par maman ou par mon frère. Qui sait, peut-être même par le médecin lui-même ? J'étais effrayée à l'idée de le revoir, comme si une fois de plus je ne savais pas quoi lui dire. J'étais persuadée qu'il ne comprendrait pas. Après leur entretien, nous nous retrouvâmes hors de ma chambre. Au début le docteur était le seul à parler, avant que mon père ne le coupe pour lui demander :

« Mais, cette maladie, il existe un traitement pour la soigner ?
Le médecin rétorqua :
— Un traitement ? C'est-à-dire ?
— Des médicaments je veux dire, pour guérir de l'anorexie ? »

Je ne saurais vous décrire la tête que fit le médecin en entendant cette question. Quant à moi, je n'étais pas surprise, car ça confirmait ce que je pensais : il ne comprenait pas.

Dans le fond, beaucoup ne comprenaient pas mon séjour à l'hôpital, ou du moins n'avaient rien vu venir. Je ne pouvais leur en vouloir.

6 – Acceptation ou mensonge ?

Les semaines défilaient et pour autant je ne me sentais en aucun cas mieux dans ma tête comme dans mon corps. C'est comme si d'apparence je prétextais que tout allait mieux pour que l'on me laisse rentrer chez moi, mais qu'à l'intérieur rien n'avait strictement changé : j'étais encore terriblement en quête de la minceur et prête à tout pour automatiquement reperdre l'ensemble des kilos qu'ils m'obligeaient à prendre ici.

Pour commencer, je trichais très régulièrement. Il m'arrivait en effet de couper pendant parfois plusieurs heures la sonde avec le bouton « on/off » afin que le liquide ne se déplace plus dans mon estomac. C'était pour moi un moyen de ralentir le débit de calories et donc de limiter le nombre de tubes qu'ils me donnaient. Simplement ce stratagème eut ses limites, car il bloqua à plusieurs reprises la sonde, nécessitant donc des opérations pour le moins désagréables. En effet, lorsque celle-ci se bloquait, elle se mettait à sonner si fort que j'étais obligée d'appeler une infirmière qui, selon ses habitudes, plaçait de l'eau froide dans le tuyau, ce qui ne me dérangeait pas du tout, ou au contraire de l'eau chaude, ce qui était réellement dégoûtant, car l'eau remontait jusque dans mon nez et ma gorge, et pour peu qu'elle soit brûlante, m'enflammait les narines. Une fois, j'eus même le droit à une infirmière qui utilisait du coca pour déboucher la sonde : je me rappelle encore de la sensation terrible des bulles qui remontaient dans mon nez, puis ma trachée, un vrai bonheur…

Un matin, au petit-déjeuner, l'une des infirmières m'annonça que pour le restant de mon séjour je devrais prendre mes repas avec les autres et que j'avais donc l'autorisation de me déplacer dans l'unité. Enfin ! De nature très sociable, c'était pour moi une nouvelle étape qui me réjouissait dans cette hospitalisation, car je ne pouvais plus supporter le fait d'être enfermée constamment et de toujours voir les mêmes personnes. Je voulais sincèrement découvrir les autres jeunes de l'unité.
J'attendais donc avec tellement d'impatience l'heure du déjeuner que je ne tenais pas en place. Ce qui est drôle, c'est que vos journées sont tellement semblables et ritualisées que le moindre petit changement (aussi banal qu'il soit) est perçu comme un rebondissement.
À midi, je quittais enfin mon lit pour me diriger vers la petite cantine de l'unité, j'étais la première. Les plateaux étaient déjà positionnés sur la table avec des petites feuilles blanches sur lesquelles se trouvaient nos noms et le menu. Le mien était au centre.

Je m'assis. Les filles et le garçon arrivèrent à table. Il y avait deux autres filles anorexiques avec une sonde : C. et L. Pour le reste des adolescents, j'étais incapable de pouvoir déterminer la raison pour laquelle ils étaient là. De plus ils étaient tous beaucoup plus jeunes que moi. Une chose est sûre : tous parlaient sauf ces deux filles. Chacune d'elles s'assit et commença à manger à son rythme. J'étais réellement impressionnée de les voir manger quasiment l'intégralité de leur plateau alors que moi je peinais déjà à pouvoir goûter à tout. J'essayai d'engager la conversation mais sans le moindre succès, ces filles étaient fermées comme des huîtres. Je me rappelle juste d'un commentaire de l'une d'elles : « Tu manges du beurre sur le pain, oh ! Mon Dieu ! » Et bien oui en fait, car c'était l'une des rares choses que j'acceptais de manger. Une fois le repas fini, sans vraiment prendre conscience de l'impact de mes mots, je dis à l'une d'elles : « Bravo, tu as de la chance, tu as réussi à manger quasiment tout ton plateau. » Elle me répondit violemment : « Oui, bon, bah, ça va, c'est déjà assez difficile comme ça, n'en rajoute pas une couche ! ». Abasourdie, je ne dis plus un mot jusqu'à la fin. Pour moi, ça partait d'une bonne intention, pour elle c'était comme une insulte. Énorme douche froide.

Je me suis alors enfermée dans ma chambre en larmes et ne cessant de répéter dans ma tête : « Je veux rentrer à la maison, je veux rentrer à la maison ». Ces filles étaient en fait bien plus malades que moi, et les voir se regarder l'une l'autre, comparer la moindre chose qu'elles réussissaient à avaler, me dégoûtait. Ces filles semblaient bien plus minces que moi. J'étais persuadée qu'elles ne gardaient pas leur repas et se faisaient automatiquement vomir ensuite. Leur rapport à la nourriture me laissait croire qu'à côté d'elles je n'avais pas ma place ici : elles étaient le miroir de ce que j'avais pu être avec ceux qui m'entouraient, famille comme amis. Et ce miroir, je ne l'acceptais pas, je ne le validais plus. J'ai pris conscience du fossé qu'il y avait entre moi et ces filles… Elles ne comprenaient pas, ou ne voulaient pas comprendre leur situation. Pour elles, l'hospitalisation était une contrainte avec laquelle s'arranger temporairement. Pour moi c'était une question de vie ou de mort. Aujourd'hui, je remercie mes proches, car leur comportement m'aura permis de prendre conscience de l'impuissance et de la tristesse que l'on peut ressentir face à quelqu'un de malade et borné.

Plus tard, alors que j'avais enfin réussi à m'apaiser devant un film et que je m'étais plongée dans mes dessins, une infirmière vint me chercher pour me demander de les rejoindre. Je lui dis alors que je n'étais pas intéressée. Elle m'expliqua que maintenant que je n'étais plus branchée aux électrodes et libre de pouvoir bouger dans l'hôpital, je devais me rendre obligatoirement chaque après-midi aux activités de groupe. Cet après-midi-là, c'était « pompons », j'étais RA-VIE. Cette activité imposée me donnait l'impression de retourner en enfance, lorsque l'on vous obligeait à participer à certaines animations. À dix-sept ans, je voulais juste que l'on me laisse devant la télé et je n'avais pas la moindre envie de me retrouver mêlée aux autres malades, encore. C'est donc en traînant des pieds que je me suis rendue dans la pièce, j'avais le sentiment de ne pas être à ma place, mais une fois de plus je jouais le jeu sans rien dire.

Une seule des filles anorexiques était présente, je lui demandai alors où était la seconde. Elle m'expliqua qu'elle était absente parce qu'elle était sous contrat pour une hospitalisation de quatre mois et qu'elle n'avait « pas le droit aux activités ». J'ai donc voulu en savoir plus et elle me raconta que lors de ce type d'hospitalisation sous contrat, les filles n'avaient pas les mêmes droits que moi : pas le droit de voir les parents (peut-être deux fois en quatre mois) ; à leur arrivée, les infirmières vident la valise et prennent tous les objets (crayons, trousses, objets connectés, décorations, photos, livres, cahiers…) et, à chaque kilo pris, la personne a le droit de récupérer quelque chose ou un droit : sortir dans le couloir, manger avec les autres, aller au goûter, aux activités… J'étais tout simplement choquée. Jamais je ne pourrais tenir dans de telles conditions. Je lui demandai alors ce qu'il en advenait d'elle, elle m'expliqua que pour elle c'était encore différent, car c'était « seulement sa deuxième hospitalisation » comparée à L. pour qui c'était la troisième. En bref, c'était le bagne…

Seize heures sonnèrent et ce fut l'heure du goûter. Ouf ! Enfin débarrassée de cette comédie davantage adaptée aux jeunes enfants de huit ans qui étaient dans la pièce qu'à moi qui avais dix-sept ans. Je me sentais infantilisée, ce qui est incompatible avec l'idée qu'il me fallait le moral et une pleine possession de mes moyens pour avancer et progresser.

Pour ce repas-là, chacun se retrouvait assis autour de la table et les infirmières posaient au centre des yaourts, gâteaux et boissons. Tout le monde se jetait sur les gâteaux pendant que nous, anorexiques, les regardions un à un avant de faire notre choix. Me concernant, je ne trouvais que très rarement quelque chose qui me plaisait, un comble quand on sait que j'étais là pour grossir. Pour moi, ce moment était en réalité celui que je préférais, car une fois fini, je savais que c'était l'heure tant attendue des visites et du bonheur de retrouver maman. Ce soir-là, j'avais tant de choses à lui raconter sur l'enfer que représentait l'hospitalisation. Je lui parlais des filles malades, des infirmières désagréables, du fait que je me retrouvais contrainte de participer à ces activités pour les enfants et tant d'autres choses qui faisaient que je ne me sentais en aucun cas à ma place en ce lieu. Elle était révoltée par ce que je lui racontais et répétait : « Mais tu n'as pas huit ans, pourquoi ils t'obligent, hein ? Pourquoi ?! Je vais en toucher deux mots au docteur R. ! » Mais je lui demandais de ne rien dire pour ne surtout pas empirer la situation.

Le soir, après le dîner, je me rappelle avoir trouvé au moins un point positif à cette nouvelle liberté : je pouvais enfin me doucher, aller aux toilettes et me préparer aux heures que je souhaitais sans avoir sans cesse besoin d'appeler les infirmières. Être alitée était vraiment agaçant pour ça. Je me mis ensuite un film sur la télé, chose que j'étais une des seules à pouvoir faire, car les autres filles sous contrat n'y avaient pas droit. Ces filles étaient pour la plupart à leur troisième ou quatrième hospitalisation et n'avaient par conséquent pas accès à toutes les formes de distraction, qui devaient se mériter. L'unique moyen qu'elles avaient de retrouver un peu de « vie » était de prendre du poids, ce qui leur donnait droit à une animation. Jamais je n'aurais tenu à leur place. Ce soir-là, je me souviens avoir pensé : « Enfin un peu de temps pour moi », mais rapidement la télé fut coupée, aux environs de 22 heures… Ah oui, le contrôle parental. Retour en CP, une vidéo *« Bonne nuit les enfants »* type spot de pub qui tournait alors en boucle jusqu'à 7 h 30 du matin. Un vrai bonheur ça aussi !

Pour être honnête, je supportais très mal le fait d'être infantilisée constamment, j'en venais presque à regretter d'avoir été si loin dans ma maladie. Je pensais que cette hospitalisation légitimerait le fait d'être malade. La réalité était bien loin de l'idée que j'avais pu m'en faire, déjà parce que je pensais qu'il ne serait question que de quelques jours et non de plusieurs mois.

Au fil des jours, la routine s'installait et les mêmes rituels se répétaient en boucle : je me réveillais, je mangeais devant les dessins animés, je me douchais, je dessinais, puis je mangeais à nouveau. Après chaque

repas, j'avais pris l'habitude de faire des « bonds » (je sautais bêtement sur moi-même) pour simuler le fait de faire de la corde à sauter, c'était l'une de mes grosses manies pour déculpabiliser d'avoir mangé.
Ensuite je m'allongeais pour regarder la télé, je me forçais à aller aux « activités de groupe » qui m'ennuyaient à mourir. Venait après l'heure du goûter durant lequel je pensais davantage à l'heure qui tournait et à l'idée de retrouver maman. La plupart du temps elle arrivait les mains pleines. Je me souviens même d'une fois où, avec ma grand-mère, elles m'avaient fait la surprise de me ramener une peluche Stitch géante. Certains jours, elles venaient avec des magazines, des coloriages, puis d'autres avec les cases du calendrier de l'avent (du maquillage, des peluches, de la décoration de Noël…). Chaque fois que je les voyais, elles étaient pour moi une bulle d'effervescence et de soulagement : j'avais le sentiment de pouvoir dire ce que je voulais et je leur racontais de long en large toutes les péripéties de l'hôpital sans aucun filtre. Des histoires avec les autres jeunes, oui, car Évry n'était pas la ville la plus nantie de l'Île-de-France. Il nous arrivait d'avoir affaire à des cas sociaux, des délinquants qui passaient les trois quarts de leur temps à nous insulter ou même à voler dans les chambres. Je me rappelle même d'une fois où ils passèrent devant nos chambres en disant à leur famille : « Ça, c'est les tarées d'anorexiques ». Chaque remarque était difficile à gérer et les repas que nous devions partager ensemble devenaient de vrais moments d'angoisse générale. Plusieurs fois il m'arriva de refuser de manger avec les autres, mais chaque fois j'y étais contrainte. Une autre fois, une jeune venue pour du diabète nous avait lancé à table : « Vous, les anorexiques, je ne vous comprends pas, vous êtes complètement malades mentales ». Effectivement, je vous confirme, c'est une maladie mentale, et les insultes qui remuent le couteau dans la plaie sont franchement odieuses et inutiles.

Et chaque semaine, c'était un cas différent, car chaque dimanche, de nouveaux jeunes arrivaient pendant que d'autres rentraient chez eux, avec des hospitalisations plus ou moins courtes selon la pathologie. En ce sens, un sentiment de renouveau régnait et en moi naissait l'espoir de voir arriver des personnes avec lesquelles je pourrais échanger et partager des moments qui me feraient oublier le temps d'un instant le lieu duquel nous étions les prisonniers. Chaque fois c'était pareil, de nouveaux visages et de nouvelles personnalités, mais malgré ma sociabilité et mon envie de créer du lien, j'avais désormais l'appréhension de me dire : « À quelle sauce vais-je être mangée aujourd'hui ? » L'un d'entre eux un jour m'a même dit en arrivant : « Mais qu'est-ce que tu fous là toi ? », je lui expliquai et il explosa de rire en ajoutant : « Mais mort de rire, tu es loin d'être mince, regarde-toi ». Pour une jeune fille qui souffre d'anorexie mentale, c'est sans doute le pire des commentaires que l'on peut recevoir. Pour moi, chaque jour était déjà compliqué et le processus de l'acceptation de mon corps encore plus, ce qui fait que ce type de commentaire ne pouvait que me blesser et me couper l'appétit. J'étais souvent à fleur de peau et, malgré les antidépresseurs, mon humeur changeait d'une minute à l'autre. Je racontais souvent ces problèmes à cette adorable infirmière, Sylvia, qui était la seule à écouter et à ne pas faire l'autruche. Je me souviens même d'une fois où elle s'est sentie obligée de changer le pansement qui tenait ma sonde tant il était sale et purulent. Elle était choquée que les autres infirmières me laissent dans cet état sans réagir. Je la regardai, un sourire en coin, et lui répondis : « Ici, nous ne sommes que des pantins, aucunement maîtres des ficelles. Nous faisons, c'est tout. Quant aux autres infirmières, elles font uniquement ce qu'on leur demande ».

Je racontais également à maman les différentes altercations et remarques désagréables des infirmières, que ce soit pour les repas ou le coucher. Le fait qu'il nous était interdit de réchauffer nos plats au micro-ondes (même si c'était froid, assez paradoxal quand on sait que nous étions là pour manger), ou encore de changer le parfum du yaourt sur notre plateau (alors que le mini-frigo de la cuisine en regorgeait). Chaque jour les infirmières y allaient de leurs petites remarques dont une qui m'a marquée :
« De toute façon, elles reviennent toutes, c'est toujours pareil avec vous… On vous retrouve quelques mois plus tard et il faut

recommencer... Vous êtes des pertes de temps. » Cette phrase eut comme effet de m'enfoncer encore plus. Non seulement je ne savais pas si je pourrais un jour me sortir de ce cercle vicieux, mais savoir en plus que la plupart des filles m'ayant précédée étaient toutes retombées me plombait le moral. J'étais partie d'un état affaibli, pensant à la mort, pour arriver à un état de conscience et de combat. Cette phrase me rappelait mon arrivée, diminuée. Repartir de zéro ? Hors de question ! Je vivais déjà très mal cette hospitalisation, je ne survivrais pas à une deuxième. Alors, je m'accrochais et prenais sur moi.

Cette liberté d'expression que j'avais avec maman me permettait de vider mon sac mais aussi de pouvoir enfin parler d'autre chose que de nourriture. Avec les autres filles, c'était toujours le même rituel : à chaque repas elles comparaient l'une et l'autre ce qu'elles mangeaient. L'une d'entre elles comptait constamment les calories avalées à haute voix, l'autre mentait et volait de la nourriture. Je me souviens encore des fois où je la voyais passer devant ma chambre en pleine soirée et revenir ensuite les poches pleines. Le problème, qui bien entendu n'était pas le mien, c'est que cette jeune fille ne grossissait pas d'un gramme... Alors, j'en faisais certaines conclusions.

Cette ambiance ne s'arrangea pas lorsqu'arriva une autre jeune fille : Caro. Nous sommes devenues rapidement amies et avons partagé beaucoup ensemble, ayant quasiment le même âge. Simplement, elle était malade depuis si longtemps que pour elle chaque jour restait compliqué. J'aurais tellement aimé pouvoir l'aider. Elle ne cessait de se faire reprendre par les infirmières qui comprirent très vite les petits jeux auxquels elle jouait : elle aspirait le liquide de sa sonde, ou encore la vidait dans l'évier. Tant de choses qui me semblaient irrationnelles, moi qui voulais à tout prix sortir. D'après elle, elle ne voulait et ne pouvait pas prendre de poids. Je ne comprenais pas pourquoi elle ne cédait pas. Au quotidien, ces filles m'angoissaient, je devais toujours leur parler avec des pincettes et éviter leurs regards insistants à la moindre bouchée que j'avalais lors des repas. Passer du temps avec elles était chaque jour plus malsain. Pourtant, je finissais par m'attacher à chacune d'entre elles, je me sentais si impuissante et, à mesure que de mon côté les choses « s'arrangeaient » au vu du poids sur la balance qui augmentait, je voulais les aider, car c'est dans ma nature.

De mon côté, le léger déclic apparut mi-décembre lorsqu'un matin, sans que je m'y attende, l'infirmière arriva pour changer le bidon de la sonde, il était plus gros. Je compris instantanément : c'était reparti. Le plus dur était que je pensais sincèrement bien m'en sortir toute seule. J'avais trouvé un équilibre, et voilà qu'ils venaient encore le détruire. Je me mis à pleurer et à questionner l'infirmière sur la raison de cette augmentation (j'étais donc maintenant à 1 500 calories) alors que chaque jour je ne cessais d'augmenter ce que je mangeais déjà. J'avais vraiment le sentiment de faire des efforts alors qu'eux faisaient tout pour me démoraliser. Le pire dans tout ça ? Je n'obtenais jamais la moindre justification, chaque fois c'était à base de : « Je fais ce que le docteur R. m'a demandé ».

Cette infirmière, c'était celle du début qui ne cessait de râler lorsque je l'appelais pour aller aux toilettes. Cette même femme, ce jour-là, me regarda, puis me dit : « Arrête donc de pleurer, tu es ridicule. Il faut que tu comprennes que tu es ici pour grossir et non pour faire des sentiments. »

Je bouillonnais et me retenais de ne pas éclater en sanglots, ensuite je lui expliquai que pour moi, voir sans cesse cette sonde augmenter ne m'aidait au contraire pas à manger à côté. Qui plus est, je commençais réellement à manger la quasi-intégralité des aliments qui composaient mes plateaux et je prenais même du poids chaque jour. Elle rétorqua : « Pas assez vite visiblement ». En fait, c'était ça : nous n'étions que des oies qu'ils tentaient de gaver le plus rapidement possible pour libérer la place. C'était hallucinant et aberrant.
Elle me demanda ensuite le poids qu'il me restait à prendre, je lui répondis « 4 kilos » (je venais d'atteindre les 40). J'ajoutai : « J'aimerais pouvoir sortir avant Noël », et là, elle éclata de rire : « Ma pauvre chérie,

tu rêves, Noël c'est dans quinze jours et tu ne seras jamais sortie d'ici là, je te le garantis ». Très motivant…

Ces quelques mots furent l'équivalent de quelques coups de couteau dans le ventre. Sortir à Noël était pour moi l'unique raison de prendre du poids, je m'accrochais encore et encore à l'idée de pouvoir retrouver mes proches à cette date et, en aucun cas, d'avoir à passer les fêtes en ce lieu. Même s'ils essayaient de créer un semblant d'esprit de Noël en décorant un sapin dans le couloir, l'hôpital restait l'hôpital, les infirmières restaient les infirmières, les filles malades restaient malades. L'ambiance qui régnait était malsaine et chaque jour blindait davantage mon caractère. Je ne voulais qu'une chose : être très loin d'ici. Visiblement, c'était le début d'une longue bataille.

7 – « Mange si tu veux sortir »

À chaque repas, malgré la sonde qui ne cessait d'augmenter, je tentais de finir intégralement chacune de mes portions. Cette fois-ci je savais pourquoi je mangeais : non pas pour être à nouveau en bonne santé, mais uniquement pour atteindre le poids fixé par le médecin qui était de 45 kilos et quitter cet hôpital. D'une simple cuillère, j'étais passée à engloutir les nombreux plats qui composaient mes plateaux. Au goûter, je prenais souvent plus que les autres, et je me gavais. Je ne sais pas réellement si je pouvais considérer ça comme des victoires, car inconsciemment je savais que c'était temporaire, et qu'une fois rentrée à la maison, je ferais tout pour reperdre au plus vite tout ce poids que je me donnais tant de mal à prendre. Néanmoins, je retrouvais tout de même l'appétit et du plaisir à manger. J'attendais chaque repas comme si c'était la seule chose qui me rendait heureuse dans ma journée, à l'exception du moment des visites, bien sûr, et d'un autre rituel que j'affectionnais tant : le coup de téléphone à William. En effet, chaque soir, lorsque maman venait me voir, elle me laissait mon téléphone pendant quelques dizaines de minutes. J'avais cette habitude d'ouvrir Messenger et d'envoyer un message à William.

Depuis la lettre qu'il m'avait écrite, un lien très fort nous unissait lui et moi, lien amical que je ne pouvais expliquer. Puis, un jour, comme nous avions le droit d'utiliser le téléphone fixe sur le mur du couloir quelques minutes par jour, il me proposa de nous téléphoner. Ce soir-là fut le premier d'une très longue série. Je n'avais pas ressenti de tels papillons dans le ventre depuis tant de temps. Nous discutions chaque fois de tout et de rien, je riais toujours aux éclats à ses blagues. Ce garçon avait ce petit quelque chose que personne ne réussissait à m'apporter : de la joie de vivre.

Lorsque nous étions au téléphone, ou même à travers nos échanges par messages, jamais il ne me parlait de la maladie ni même de l'hôpital. Il tentait toujours de me vider la tête. Chaque soir, nous nous appelions à la même heure et jamais il n'a loupé l'un de nos rendez-vous. C'était 20 heures et pas une minute de plus. Parfois il m'est presque arrivé d'oublier que j'y étais, je m'imaginais comme toutes les ados de mon âge à glousser au téléphone.

Puis, une infirmière me rappelait à l'ordre et je retombais nez à nez avec la réalité, mais qu'importe, je raccrochais et allais me coucher la tête vidée et le cœur léger.
Il me fit également la surprise de venir me voir à l'hôpital. Prévenue la veille, je m'étais mise en jupe et avais essayé de me maquiller pour ne pas qu'il centre son attention sur l'énorme morceau de scotch dégoûtant qui collait le tube de la sonde à ma joue depuis des semaines. Toute la journée, j'étais anxieuse et exaltée à la fois à l'idée d'enfin le voir, pour de vrai, et je ne tenais pas en place. Il arriva en avance, pendant le goûter que je décidais de finir avec lui. C'était la première fois que je mangeais devant une autre personne que ma famille ou les filles de l'hôpital. J'avais honte, je mangeais ma madeleine comme à mon habitude : petit morceau par petit morceau. Il rigola et me lança un : « On dirait un petit écureuil ». Je souris.
D'un coup, il sortit de son manteau une boîte de chocolats Leonidas® ! Je ris ! Nous n'avions pas le droit à la nourriture extérieure et puis… offrir de la nourriture à une anorexique peut à première vue sembler inconscient mais, venant de lui, j'en étais ravie. Nous avons donc caché les chocolats dans les boules de mes chaussettes afin que les infirmières ne les trouvent pas. Le temps d'une heure, il me fit oublier tout ce qui m'arrivait et ça faisait un bien fou. William m'apportait de la

légèreté et du bonheur auquel quotidiennement m'accrocher. Je pense être tombée amoureuse de lui à ce moment-là. Malheureusement, je n'ai jamais eu le courage de lui dire, jamais. La vérité, c'est que je tenais bien trop à notre amitié et je ne voulais en rien la gâcher.

Nous étions aux environs du 17 décembre, il ne me restait que très peu de jours avant Noël. Malheureusement, pour moi l'idée de pouvoir être rentrée pour le 24 commençait à relever de l'illusion. Je perdais peu à peu espoir, d'autant plus qu'un soir, maman me dit qu'elle avait vu le médecin et que celui-ci ne pouvait pas garantir ma sortie. La seule chose qu'il pouvait me garantir était de « peut-être sortir juste le 25 », mais moi ça ne me suffisait pas. C'est donc à partir de ce jour-là que le vrai combat commença.

Chaque matin, avant la pesée, je me levais pour boire des dizaines de litres d'eau, je me gavais à m'en faire mal au ventre. J'appelais alors l'infirmière pour qu'elle vienne me peser en prétextant ne « plus vouloir dormir ». Dans les cas où elle tardait à venir, cela devenait rapidement de la torture et je peinais à me retenir. Heureusement pour moi, ce stratagème porta vite ses fruits, car sur la balance, j'arrivais à tricher d'au moins 800 grammes à un kilo. En plus de ça, je demandais à maman de me ramener des chocolats de Noël et autres gourmandises de la maison. Maintenant que j'avais décidé de prendre du poids, autant le faire avec des choses que j'aimais : alors ça passait par des Schokobons®, des cookies maison, des Lindor®… Toutes ces choses que je n'aurais jamais pensé réclamer mais qui m'étaient désormais nécessaires si je voulais un jour pouvoir sortir.

Un matin, le médecin fit renaître l'espoir en moi lorsqu'il envoya une infirmière pour baisser la sonde de 500 calories. Elle m'expliqua que je m'approchais du poids de sortie et que nous pouvions potentiellement envisager que je sorte pour Noël. Avant ça, il allait falloir cependant passer par diverses étapes pour enlever la sonde. En effet, il était impossible de passer de 1 500 calories à plus rien du jour au lendemain, ils la baisseraient de 500 en 500 progressivement avant de l'enlever complètement. Ensuite, il faudrait que j'augmente mes apports pour ne surtout pas perdre de poids et prouver que je pouvais être « en état de sortir sans aide alimentaire extérieure ». J'étais ravie, enfin je commençais à entrevoir le bout du tunnel et la fin de cet enfer. Maman, quant à elle, avait également retrouvé l'espoir et commençait déjà à débarrasser la chambre soir après soir.

Évidemment, le lendemain, j'avais perdu un kilo… Et boum ! Trois pas en arrière. L'infirmière bidouillait à nouveau la sonde pour la remonter : j'étais un pantin avec lequel ils jouaient. Me voilà alors revenue à 1 500 calories et mes espoirs de sortir à nouveau anéantis. Le soir, j'étais dans une colère noire et m'énervais pour tout et n'importe quoi. C'est ce jour-là que maman a été obligée de quitter l'hôpital après que j'ai balancé de colère tous mes stylos et crayons contre le mur. J'étais à bout et je ne supportais plus d'être le jouet des médecins qui un jour disaient blanc, puis le lendemain noir. Au final, mon corps était un vrai enjeu physiologique déshumanisé, mais, dans le fond, je trichais aussi à mon avantage pour sortir le plus vite possible. Même objectif, différente méthode. Ma maladie et mon combat étaient réduits à un chiffre sur une balance.

Alors, à partir du 20 décembre, nous avons tenté le tout pour le tout. J'ai demandé à maman de m'acheter en cachette des compléments alimentaires en bouteille mais aussi d'amener de grosses quantités de gâteaux. Je mangeais comme dix, j'avais terriblement mal au ventre et je n'osais plus me regarder dans la glace. Mon image me dégoûtait, mais au prix de la sortie, j'en faisais abstraction. Chaque jour, les filles hospitalisées me ramenaient des madeleines dans ma chambre. Mes journées se résumaient à l'idée de manger encore et encore pour sortir. Les matins je buvais à me faire presque dessus et, enfin, je vis des résultats : 44 kilos. Mon Dieu ! J'avais totalement oublié l'idée que ce poids me déplaisait, la seule chose qui résonnait en moi était l'idée que je touchais bientôt au but.

Le midi suivant cette pesée, le médecin vint enfin me voir après des semaines sans la moindre nouvelle. Il m'expliqua que, étant à un kilo du poids de sortie, il pouvait enfin envisager d'enlever la sonde pour de bon. Il la baissa devant mes yeux à 1 000 et me promit de revenir la mettre à 500 le lendemain et de l'enlever le surlendemain, le 22 décembre.
Ce soir-là, contrairement aux précédents, j'étais heureuse. Maman quant à elle restait sceptique et, après les nombreuses montagnes russes auxquelles nous avions été confrontées, gardait son calme. Elle avait raison, car, alors que je regardais la télé plus tard dans la soirée, ma sonde se bloqua comme souvent. La seule différence, c'est que cette fois les infirmières ne parvenaient pas à la déboucher. En moi-même je me répétais que ce serait enfin l'occasion de l'enlever pour de bon. Mais non, évidemment. Non seulement elles me firent un mal de chien en me l'enlevant, mais provoquèrent à nouveau des saignements en la remettant : pour deux jours, oui seulement deux jours ! Par-dessus le marché, je me prenais des : « Ne fais pas l'enfant, s'il faut, tu la garderas plus que tu ne le crois, celle-ci ». J'étais révoltée et tellement en colère. Chaque jour était un nouveau supplice et je gardais en moi toute ma rancœur sous peine qu'elle finisse, à un moment ou un autre, par éclater et par être une raison de plus de me garder hospitalisée.

Nous étions le 21 décembre quand ils baissèrent la sonde à 500 calories. Bien sûr je ne criais pas victoire trop vite, mais je croyais dur comme fer à l'idée de bientôt partir. Le lendemain, alors que j'avais enfin atteint le fatidique nombre de 45 kilos et qu'il avait promis de retirer la sonde, personne ne donna le moindre signe de vie. Personne. Nous étions à deux jours de Noël, j'avais enfin atteint le poids objectif et personne ne réagissait ! Ce jour-là, j'ai appelé maman qui m'a alors répondu : « Demain, je viens te chercher et je mets fin à tout ça. S'il le faut, j'enlèverai cette sonde moi-même ». En parallèle, elle appela l'hôpital et apprit que le docteur R. était parti en congé pour Noël sans laisser la moindre indication à qui que ce soit. Maman était survoltée. Elle retourna tout l'hôpital pour trouver un médecin qui m'enleva enfin la sonde. C'était fini.

Je rassemblai mes affaires, c'était enfin l'heure de quitter cet enfer. Je regardai les filles qui elles n'avaient pas la chance de rentrer pour Noël et les serrai dans mes bras. Sans me retourner je m'avançai vers la porte de sortie, mes pieds tremblaient et je sentais mon cœur résonner dans ma poitrine. Je n'étais sortie qu'une fois pour le scanner, deux mois avant. Pendant ces quelques semaines, je n'avais fait que voir les mêmes murs, le même couloir, les mêmes infirmières… Et puis, tout d'un coup, nous nous retrouvions dans le hall de l'hôpital qui grouillait de monde. J'étais tétanisée.

Alors, pas après pas, je me dirigeai vers la sortie. L'air frais m'effleura la peau pour ensuite me glacer le sang. Je levai la tête vers le ciel avant qu'un flocon de neige ne me tombe sur le visage. Il neigeait.

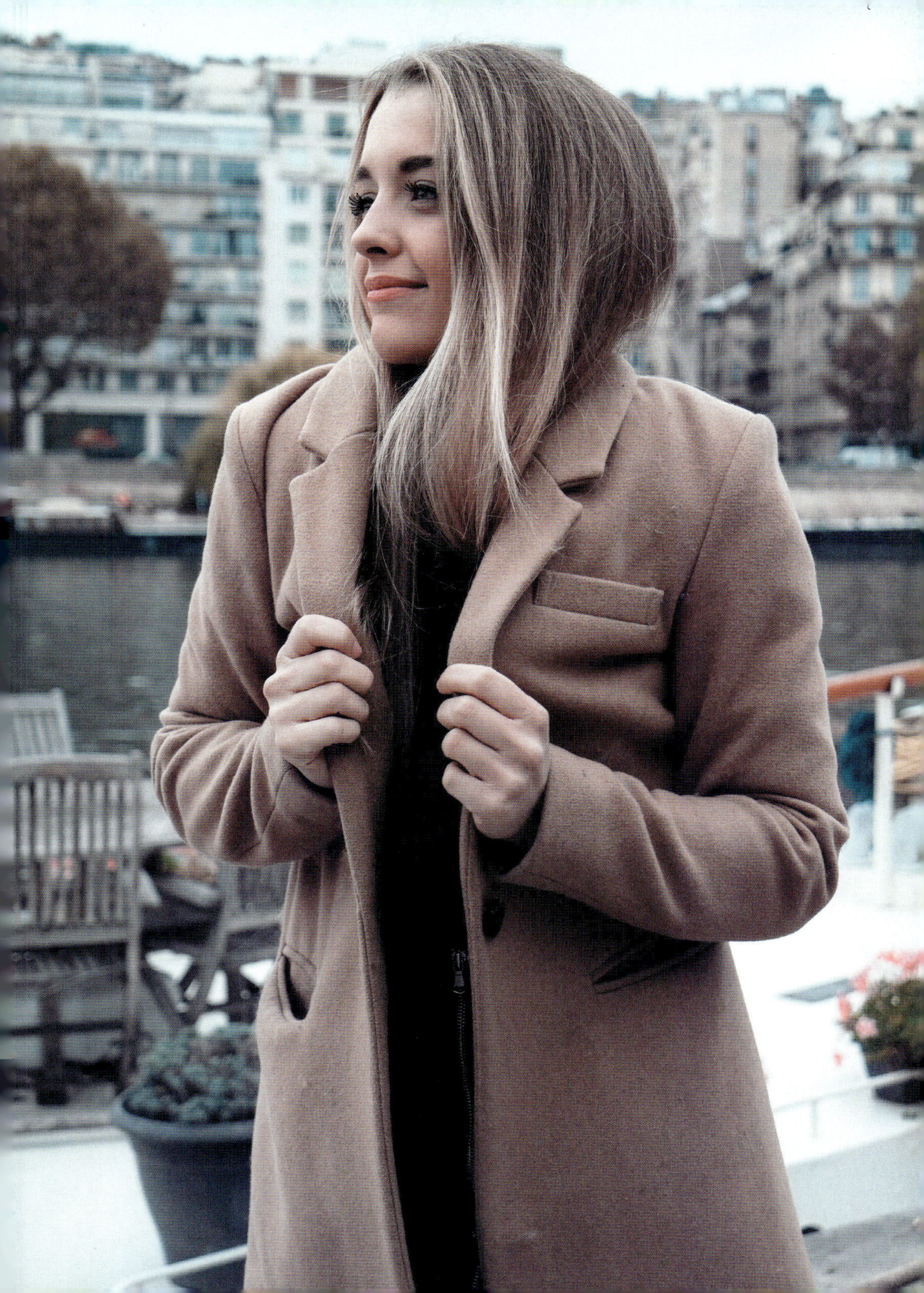

8 – Témoignage de maman

LE CAUCHEMAR

Cette période a été sans aucun doute la période la plus difficile à vivre pour une maman. Hospitaliser sa fille n'est pas une chose facile, surtout quand ce choix est la dernière solution.
Trouver de l'aide, vaincre l'incompréhension d'une maladie qui nous absorbe.
L'inquiétude nous submergeait. Marine ne tenait plus vraiment debout, son corps ne la portait presque plus.
Faire l'expérience des urgences avec une adolescente qui a perdu pied, mais qui a fait la démarche d'accepter l'hospitalisation est un sentiment complexe. Je nous revois assis dans le couloir à attendre des heures que l'on soit reçus. Marine rentre d'abord seule de très longues minutes, puis nous ensuite. Le verdict tombe, les constantes de Marine avec : son cœur bat trop lentement, un rendez-vous est pris le lendemain avec le chef de service adolescent.

Une négociation difficile pour qu'elle soit hospitalisée chez les enfants et non les adultes. Je pensais alors que c'était le bon choix pour elle, que l'encadrement et le suivi seraient plus favorables à son rétablissement. Je suis rentrée dévastée, mais soulagée de voir une solution pointer le bout de son nez. Enfin, c'est ce que je croyais.
Le lendemain matin, premier rendez-vous avec le docteur R. Pas de surprise dans le tableau qu'il dressa très rapidement : Marine souffrait de troubles du comportement alimentaire, de la maladie mentale appelée l'anorexie.

Marine devait absolument reprendre du poids pour que sa vie ne soit plus en danger. Mais le chemin serait long, car Marine ne le savait pas encore (et moi non plus) : il allait d'abord falloir accepter d'être malade et commencer le combat contre l'anorexie mentale.
Le médecin n'a pas été tendre, très direct en nous annonçant que l'hospitalisation serait longue et difficile. De quelques jours imaginés, il annonça au moins plusieurs semaines.
J'eus l'impression que ma vie s'écroulait. Après le déchirement du divorce où j'avais déjà dû passer par des phases de séparation forcées et douloureuses, le cauchemar recommençait… Le fait de me séparer de nouveau de ma fille était un déchirement.
Même si elle venait d'avoir dix-sept ans, j'avais l'impression de l'abandonner une nouvelle fois. C'était bouleversant pour moi et cela me renvoyait encore une fois à une immense culpabilité.

Nous avons installé Marine dans une chambre seule, dans un service où l'on pouvait croiser des adolescents dans les couloirs… Je me souviens de Marine immédiatement perfusée, il fallait l'alimenter tout de suite, c'était une urgence vitale.
Je ne pouvais absolument pas imaginer vivre sans ma fille. Sa vie était en danger. Il fallait tout faire pour que les battements de son cœur reprennent un rythme normal. C'est à ce moment précis que je me suis mise en mode robot pour vivre des semaines de boulot-dodo ponctuées par des allers-retours journaliers à l'hôpital.
Il était inconcevable de ne pas aller une seule journée la voir. Privilège, car certaines adolescentes étaient hospitalisées avec un contrat les coupant de leur famille. Je crois que je ne l'aurais pas supporté…
La douleur de la séparation était déjà forte, l'isolement total aurait été intolérable. J'imagine tout de même que si je n'avais pas eu le choix, il aurait bien fallu faire avec.

Quand j'y repense maintenant, je ne sais pas comment je faisais. C'étaient les premiers mois d'une nouvelle direction d'école pour moi, mais rien ne comptait à part Marine. J'étais en mode survie pour elle.

Ma maman me rejoignait presque chaque soir pour aller à l'hôpital, ou Alex, mon conjoint. Quelquefois son frère venait, mais c'était plus rare. Je crois que les garçons, à ce moment-là, avaient du mal à comprendre ce qui se passait… Il faut dire que tout cela nous dépassait.

Et ce sont succédés des moments plus difficiles les uns que les autres. La première étape a été d'apprendre que sa vie n'était plus en danger. C'était une étape parmi tant d'autres qui nous attendaient, mais quel premier soulagement !

On se souvient, avec maman, dans les tout premiers jours d'hospitalisation, nous l'avions accompagnée à la radio. Elle était sur un brancard et on nous a demandé d'attendre dans un coin. C'est alors qu'une image marquante nous a frappées : une jeune fille affaiblie nous regardait de loin, le regard perdu dans le vide, un corps meurtri par des mois de souffrance, notre Marine était méconnaissable. Squelettique. Puis, de dos, elle semblait tellement faible, comme sur le point de se briser… Maman et moi, nous nous sommes regardées et nous avons compris que le chemin allait être long, très long…

Je me rappelle bien de nos retours en voiture de l'hôpital, de nos discussions, maman et moi… Les yeux souvent remplis de larmes, je demandais à maman inlassablement ce que j'avais loupé, ce que je n'avais pas vu pour que Marine puisse s'enfermer dans cette colère, dans cette opposition à nous (quelque part, c'en était une), et dans cette maladie qui était en train de dévaster la famille entière.
Que pouvions-nous faire ? Comment cette situation allait trouver une fin heureuse ?
Nous étions conscientes que c'était Marine et uniquement elle qui allait pouvoir trouver le chemin de la guérison. Mais pas seulement, il était clair que nous devions être plus que jamais présents pour elle.

Seul son père ne semblait pas se laisser atteindre par la situation. J'étais une nouvelle fois très en colère contre lui, mais ce n'était plus ma priorité.

Chaque jour, Marine était contente de nous voir. Notre visite, elle l'attendait… Comme moi d'ailleurs.
Ce moment journalier était indispensable, mais elle restait tout de même braquée dans son désir de ne pas se réalimenter. C'est alors que la sonde lui a été imposée. Des larmes, de la colère… Je ne sais pas exactement ce qu'elle a ressenti à ce moment-là, mais une chose était sûre, c'était douloureux, très douloureux.

Et puis se sont installés des moments de totale incompréhension avec le milieu hospitalier.
Dans mon métier, jamais je ne laisse une famille dans l'ignorance quand un élève de ma classe (en tant que maîtresse) ou de mon école (en tant que directrice) rencontre une difficulté. La famille a besoin d'être accompagnée, rassurée… Et bien là, comme si ce n'était pas assez douloureux comme ça, nous n'avions pas d'informations… Ou si, par Marine, et les aberrations ont commencé…

La première, je m'en souviens très bien. On imposait à Marine les ateliers pâte à modeler, pompons ou autres qui ne correspondaient absolument pas à son âge et à ses besoins du moment. En dehors du fait qu'il ne fallait pas qu'elle s'isole, quel était l'intérêt de la forcer à faire des choses qu'elle n'aimait pas ? Moi je voulais à tout prix faire reprendre le goût de la vie à ma fille et on lui imposait des contraintes. Pourquoi ne pas la laisser regarder tranquillement la télévision ? Elle adorait, à ce moment-là, les coloriages zen, très en vogue. Je me souviens d'ailleurs avoir passé des heures à lui en chercher sur Internet, lançant l'imprimante en plein milieu de la nuit. Maman, elle, allait acheter les dernières boîtes complètes de feutres, avec vingt-cinq couleurs ou plus, mines fines ou plus épaisses. Le meilleur pour faire de ce moment le plus réussi possible.
Ce qu'il faut dire c'est qu'à ce moment précis, nous aurions fait n'importe quoi pour lui apporter du plaisir, un peu de joie… Nous dépensions sans compter, le bonheur de Marine n'avait pas de prix, c'était certain.

Quand on posait la question : « Que peut-on faire pour elle ? » à l'équipe d'infirmières, la réponse était toujours la même : consigne du docteur R., c'était comme cela et pas autrement.
On a appris également qu'on l'empêchait de changer le parfum de son yaourt ou de réchauffer son repas au micro-ondes... Je ressentais beaucoup de colère et d'impuissance devant ces incohérences.
Ce qui était compliqué aussi, c'est que le personnel n'était absolument pas formé à ces nouvelles maladies mentales. De plus, dans ce nouveau service adolescents, les adolescents n'étaient pas tous là pour les mêmes raisons. Marine se retrouvait parfois en groupe de parole avec des jeunes filles qui avaient tenté de se suicider... Pour ma part, réunir des personnes, non pas sur la base de leur pathologie commune mais sur un critère d'âge est un non-sens total, surtout en matière psychiatrique. C'est un cocktail dangereux où, au lieu de se tirer vers le haut en partageant un but commun, on mélange les genres et on expose ainsi des jeunes déjà fragilisés à encore plus de psychoses.
Je ne comprenais pas pourquoi ce service n'était pas capable de proposer des moments adaptés à la maladie de Marine, comme des ateliers sportifs pour apprendre à appréhender son corps, ou encore des cours pour se réapproprier l'estime de soi et son image.
J'ai, pendant cette période, fait beaucoup de recherches sur Internet pour comprendre cette maladie. L'hôpital ne nous rassurait jamais. Le personnel médical ainsi que le docteur R. évitaient nos questions, nous laissant toujours sans réponse.

Après trois semaines, j'ai commencé à regretter de ne pas avoir fait hospitaliser Marine dans un centre beaucoup plus spécialisé, comme Montsouris à Paris. Je les avais contactés à plusieurs reprises au mois d'octobre, mais ils m'avaient encouragée à prendre contact avec des structures proches de chez moi. Après, je ne vais pas mentir, j'étais partagée entre l'idée d'hospitaliser ma fille loin de chez moi dans un meilleur établissement (au risque de ne plus la voir tous les jours) et celle de la laisser à Évry dont je n'étais vraiment pas satisfaite (mais je la voyais tous les jours, et pour moi - et pour elle aussi je pense - c'était vital...).

Alors on a pris sur nous, même si l'on ne manquait pas de dire aux infirmières ce que l'on pensait de leur attitude.
Nous attendions un rendez-vous pour obtenir des réponses à toutes nos questions.

Ce premier rendez-vous bilan est arrivé début décembre, mais il ne m'a absolument pas apporté ce que j'attendais. Alex, mon conjoint, était avec moi... Heureusement d'ailleurs.
Les bilans médicaux étaient ce qu'ils étaient. Marine reprenait du poids difficilement et elle restait dans son incapacité à prendre conscience de la situation.
Et est arrivé le moment où le médecin a cherché des causes... Il n'a pas cherché bien loin : je n'avais pas assez frustré ma fille pendant son adolescence et c'est pour cela qu'elle s'opposait à moi. Comment un médecin pouvait renvoyer autant de culpabilité à une maman déjà complètement dévastée par la situation ?
Je me souviens être sortie du rendez-vous totalement abasourdie, j'étais la seule responsable de cette situation. Les questions que l'on se pose, la situation que l'on ne voit pas tout de suite, le recul qu'on essaie d'avoir dessus pour corriger les mauvais reflexes... Tout ça n'a pas été analysé. On m'a juste laissée avec une culpabilité encore plus grande et un mépris pour l'éducation que j'avais donnée à ma fille.
Aussi bien Marine que moi étions délaissées, sans aucun suivi psychologique adapté. Parents et enfants ne sortent pas indemnes d'une telle maladie, accentuer cette situation par une déconsidération et un jugement rapide, telle une sentence à perpétuité, n'aide en aucun cas à remonter la pente et ne fournit pas les clés pour y arriver. Nous allions devoir compter sur nous-mêmes, encore une fois.
Je n'ai pas pu faire de compte-rendu à Marine, ou si, je lui ai menti. Je ne pouvais pas rajouter à sa souffrance la mienne.

Alors j'ai compris qu'à chaque jour suffisait sa peine et que nous allions avancer pas à pas en espérant que le lendemain soit meilleur. Nous avions ce qui était le plus important : l'amour d'une famille, et c'est ça qui devait sauver Marine. Si trop d'amour et de protection l'avaient amenée à s'opposer et s'enfermer dans cette maladie, et bien ils devaient également l'aider à en sortir.

Alors, chaque jour, on cherchait quelque chose à lui apporter pour faire vivre cette chambre où elle passait toutes ses journées. Chaque jour, on apportait à Marine un peu de joie de vivre.
Je pleurais avant et après, mais le plus rarement possible avec elle.
À l'hôpital, nous avons rarement vu Marine reprendre goût à la vie, car même si au début elle avait accepté l'hospitalisation, elle voulait maintenant en sortir.

Nous avons vécu avec les incohérences de l'hôpital (incohérences à notre sens, peut-être étaient-elles nécessaires dans le chemin de la guérison, mais nous n'étions pas capables de le comprendre en tout cas à ce moment-là, c'est certain) et nous avons essayé d'être tous présents pour elle (maman, Alex, Valentin et moi).
Noël approchait et avec lui la crainte qu'elle ne soit pas sortie pour les fêtes en famille. Fêter Noël sans ma fille était pour moi inconcevable.
Nous avons passé des heures avec maman à acheter vingt-quatre petits cadeaux pour lui constituer un calendrier de l'avent. Ces vingt-quatre présents ne devaient avoir aucun rapport avec la nourriture. Et chaque petit cadeau ouvert nous permettrait de voir un peu de joie dans les yeux de Marine.
Mi-décembre, nous avons commencé à apporter des petits chocolats ou autres gourmandises (en cachette) que Marine acceptait enfin de manger. Cela aussi était interdit. Aller comprendre pourquoi on ne pouvait pas apporter des chocolats à une jeune adolescente que l'on devait réconcilier avec le plaisir de manger.
Mais nous étions tellement heureuses, maman et moi, de la voir accepter de manger 5 grammes de chocolat. Alors chaque jour, nous cachions des chocolats dans ses chaussettes… Je les apportais dans le fond de mon sac à main.

Nous nous contentions de ces mini-victoires, Marine qui acceptait de manger du sucre ou du gras. Nous étions conscientes que c'était avant tout pour grossir, sinon, elle le savait, elle ne sortirait pas pour Noël. Nous reprenions espoir petit à petit d'un retour de Marine à la vie.

Elle avait fait aussi le choix de ne plus voir son petit ami. Son cheminement avait commencé. Je ne le savais pas à ce moment-là, mais je crois qu'elle avait pris conscience de la toxicité de cette personne pour elle.
J'ai d'ailleurs eu beaucoup de mal à lui dire (expliquer était impossible) que Marine ne voulait plus le voir. Il m'envoyait des dizaines de textos et je ne voulais pas lui faire de mal à lui aussi.
Avec du recul aujourd'hui, il ne méritait pas ma bienveillance, car nous lui devons en partie la chute de Marine. Je n'avais d'ailleurs pas compris à l'époque la colère de Marine quand elle avait su que je communiquais encore avec lui.
Maintenant je n'ai pas de regrets : reprocher au passé et à une personne en particulier la situation ne nous aurait pas fait avancer plus vite.

J'ai eu aussi très peur de l'influence négative qu'auraient pu avoir les autres jeunes filles anorexiques hospitalisées avec Marine. J'ai réalisé que Marine était malade, mais suffisamment intelligente pour ne pas tomber dans des pièges qui l'auraient enfermée encore plus dans la maladie. En effet, les subterfuges que les autres élaboraient pour truquer la sonde ou les prises de poids n'avaient pas de prise sur Marine et on pouvait s'en réjouir.

Marine avait conscience que ce n'était pas une solution, même si au fond d'elle, à ce moment-là, c'était de sortir de l'hôpital et uniquement de cela qu'il était question. Je ne le savais pas encore, mais sa sortie ne s'annonçait pas sous les meilleurs auspices, car Marine n'avait toujours pas eu le déclic ni le cheminement qui l'amènerait vers la guérison.

Noël arrivait dans une semaine et le docteur R. restait sur sa position du poids à atteindre. Je ne sais plus quel poids exact elle devait atteindre, mais passer Noël sans ma fille, ce n'était pas envisageable. Il fallait donc trouver une solution. Soit nous la sortions contre l'avis des médecins, soit elle prenait le dernier kilo qui manquait.
Nous avons alors fait le choix de tricher. Je n'en suis pas fière, mais j'aurais fait n'importe quoi pour permettre à Marine de sortir enfin. Nous sommes allées acheter des compléments alimentaires en pharmacie, des petites bouteilles de lait aromatisé riche en protéines. Marine a accepté de les avaler les 21, 22 et 23 décembre… Et le kilo qui manquait est enfin arrivé et nous a permis de la sortir.

Le plus honteux de cette sortie, c'est que nous n'avons eu aucun rendez-vous avec le docteur R., chef de service, qui était déjà parti en vacances sans nous avoir vues, et nous nous sommes retrouvées à sortir d'un séjour médical sans recommandations et sans projets de suivi pour la suite… Un scandale !

Mais quelle joie immense le jour où nous sommes tous allés la chercher ! Elle n'était pas complètement remplumée, mais elle était vivante, bien vivante.

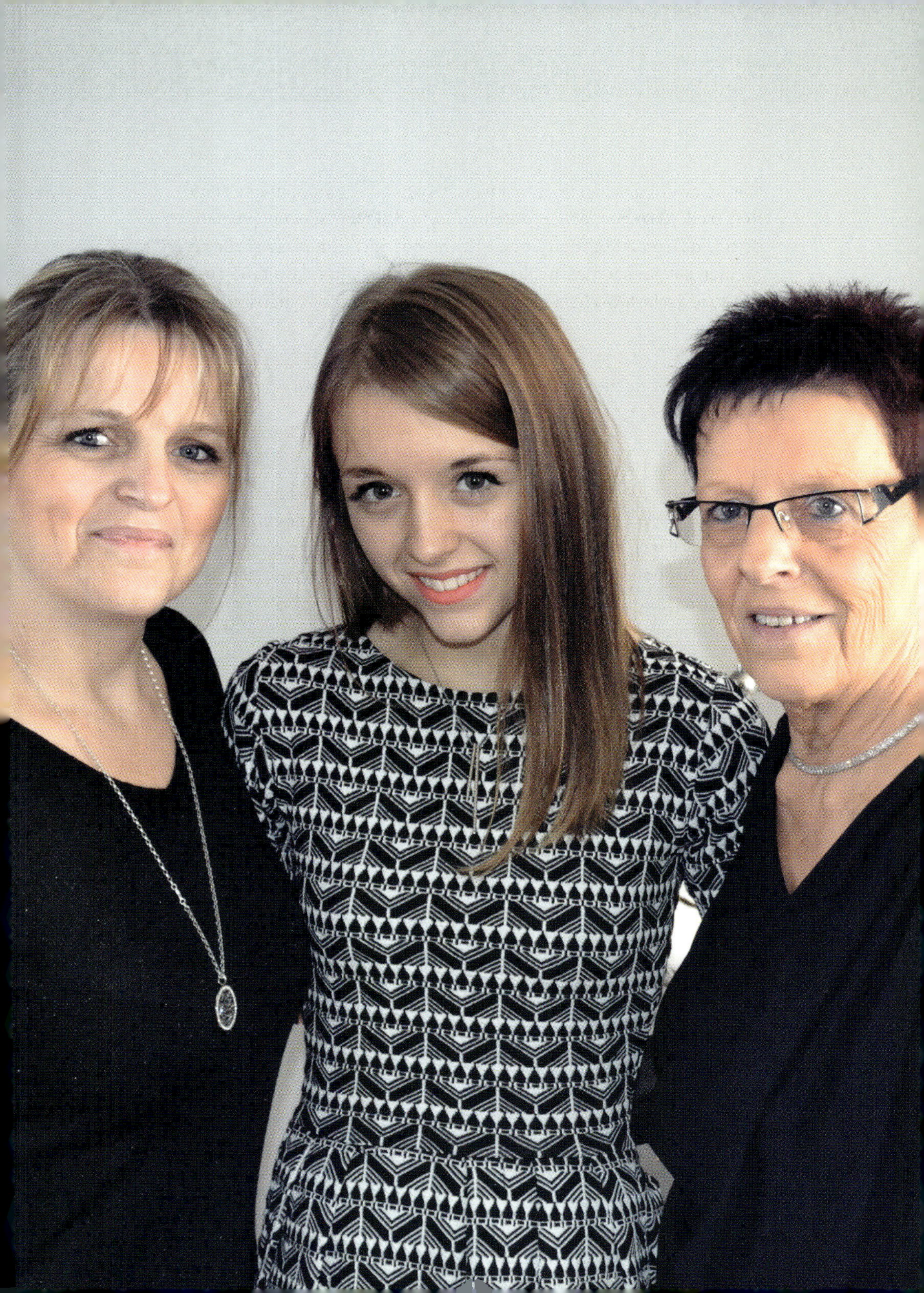

3

LE DÉCLIC

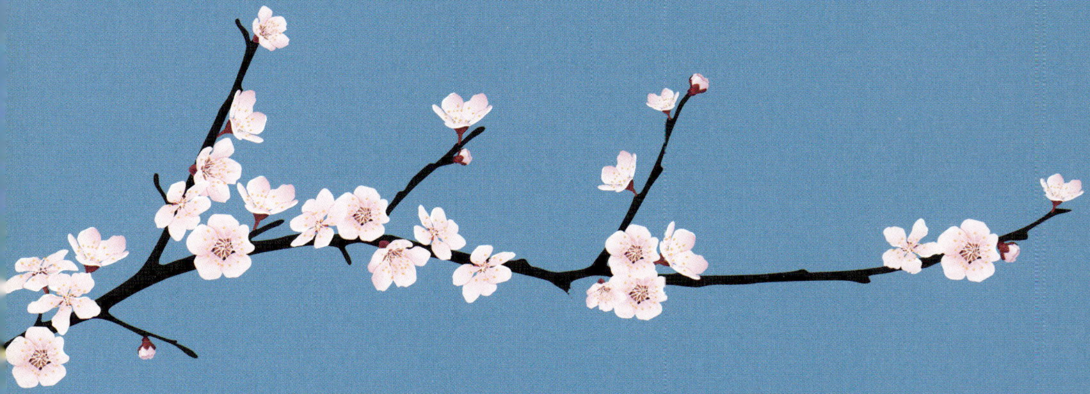

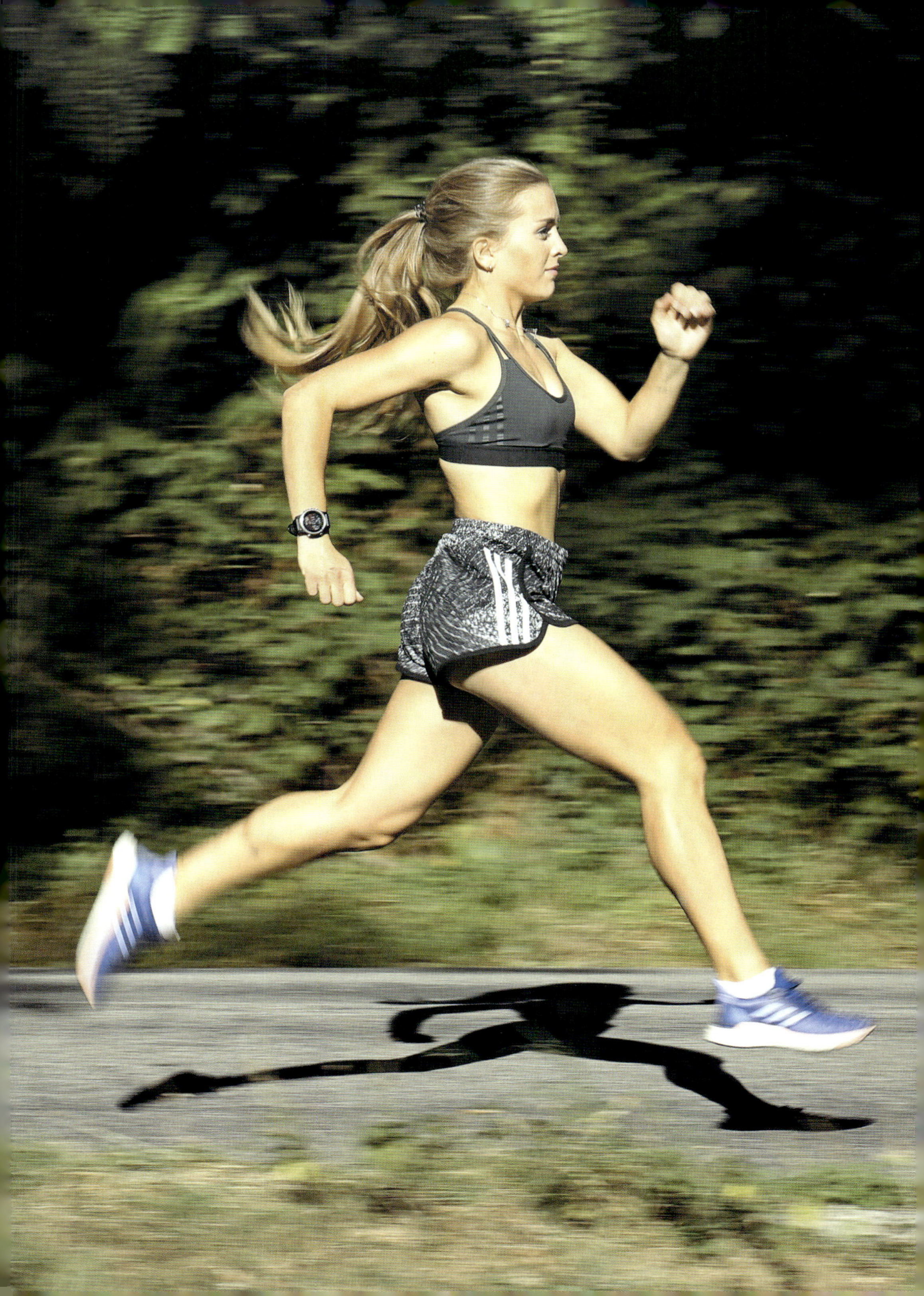

1 – Le retour de l'hôpital

Le retour à la maison était sans doute la chose que j'avais le plus attendue, c'était pour moi le cadeau de Noël que j'espérais tant et la vraie libération : celle de pouvoir enfin retrouver les miens. C'était le 23 décembre et même si je savais pertinemment que mon objectif n'était en aucun cas de garder le poids que j'avais pris à l'hôpital, il fallait que je fasse abstraction, le temps des fêtes de Noël, et puis sincèrement, l'alimentation était à mon retour le cadet de mes préoccupations.

Mon premier réflexe en montant dans la voiture fut de regarder par la fenêtre, je contemplais encore et encore les maisons et magasins qui défilaient comme si je n'avais pas eu l'occasion de les voir pendant très longtemps. En même temps, quand vous ne voyez que les murs de votre chambre et l'unité adolescents de l'hôpital pendant deux mois, c'est un sentiment assez étrange de pouvoir à nouveau être « en liberté ». J'étais comme une enfant à l'idée de retrouver mes chats, mon frère, ma grand-mère et mon beau-père. Une fois le pas de la porte passé, ils me serrèrent tous dans leurs bras. Je regardai à droite à gauche en quête de repères, je pris également mes deux chats dans mes bras. Je montai dans ma chambre, rien n'avait bougé. Je m'avançai vers le grand miroir, j'étais effrayée à l'idée d'enfin me découvrir en entier. Même s'il m'arrivait de me regarder dans le miroir de la salle de bains de l'hôpital, je ne pouvais voir que mon buste. Il m'était déjà arrivé de mettre une chaise pour pouvoir voir mes jambes, mais jamais avec assez de recul pour observer l'ensemble.
Je me regardai, de haut en bas, je soulevai mon tee-shirt pour voir l'état de mon ventre : le constat était clair, je n'avais plus la moindre trace

d'abdos, mais ça, finalement, je m'en fichais, car mon attention était ailleurs. Sur mes cuisses. Je les observai avec attention, de long en large, je les mesurai encore à l'aide de mes mains. Je restai peut-être une dizaine de minutes à me fixer et à analyser chacune des parties de mon corps qui avait tant changé : ils m'avaient littéralement gavée comme une oie. Je me dégoûtais.

Mes pensées furent interrompues par le son de la voix de maman qui m'appelait d'en bas.

Une fois descendue, mon second automatisme fut d'aller ouvrir le frigo et l'ensemble des placards. Je ne savais pas exactement pourquoi, mais j'avais besoin de contrôler l'ensemble des aliments qui s'y trouvaient, voir si les miens étaient toujours là, mais également ce que j'allais pouvoir manger. À peine le frigo ouvert, une crise de panique monta jusque dans ma poitrine et, tétanisée, je restai là à regarder les étages un à un. Pendant ces nombreuses semaines, l'ensemble de mon alimentation était contrôlé par des infirmières et je n'avais pas de droit de regard sur la préparation, la quantité. Rien. Là, j'allais devoir à nouveau tout gérer et ça m'angoissait terriblement.

Maman m'attrapa par la main et me fit assoir à table pour très vite mettre fin à cette mascarade. Elle semblait vouloir reprendre le contrôle, c'était une bonne chose. Une fois assise, je vis sur la table des dizaines de choses différentes. J'étais étonnée, oui, car habituellement chacun mangeait des choses différentes, mais les préparait directement dans son assiette, alors que là, tout était posé comme dans un buffet. Maman me regarda et me dit :

« Nous avons préparé plein de choses pour que tu puisses prendre ce que tu veux. »

Elle voulait me donner envie, simplement. Même si je m'étais promis de faire des efforts, mon envie de reperdre le plus rapidement possible tout le poids que ces imbéciles de médecins m'avaient fait prendre était plus forte que tout. Je détestais le corps que j'avais dû retrouver pour sortir, il fallait absolument que je m'en débarrasse. Je pris seulement deux feuilles de salade et une tranche de jambon. Maman lança un regard à ma grand-mère, elle avait les larmes aux yeux. Elle avait compris.

Noël

Le 24 décembre au matin, les filles avaient décidé de m'emmener faire les courses pour choisir ensemble et surtout s'adapter à mes envies pour le repas de Noël. Nous avions l'avantage d'être une petite famille et je n'aurais donc pas à faire face à de grandes tablées d'inconnus, mais uniquement à ma famille, je n'avais aucune gêne à avoir. Maman m'expliqua qu'ils n'avaient absolument pas pu anticiper les repas, n'ayant pas la certitude que je puisse rentrer le jour J. Il y avait donc tout à acheter. Au début j'avais vu ça comme quelque chose de positif, car j'allais pouvoir tout contrôler et, en même temps, paradoxalement, j'étais effrayée par l'idée d'avoir le choix.
Nous nous sommes donc retrouvées dans le même supermarché bio qu'avant mon hospitalisation. En moi résonnait une petite voix qui me répétait : « Ce n'est pas une bonne idée, ce n'est pas une bonne idée », mais je tentais tant bien que mal de me faire violence, je n'avais pas avalé autant de cochonneries pour être présente à cet instant précis pour finalement reculer face à un supermarché. Pourtant, une fois dedans, je fus rattrapée par un flot de souvenirs et d'angoisses, je me renvoyais traverser les rayons avec ce regard affamé mais paradoxalement incapable d'avaler quoi que ce soit, et ce besoin de tout décrypter. Maman me prit par la main pour me faire revenir avec elle et ne me laissa pas m'enfoncer dans mes souvenirs. Elle et ma grand-mère me regardaient en me demandant ce qui pourrait me faire envie. En moi-même je tremblais. Pour être honnête, je n'y avais même pas réfléchi tellement j'étais persuadée que je passerais ce jour entre les quatre murs de ma chambre d'hôpital avec comme seule réjouissance le plateau-repas amené par les infirmières.

Sans réponse de ma part, les filles décidèrent alors de prendre le contrôle et de ne plus me laisser le choix, je les suivais donc sans dire un mot. Une fois ces courses finies, elles m'emmenèrent à Carrefour, plus grand. Cette fois-ci, elles me sommèrent de prendre les choses en main : « Maintenant, va te choisir des choses que tu arrivais à manger à l'hôpital », alors je m'exécutai. Une fois dans le rayon de gâteaux, je fis à nouveau une crise de panique à la vue de tant de possibilités. Moi qui n'avais le choix qu'entre des biscottes ramollies et, parfois, quand la chance était avec moi, des madeleines, j'avais maintenant devant moi des dizaines et des dizaines de gâteaux différents. Je paniquais, les larmes montaient et je ne voulais qu'une chose : sortir au plus vite. Toute cette nourriture me rappelait l'avant-hospitalisation, je ne voulais pas choisir.

Maman prit alors une fois de plus les devants pour m'acheter des choses qu'elle connaissait et que j'acceptais de manger à l'hôpital ou avant : des petites boîtes de céréales, des madeleines, des chocolats, des fruits et j'en passe.

Le 24 décembre au soir, nous avions décidé de le fêter chez nous et, le 25 à midi chez ma grand-mère. Je revêtis une robe blanche et noire, je n'en avais pas portée depuis des mois. Quand je vis le sourire sur les lèvres de chacun de mes proches, toutes mes angoisses se dissipèrent : ça y est, j'étais bel et bien là à leurs côtés. Je m'asseyais sur le canapé, je les regardais rire et sourire. Je n'avais pas vu ces expressions sur leurs visages depuis si longtemps. En moi-même j'étais totalement apaisée. Je pensais encore à ces nombreux soirs où maman venait dans la chambre, dépitée, pour me dire qu'elle n'avait toujours pas de nouvelles du Docteur R. Je repensais également à ces fois où je me mettais dans des crises de larmes car il refusait de m'enlever la sonde, puis je pensais à toutes mes copines qui, elles, étaient restées là-bas. Ces souvenirs me firent prendre conscience de la chance que j'avais d'être ce soir-là à leurs côtés. Je dirais même plus : d'être en vie à leurs côtés.

Pour le repas nous avions même trouvé un compromis : comme ma famille savait que j'étais paniquée à l'idée de me retrouver face à des dizaines de plats différents, ils décidèrent de faire un apéritif dînatoire où chacun pourrait manger ce qui lui plaît. Pour le dessert, une fondue de fruits avec du chocolat noir. Pour la première fois depuis des mois, je mangeais avec faim et plaisir. Le temps d'une soirée, j'oubliais toutes mes angoisses et appréhensions, je voulais simplement profiter de l'instant présent.

Le lendemain, c'était donc à nouveau un repas, et cette fois-ci chez ma grand-mère. Elle avait tout prévu pour me mettre à l'aise. Ce fut aussi un moment incroyable de partage que je ne pourrai en aucun cas oublier. Nous avons encore été énormément gâtés (je me rappelle avoir reçu un ordinateur d'une très grande valeur cette année, chose que je n'attendais et n'imaginais pas du tout). La maladie était au second plan et les petits plats avalés me permettaient d'éloigner son ombre. Elle devenait alors source de motivation pour me resservir… Un paradoxe.

Malgré tout, même si ce ne fut pas si simple, c'est justement ce qui rendit ce Noël si fort. Nous savions tous pertinemment que la maladie avait renforcé nos liens d'une manière que nous ne pouvions expliquer. Ces fêtes furent les plus belles de toute ma vie ou plutôt de toute notre vie. J'ai été particulièrement gâtée, comme si c'était un Noël qui devait rester dans les annales, un symbole de vie et de partage familial chaleureux retrouvé qui contrastait avec la souffrance et l'austérité que l'anorexie avait imposées. Je reste persuadée que la maladie et l'hospitalisation nous ont permis de relativiser et de profiter encore plus que n'importe qui de ces deux jours qui, pour eux, représentaient un véritable soulagement. Le soulagement d'avoir pu respecter l'échéance que nous nous étions fixée. De mon côté, ça avait été mon principal moteur de prise de poids et ma plus belle motivation. Être avec eux ce jour-là, c'était ma victoire à moi.

31 décembre et nouvelle année

Cette année, il était pour moi hors de question de pouvoir participer à un repas avec d'autres personnes, même si celles-ci étaient des amis proches de mes parents. Quant à mes amis à moi, je n'étais pas encore prête à partager un repas à leurs côtés. La vérité c'est qu'à ce moment-là, je ne voulais manger devant personne d'autre que ma famille. Je ne saurais pas dire si c'était de la honte ou de la peur, mais j'avais, à l'hôpital, pris de très mauvaises habitudes alimentaires. Malheureusement, je trifouillais énormément mes assiettes, je mangeais lentement, je faisais réchauffer à répétition et, surtout, je ne mangeais pas de tout. Chaque repas était un ballet infernal de petits rituels aussi ridicules les uns que les autres. Des « rituels d'anorexique ». Par exemple, après chaque repas, je me baladais avec une bouillotte chaude sur le ventre. Oui, il faut appeler un chat un chat. Il était donc pour moi beaucoup trop tôt et prématuré pour prendre mes repas avec d'autres personnes.

J'ai donc préféré ne pas fêter la nouvelle année, mais au contraire faire un repas « plus calme » en toute intimité avec ma grand-mère, chez elle. Maman nous avait préparé des petites choses et mamie également. Nous nous sommes mis un film et avons passé une soirée filles vraiment agréable. Quant au premier janvier, nous le passâmes tous ensemble autour d'un repas. C'était pour moi le dernier où je me « lâchais » en termes d'alimentation. Dans le fond résidait cette petite voix qui sommeillait dans un coin de ma fête, l'idée qu'il fallait que je maigrisse à nouveau et que je perde tout ce poids. Je me souviens même être montée en cachette pendant qu'ils regardaient la télé l'après-midi qui suivait le repas pour aller faire du vélo d'appartement. J'étais discrète et aux aguets pour ne pas me faire repérer. C'est d'ailleurs à ce moment précis, sur mon vélo clandestin, que j'ai décidé de m'inscrire sur Instagram : le 1er janvier 2015 sous le pseudo de *« myownfight »*. Ça faisait déjà plusieurs jours que j'y songeais en voyant la communauté d'entraide autour de l'anorexie et plus généralement des TCA. Au départ j'avais pour ambition de rechercher de l'aide tout en partageant mon quotidien de manière anonyme. Je postai donc une photo de mes jambes avec comme commentaire :

« Ana et Mia [1] font partie de moi depuis plus d'un an aujourd'hui. Tout a commencé l'année dernière quand j'ai voulu perdre du poids, être parfaite pour être heureuse. Enfin c'est ce que je croyais. Après de nombreux mois, mon poids a commencé à alerter ma famille. Sur le coup ils n'ont rien fait, mais c'est uniquement quand je suis arrivée au poids de 40 kilos qu'ils ont compris que quelque chose n'allait pas. Quand je suis arrivée à 36 kilos, je n'avais plus la force de vivre, ma relation avec ma famille était devenue catastrophique. Ce poids m'a valu une hospitalisation pour renutrition de deux mois environ. Deux mois durant lesquels une putain de sonde naso-gastrique m'aura fait prendre 9 kilos, 9 putain de kilos. Quand je suis rentrée, j'ai perdu 5 kilos, aujourd'hui mes parents me menacent d'une seconde hospitalisation si je ne fais rien, alors j'ai décidé d'essayer de m'en sortir et de pouvoir me détacher de cette maladie qui me ronge depuis bien trop longtemps. Je veux pouvoir vivre normalement, pouvoir refaire de l'athlétisme et être heureuse à nouveau. »

Même si je voulais intimement m'en sortir, car consciente que je ne pouvais rester indéfiniment malade, je gardais toujours en moi ce sentiment d'avoir été gavée. Alors même si les fêtes avaient été des moments magiques, elles ne suffisaient pas à chasser ces pensées négatives qui me répétaient : « Tu es trop grosse et tu dois maigrir ». Le cercle vicieux reprenait.

Le 7 janvier

Ce jour-là, tout s'est écroulé. Comme chaque matin depuis mon retour je me pesais, mais ce matin-là n'était pas comme les autres, non seulement j'avais encore perdu du poids, mais en plus j'avais la satisfaction

1 Ana = Anorexie et Mia = Boulimie. Ce sont les diminutifs vulgarisés qui symbolisent ces deux maladies.

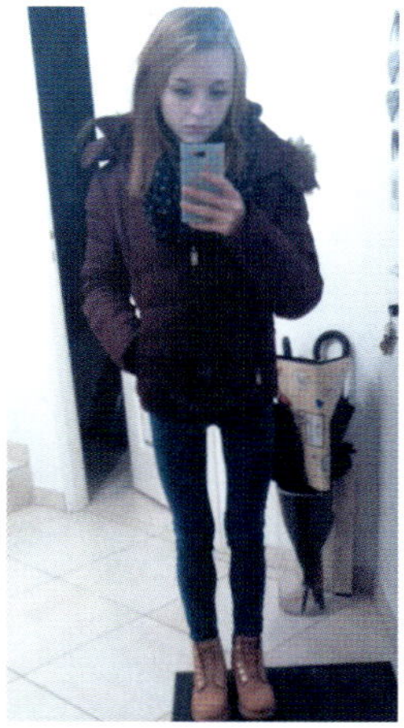

d'avoir enfin totalement reperdu le poids qu'ils m'avaient obligée à prendre. Ça y est, le 38 kilos était là ! J'étais fière, tellement fière, seulement à quel prix ?

Je suis alors descendue, et là maman m'a demandé de me peser devant elle. Je pense qu'elle voyait que j'étais incapable de manger correctement et de me faire de « vrais repas » et que je ne pourrais garder le poids auquel j'étais parvenue. Le poids fatal s'afficha sur la balance. Pour elle c'était un véritable échec : celui de n'avoir pas su me protéger lors de cette maladie et dans l'accompagnement du retour. Elle regarda mon beau-père et éclata en sanglots. Elle pleura un bon moment, puis me demanda de m'asseoir sur le lit. Maman m'expliqua alors que si je perdais encore un seul kilo, je pouvais signer mon départ pour l'hôpital. Elle déclara ensuite :

« Tu sais, depuis ton retour et depuis l'instant où j'ai découvert que tu ne mangeais finalement pas normalement comme tu me l'avais dit à l'hôpital, je n'ai cessé d'appeler des instituts et lieux spécialisés pour les TCA. Je n'ai pas réussi à obtenir qui que ce soit, mais je peux te garantir que je ne lâcherai pas l'affaire. Par contre, même si ça nous déchirait, nous serions obligés de t'emmener à nouveau à l'hôpital d'Évry pour que tu y réalises une seconde hospitalisation, mais cette fois de six mois. »

J'encaissai difficilement. Six mois ?!

Elle ajouta :

« Tu sais pertinemment ce que cela signifie, tu seras sous contrat et nous n'aurons pas le droit de nous voir, c'est ça que tu veux ? Tu veux revivre l'enfer que tu t'es donné tant de mal à quitter ? »

Elle finit en haussant le ton :

« Ton hospitalisation nous a fait tant de mal que nous ne sommes pas prêts à recommencer. C'est ça que tu veux ? Nous faire du mal ? Je ne suis pas prête à te regarder t'autodétruire sous mes yeux une fois de plus ! »
Ces mots eurent l'effet d'un couteau sous la gorge, cette fois-ci elle ne rigolait pas et ses menaces n'en étaient plus : j'étais bonne pour une seconde hospitalisation si je ne réagissais pas. De plus, elle ne voulait en aucun cas être témoin une seconde fois de cette chute et n'aurait donc aucun problème à me renvoyer à l'hôpital « si c'était la seule solution ».

Dans ma tête, tout était chamboulé. À la fois je ne voulais surtout pas reprendre le poids perdu et, d'un autre côté, il était pour moi hors de question de revivre l'enfer de l'hôpital et je préférais encore mourir qu'y retourner. Non, non, je ne voulais en aucun cas être séparée encore de ma famille et obligée de manger des aliments atroces pour prendre du poids ! C'était simple : s'il fallait vraiment que je prenne du poids, ce serait chez moi, à mon rythme, et avec des aliments que j'aimais. Nous nous sommes donc mises à pleurer dans les bras l'une de l'autre et je lui fis alors la promesse qui fut à la fois la fin et le début de tout :

« Je vais grossir à mon rythme et avec des choses que j'aime,
mais je vais faire des efforts pour reprendre ce poids,
je te le promets. »

C'est donc ce jour-là, malgré moi, que je décidai qu'il était temps de m'en sortir. Je ne le faisais pas pour moi, mais pour elle. Je voulais à nouveau la voir heureuse. Car au-delà du fait que je ne cessais de la voir pleurer, je m'inquiétais également pour elle, ce qui semble paradoxal quand on sait que c'est sans doute moi qui avais le plus besoin d'aide. À ce moment-là, elle avait perdu beaucoup de poids aussi et je la surpris à en parler à mon beau-père qui lui demandait de faire attention et d'essayer de davantage s'alimenter. Elle lui répondait que ce n'était pas si simple et que tout ça l'avait littéralement dégoûté de la nourriture. Visiblement, ce n'était pas la seule, car chaque repas depuis mon retour était devenu compliqué et angoissant pour tout le monde : maman mangeait de moins en moins, Valentin sautait des repas et Alex mangeait en cachette. Chacun subissait les conséquences de mon anorexie et ça me détruisait. C'était donc à moi de réagir et de sauver ma famille, de faire des efforts pour eux et pour tenter de réparer tout ce que j'avais brisé. Je pense que c'est à ce moment précis que j'ai commencé à prendre conscience de l'impact de ma maladie sur eux et du fait qu'au-delà des apparences, ils étaient tous plus ou moins altérés.

Milieu janvier, j'ai ainsi réintégré le lycée à temps partiel, c'était un peu comme un mi-temps thérapeutique, je n'allais en cours que le matin. Étant en terminale L, je n'avais quasiment que de la philosophie et j'avais décidé, en commun accord avec maman, que je ne passerais pas le bac et que je consacrerais cette année à ma reconstruction. Nous savions pertinemment toutes les deux que je n'avais pas la tête à ça de toute manière.
La simple idée de retourner au lycée et de me retrouver face aux autres élèves m'effrayait, j'avais terriblement peur de leur regard et de leur jugement. Pour être honnête, j'avais tout simplement peur d'être invisible et que finalement personne ne m'adresse la parole. De plus, je craignais les commentaires du type : « Mais qu'est-ce que tu as grossi », phrase typique que je ne voulais en aucun cas entendre. Au final, je n'ai pas tout de suite réintégré la classe, car ma rentrée se limita à passer le bac blanc. J'avais décidé de passer seulement l'épreuve de philosophie « au feeling » comme on dit, car j'aimais beaucoup cette matière. Heureusement pour moi, j'avais obtenu le tiers-temps et étais donc avec les « handicapés, dyslexiques et autres cas spéciaux » du lycée, ce qui fut un vrai soulagement d'être coupée des gens de ma classe.

La semaine suivante, je fis enfin mon grand retour. À ma grande surprise, tout le monde m'ignora. Julie m'apprit que la professeure principale les avait briefés pour qu'ils ne me bousculent pas et, qu'au contraire, ils me proposent leur aide. Finalement, je ne la reçus que de quelques personnes, les autres me prenaient simplement pour l'extraterrestre de service. En même temps, je n'allais jamais en cours et le peu de fois où j'étais là, je dormais à moitié sur ma table de classe. Heureusement, Julie était là et me permettait à chaque fois d'avoir le sentiment d'exister aux yeux de quelqu'un. Le seul problème qui se posait, c'était pour mes résultats scolaires. N'étant presque jamais là, je n'allais pas aux contrôles et je ne rendais quasiment jamais mes devoirs. Les enseignants quant à eux se posaient la question : « Pourquoi est-elle là ? » et pour être honnête je me la posais également. Je ne faisais que les écrits de philo, c'est tout, autant dire que « c'était loin d'être suffisant pour avoir mon bac », disaient-ils. Oui, mais moi, je ne le voulais pas le bac, pas cette année. La vérité c'est que je souhaitais uniquement que l'on me laisse prendre mon temps.

Côté alimentation, il y avait du mieux, même si ce n'était pas encore parfait. Être totalement autonome était compliqué, pour moi cela relevait du défi. Chaque midi, c'était ma grand-mère qui venait me chercher au lycée et me déposait chez moi. Je prétendais manger alors qu'en réalité je sautais le repas et allais faire quarante minutes de vélo elliptique. Ensuite, je m'allongeais dans le canapé et dormais la plupart du temps ou regardais des épisodes de *Gossip Girl*. Je continuais à être constamment fatiguée. Ensuite, j'attendais le retour de maman pour goûter avec elle. Souvent, je refusais de goûter si elle ne goûtait pas avec moi car c'était pour moi un véritable sentiment de culpabilité de devoir manger devant quelqu'un qui n'avalait rien. Alors, la plupart du temps elle s'obligeait à manger quelque chose pour m'accompagner.

Pour ma part, depuis l'hôpital et contrairement à avant que j'y sois rentrée, je commençais doucement à tomber dans un autre travers : celui du décryptage et du comptage de la moindre calorie. *La faute à qui ?* À toutes ces filles malades qui, devant moi, comptaient constamment le moindre de leurs aliments et me faisaient toujours culpabiliser lorsque je n'en avais plus sur mon plateau. Sur ce point précis, je repense à cette jeune fille, L., qui réussissait à me rendre plus malade qu'autre chose car elle induisait chez moi des comportements malsains, des méthodes de comptage facile à appliquer. Du coup, semaine après semaine, je faisais d'une application de fitness mon meilleur allié : sur celle-ci l'on pouvait ajouter au gramme près l'ensemble des aliments consommés pour connaître ses apports énergétiques journaliers. Autant vous dire que pour moi c'était simple : je me fixais 200 calories au petit-déjeuner, 0 à midi, 200 au goûter et 150 à 200 au dîner. Ce n'était donc pas étonnant que je ne prenne pas un gramme. Dans le fond, ça restait jouissif de tout maîtriser et de voir le chiffre sur la balance à nouveau dégringoler. D'un côté je voulais m'en sortir, de l'autre je mettais tous les outils à disposition pour limiter ma reprise de poids. J'avais un comportement schizophrénique.

Fin février, après être restée pendant presque deux mois sans la moindre aide ni nouvelle, j'avais rendez-vous avez le docteur R. pour une visite de contrôle. Évidemment je savais déjà à quoi m'attendre lorsqu'il allait découvrir que j'avais reperdu tout le poids pris à l'hôpital. Sans aucune surprise, il me pesa et me demanda comme je me sentais. « Bien » lui répondis-je, enfin *bien* c'était un grand mot, mais dans le fond tout allait bien puisque j'arrivais à maintenir un poids « qui me convenait » tout en mangeant un petit peu. Lui, furieux, ne put s'empêcher de dire : « De toute manière ça n'a rien d'étonnant, je te l'avais dit la première fois : les anorexiques sont des récidivistes, menteuses et vicieuses ! »

Et bien ça, c'est fait, comme on dit. Il ne cessait de répéter que je me faisais forcément vomir alors que bien évidemment que non ! Il me mit dans un état de colère monumentale, j'essayais de me justifier, mais lui n'écoutait déjà plus rien. La simple idée qu'il m'accuse à tort d'être retombée dans mes travers d'anorexique mentale sous prétexte que j'y étais déjà passée me révoltait. Ensuite, il fit rentrer maman et n'eut aucun scrupule à lui énoncer sa théorie. Génial, il ne manquait plus que ça. Pour couronner le tout et bien l'achever, il lui dit (encore) que tout était de sa faute et qu'elle ne me surveillait pas assez. Bien joué ! Ensuite, il ajoutait : « Madame, vous n'avez pas assez frustré votre fille. Cette anorexie, vous y êtes étroitement liée ».

Je bouillonnais en moi. Comme si l'on pouvait tout expliquer en accusant maman ! Tout lui mettre sur le dos n'avait aucun sens, d'autant plus que même si son rapport au corps m'avait sans doute laissé penser pendant longtemps que la femme était réduite à son propre regard envers elle-même (souvent négatif), elle n'était en rien la seule cause de mon anorexie. La cause était multiple et n'avait pas que le visage de ma mère. L'adolescence est une étape parfois cruelle, et rencontrer les mauvaises personnes à ce moment vulnérable de notre vie peut nous pousser vers des travers que nous ne pensions pas connaître. Le premier travers étant qu'une victime ne se voit jamais comme telle. Je ne me voyais pas comme une anorexique. Ces petits amis que j'ai eus, ceux qui étaient censés m'aimer et me respecter, n'ont en réalité fait qu'abîmer mon estime de moi et créer mon incapacité à m'aimer comme j'étais. Mes « amis » sur lesquels je n'ai au final pas pu compter et qui ont profité de mon caractère effacé pour s'imposer et conditionner ma conduite, les remarques auxquelles on ne répond pas et qu'on finit par intégrer, le regard des autres rarement bienveillant, qui ne peut être que négatif à partir du moment où on ne sait pas s'aimer soi-même… Ma maladie était une hydre. Tout sauf le fait que ma maman ne m'ait simplement « pas assez frustrée ». Le rendez-vous s'est terminé sur un : « Si vous voulez avancer, il faudra couper le cordon ». Alors, il m'a demandé de revenir dans quelques mois pour faire le bilan, mais à l'instant où nous avons passé la porte, le regard de maman en disait long sur la suite : c'était la dernière fois que j'aurais à croiser le regard du docteur R.
C'est donc à la suite de ce rendez-vous que maman appela chaque jour l'institut Montsouris pour demander un transfert de mon dossier. Pour elle, c'était la « dernière fois que j'avais affaire à ce *con* ».

Quelques semaines plus tard, son acharnement était récompensé et nous obtenions le transfert du dossier et donc enfin un suivi « adéquat » avec psychologue, diététicienne et j'en passe. Pour notre famille, c'était un soulagement. Pour moi, c'était encore des spécialistes qui allaient m'obliger à prendre du poids. Au final, lors du premier rendez-vous, j'eus affaire à une femme médecin incroyablement patiente et qui, pour la première fois, n'accusait pas ma mère d'être la cause de mon anorexie, mais qui tentait d'obtenir des réponses tout en écoutant les miennes (ce qui changeait de l'autre !). Cette femme m'expliqua en revanche que pour être hospitalisé il fallait impérativement être dans l'urgence et peser un poids plus bas que le mien. Comprenez : 38 kilos, ce n'est pas une « urgence » ! C'est là que l'on comprend pourquoi des milliers de jeunes femmes malades se retrouvent sur le carreau en France. Le système est à côté de la plaque : plutôt que de nous hospitaliser à l'article de la mort, il faudrait au contraire nous prendre en charge tant que l'on a assez de force en nous pour suivre un traitement et éviter que celui-ci soit trop radical et traumatisant. Forcer, je l'ai vu et expérimenté, ça ne marche pas, je suis une minorité. Or, quand on est en « état d'urgence », c'est ce qu'on va subir avec la sonde. Partir d'encore plus bas ne donne qu'une pente plus longue à remonter. Et plus décourageante. Rajoutez à ça un suivi psychologique minable voire inexistant comme je l'ai vécu à Évry et vous obtiendrez au pire des cadavres, au mieux des récidivistes. Les armes que nous sommes censées utiliser pour nous en sortir arrivent trop tard, voire jamais.

Pour ma part, la ténacité et la patience de maman m'auront au moins permis d'avoir un suivi à distance (au rythme d'une fois par semaine) pendant plusieurs mois. Lors de mes premiers rendez-vous, j'étais chaque fois accompagnée de ma famille et, pour la première fois, on ne leur disait pas « C'est de votre faute », mais au contraire « Nous sommes là pour vous aider ». Cette simple phrase peut sembler bête, mais pas pour une famille, et plus particulièrement pour une maman à qui l'on n'a pas cessé de répéter qu'elle était l'une des principales causes de la chute de sa fille dans l'anorexie sans jamais essayer de comprendre et trouver les autres raisons. Cette fois, les médecins parlaient davantage d'aide et de compréhension. Le changement était radical : cette fois-ci nous étions enfin au bon endroit.
Je n'irai pas jusqu'à dire que c'était « le paradis pour l'anorexie et tout autre trouble du comportement alimentaire », mais simplement que c'était enfin un lieu adapté où le psychologique était prioritaire sur le

physique. Certes, avec du recul, l'hôpital d'Évry m'avait sauvé la vie, mais ce n'était que temporaire car sans suivi psychologique, la rechute n'est jamais loin. Et faire un travail à moitié équivaut à ne pas le faire du tout. Comment se passer du psychologique dans une maladie mentale ? Je ne suis pas qu'un chiffre sur une balance, je suis également un cerveau malade en contrôle permanent qui a besoin d'aide. Ce n'est pas avec des calories forcées qu'on me permettra de m'en sortir.

À Montsouris, j'avais alors le droit à des séances avec une psychologue, une diététicienne, et pour finir des séances en groupe tournées sur le corps et la réappropriation de celui-ci. Pour être honnête, les séances avec la psychologue ne me convenaient pas, j'avais le sentiment d'être jugée et je détestais ça. L'unique personne qui réussissait à me « faire du bien » restait Christine, la sophrologue que maman me proposa de voir régulièrement quelques semaines après ma sortie de l'hôpital. Ces séances, je décidai donc de les poursuivre, car elles m'apaisaient. Le temps d'une heure, j'oubliais souvent tout et j'apprenais à me détendre, car mon véritable problème n'était pas de mettre des mots sur ma maladie et sa ou ses causes (car je les connaissais très bien), mais au contraire de réussir à me détendre et lâcher prise. De ne plus être dans le contrôle. Ce fut pareil pour les séances en groupe durant lesquelles nous réalisions divers exercices avec notre corps : du yoga, des mini-jeux… J'avais sans cesse le sentiment d'être prise pour une enfant. Et puis… être constamment avec des filles très très minces alors que moi je tentais tant bien que mal de m'en sortir et de retrouver un corps « normal » me faisait plus de mal que de bien. La vérité c'est qu'à la vue de celles-ci je me sentais coupable. Oui, la culpabilité d'être redevenue « grosse » face à toutes ces adolescentes rachitiques. Je ne pourrais pas dire que je les trouvais jolies, néanmoins, je regardais beaucoup leurs jambes (oui, je peux clairement dire que c'était et que ça reste encore mon plus gros souci) et je les comparais aux miennes. J'étais chaque fois bouleversée en rentrant à la maison car voir ces filles malades me culpabilisait, alors pour mon bien, je décidai d'arrêter et de me concentrer sur moi-même.

Finalement, Montsouris était pour moi davantage signe de contraintes et d'agacements que d'aide. J'annulais les rendez-vous que j'obtenais et j'essayais avec plus ou moins de difficulté de faire comprendre à maman qu'ils m'étaient davantage nocifs. Heureusement pour moi, elle était à mon écoute et accepta de me faire confiance. J'ai donc vu à la place uniquement Christine, la sophrologue, chaque semaine pendant presque six mois. Elle réalisait sur moi des exercices de relaxation et de respiration et me permettait de me détourner de mes problèmes.

À côté, je décidai de garder les rendez-vous mensuels avec la diététicienne que j'appréciais beaucoup et dont le discours, comparé à tous les conseils que j'avais pu recevoir ces derniers mois, était ouvert et me mettait en confiance. Cette femme ne me bridait pas. Elle a été l'une des rares personnes à me marquer. Elle provoqua en moi de nombreuses prises de conscience et fut l'un des premiers déclics de ma reconstruction : elle représentait l'espoir. C'était la première personne à ne pas me dire que j'aurais à faire attention toute ma vie sous prétexte que j'étais tombée dans l'anorexie. Elle me répétait que « je n'étais pas l'Anorexie, que j'avais été anorexique, point » ; ce qui pour moi à l'époque prenait tout son sens : elle avait entièrement raison, je n'étais plus anorexique, j'avais souffert d'anorexie, là est toute la différence. Je devais simplement arrêter de penser que cette maladie était ancrée en moi comme dans le marbre. Selon elle, oui, évidemment, je porterais en moi longtemps une fragilité laissant des traces et j'aurais forcément un rapport à la nourriture compliqué. Elle avait très bien compris que ce qui me faisait le plus peur était de ne pas voir le poids s'arrêter de monter. Car soyons honnêtes, les choses avaient évolué depuis mon hospitalisation et j'avais doucement accepté l'idée qu'il fallait que je prenne du poids. Entre autres, l'ultimatum de maman avait été l'un des principaux déclencheurs, ainsi que l'idée que je préférais cent fois prendre du poids avec des choses que j'aimais plutôt qu'avec des repas d'hôpitaux. Je lui exprimai donc ma principale crainte : ne pas savoir reconnaître la sensation de satiété que j'avais perdue depuis longtemps, sensation qui régule la faim et donc indirectement le poids. Elle fut l'une des seules personnes à me parler comme si j'étais une adulte, sans pincettes, et ça faisait vraiment du bien.

Je me rappelle encore de ses mots et conseils qui furent pour moi très précieux : « Je ne devais pas avoir peur de voir le chiffre monter sur la balance, ni même d'avoir sans cesse faim et le sentiment de ne pas reconnaître la sensation de satiété ». Elle m'expliqua ensuite que j'avais tellement privé mon corps qu'aujourd'hui il avait besoin de se nourrir à nouveau, mais que cela ne devait pas me faire peur. Bien évidemment, la sensation de satiété reviendrait et c'est justement ça qu'il fallait que j'accepte : que malheureusement je payais mes mois de restrictions ! Il fallait que je fasse attention à me poser des limites pour ne pas tomber dans l'extrême inverse. Elle me parla de sa théorie de l'enfant et des bonbons : un enfant sans arrêt privé de bonbons, lorsqu'il se rend à un anniversaire, ne peut s'empêcher de sauter sur tous les bols. À l'inverse, un enfant qui sait pertinemment qu'il a des bonbons à disposition chez lui et que demain, après-demain et tous les autres jours, ils seront encore là, n'en aura pas envie tous les jours. C'est naturel. Elle continuait en comparant cette situation avec la mienne, je ne devais en aucun cas avoir peur de manger une tartine de pâte à tartiner pour le goûter, car c'était normal et de mon âge. Puis, en riant, elle ajoutait « et de n'importe quel âge d'ailleurs ! » Selon elle, il n'y avait pas de règles pour se faire plaisir tant que c'était mesuré. En effet, mesurer était à différencier de « contrôler ». Comme elle le disait, le pot de pâte à tartiner, il sera encore là les jours suivants, alors pourquoi sauter dessus et tout manger en une seule fois ? Dans le fond, comme dans la forme, elle avait su trouver les mots pour me faire prendre conscience que chacun de mes comportements avait des conséquences sur les suivants, ce qui signifiait donc que plus je me privais, plus j'avais ce sentiment de frustration, et que l'éventualité de tomber peu à peu dans un autre trouble du comportement alimentaire pouvait apparaître.

Cette femme-là, je n'ai pas eu besoin de la voir énormément, car quelques séances à ses côtés ont suffi à m'ouvrir les yeux et me faire comprendre qu'il fallait que je me détache de tout ce qu'on lit sur Internet, ce que l'on voit sur les réseaux ou encore ce que les médecins au quotidien peuvent nous dire. Dans mon cas, que je devais grossir, et que le mythe du « je grossis sainement » n'existe pas, car, si je voulais un jour pouvoir reprendre le sport « pour créer du muscle », il fallait de la graisse. Ces mots firent donc écho à ceux de mon beau-père quelques mois plus tôt : « Tu ne te muscles pas, Marine, tu détruis tes muscles, car tu puises dans des ressources que tu n'as même pas ». La réalité c'était que quoi qu'en disent certains médecins, je devais prendre du poids avec des choses que j'aimais, qu'elles soient grasses, sucrées ou salées. Prendre du poids ne devait pas être non plus synonyme de gavage et de grand n'importe quoi, mais simplement de petits plaisirs quotidiens qui me permettraient d'accepter la prise de poids.

C'est alors grâce à elle que j'eus l'idée de créer une liste, je l'avais appelée la liste des *« fear food »*, *aliments de la peur* en anglais. Sur cette liste, j'avais écrit l'ensemble des aliments dits « plaisir » que j'avais envie de remanger un jour. Ça allait du plat le plus commun aux aliments plus gras, en passant par la *« junk food »*, et j'en passe :

- Des pâtes au ketchup
- Des lasagnes
- Un burger
- De la crème fraîche
- Une galette au fromage
- Du pain avec du beurre
- Une pizza
- Des frites
- Des nuggets
- De la glace
- Un pain au chocolat
- Des kitkat balls®
- Une crêpe de pâte à tartiner
- Un beignet
- Un cookie

- Des chips
- Des fraises Tagada®
- Des Smarties®
- Un Mcflurry®
- Manger au Paradis du fruit ...

Toute cette liste représentait pour moi des défis et je n'avais pas d'échéance dans le temps, mais j'étais fière et heureuse de pouvoir à chaque fois rayer un aliment ou un plat quand j'avais réussi à le manger. Cette liste, maman et ma grand-mère la connaissaient et prenaient plaisir à m'aider à la compléter. C'est peut-être bête, mais elle fut pour moi un vrai cahier de bord qui mettait en lumière mes petits efforts du quotidien, mais également les petits pas comme les pas de géant que je pouvais faire pour me sortir de la maladie.

Après ça, je ne me rendais quasiment plus à l'institut Monstouris, car les contraintes de trajet sur Paris m'agaçaient profondément. Néanmoins, un problème persistait : mon besoin constant de contrôler mon poids. La pesée chaque matin était pour moi un véritable rituel de torture, car je ne cessais de voir le chiffre monter et j'avais toujours en moi cette petite voix qui me répétait : « Il faut qu'il descende, pas qu'il monte ! » Alors, pendant l'un des derniers rendez-vous de contrôle avec le médecin qui me suivait sur place, nous avons convenu d'un pacte et d'un contrat : je devais accepter de ne plus me peser moi-même et de donner ma balance à maman pour qu'elle la cache. Même si dans le fond la simple idée de ne plus pouvoir contrôler mon poids me révoltait, j'étais également consciente que c'était l'unique solution pour ne plus me pourrir la vie avec les chiffres. Si je voulais m'en sortir, je devais absolument me débarrasser de cet objet de torture mentale, pour moi comme pour maman. Car oui, non seulement ces chiffres me détruisaient, mais par la même occasion, ils épuisaient maman qui devait toujours me regarder me peser devant elle pour être sûre que je ne lui mente pas.

Pour moi comme pour le bien de notre relation, j'ai donc accepté que ce souci de poids ne soit plus de notre ressort, mais uniquement de celui des médecins. En effet j'acceptai d'être suivie chaque semaine par mon médecin généraliste (celui que j'avais vu quelques jours avant mon hospitalisation) qui aurait pour mission de me peser sans forcément me donner les chiffres pour ensuite les transmettre à Montsouris.
Avec du recul, je peux vous dire maintenant que ce choix a été peut-être l'un des plus difficiles à accepter, mais également celui qui eut l'impact émotionnel le plus fort. Je n'étais enfin plus un chiffre sur une balance ! Même si chaque matin je me levais en pensant fort à l'idée que je voulais connaître mon poids, je finissais par l'oublier en me répétant : « Combien de temps encore veux-tu te priver de ta vie ? Veux-tu rester malade pour toujours ? Regarde toutes les petites victoires que tu as accomplies, veux-tu sincèrement redevenir la jeune fille sans vie que tu étais ? » Non, plus jamais.

Cependant, quelque chose de plus venait parfois rendre la prise de poids difficile à accepter : le manque de sport. La pratique sportive m'avait été en effet proscrite à l'hôpital et pendant les premiers mois qui suivirent l'hospitalisation. Cette pratique, elle m'était essentielle et, comme beaucoup de personnes souffrant d'anorexie mentale, c'était aussi le moyen de déculpabiliser et de pouvoir accepter de manger. Je me rappelle encore de ces soirs où je devenais si folle à l'idée de ne pas pouvoir en faire que j'allais discrètement dans la chambre d'amis où se trouvait le vélo elliptique pour pédaler en cachette. Mon frère m'entendait la plupart du temps et me faisait du chantage pour ne pas aller le dire à maman. J'étais devenue complètement frustrée et ce manque constant de me bouger me rongeait de l'intérieur.
Alors, une fois l'IMC de 18 dépassé, je conclus avec le médecin un accord pour doucement reprendre le sport. Tous avaient compris que c'était pour moi un besoin vital sans lequel je n'accepterais pas de prendre du poids. Ils consentirent donc à me laisser faire 3 x 20 minutes de sport par semaine en échange de quoi mon poids sur la balance ne devait en aucun cas descendre. C'était une joie immense, enfin j'allais pouvoir

faire un peu de « sport » sans me cacher ! Non seulement je n'ai pas perdu un gramme à la suite de cette autorisation mais, au contraire, cela a accéléré ma prise de poids ! Je n'avais en réalité pas besoin de compenser quoi que ce soit, c'était juste pour moi un défouloir et une activité qui m'amenait de l'équilibre.

Le mois suivant, j'avais rendez-vous avec un médecin de l'éducation nationale pour pouvoir discuter des aménagements d'horaires envisageables au lycée (PAI, etc.), mais aussi de l'éventualité du bac. Comme je l'avais décidé depuis un moment, je ne voulais pas le passer, pourtant, ce que je ne savais pas encore, c'est que cette femme allait tout bouleverser.

Dès le début, je sentis qu'elle n'était pas dans le jugement, mais au contraire dans l'ouverture. Elle commença en me demandant ce que j'attendais exactement d'elle et ce qui m'amenait là. Quoi ?! Mais elle n'était même pas au courant de la raison de ma venue ?! Je ne comprenais pas. Alors, maman commença à raconter mon histoire. Aussitôt, la femme la coupa et me regarda avant d'ajouter : « Je veux que ce soit toi qui me racontes ton histoire ! »

Alors, avec mes mots, je lui racontai brièvement les raisons qui m'avaient amenée devant elle aujourd'hui. À cela, elle me répondit : « Et ensuite ? » J'étais scotchée. Ensuite quoi ? C'était pourtant simple : je voulais une solution pour ne pas avoir à passer le bac et pouvoir tout retenter l'année prochaine. « Non, rétorqua-t-elle. C'est ton avenir, pas le mien. »

Elle m'expliqua qu'il y avait forcément une suite, que je n'étais pas juste « Marine la malade qui restera anorexique toute sa vie » et que cette maladie ne représentait qu'une petite partie de ma vie. Ces mots eurent l'effet d'une bombe dans ma tête quand elle continua : « Tu ne dois pas construire ton futur en fonction de ce qui t'est arrivé. Il faut que tu tentes les choses sans forcément partir en abandonnant. Ton bac, je veux que tu le passes et que tu tentes le tout pour le tout. Quoi qu'il arrive, tu n'as absolument rien à perdre, alors, qu'est-ce qui t'en empêche ? Certes tu n'as pas pu aller en cours cette année, mais imagine rien qu'un instant si tu réussis à l'obtenir, ce sera ta revanche ! »

C'était sans aucun doute la première fois que quelqu'un me parlait comme ça. Elle avait à peine fini sa phrase que je lui répondis : « OK, on y va ». Ces mots réveillèrent en moi quelque chose que je pensais perdu et en quoi je ne croyais plus : moi-même. Pendant tout ce temps, je fonctionnais comme un robot, je faisais les choses pour les autres et rarement pour moi. Difficile de s'estimer, difficile de penser que j'étais soudainement autre chose qu'une « fille malade ». Pourtant, il était temps de commencer à retrouver la jeune fille pleine de volonté que j'étais.

Elle m'expliqua ensuite que tout serait mis en place pour que je puisse le passer dans de bonnes conditions (aménagement de temps, chaise plus confortable, car j'avais souvent rapidement mal à cause de ma minceur…). Et le mieux : elle m'offrait la possibilité de garder l'ensemble de mes notes si malgré tout j'étais amenée à ne pas l'avoir. Aujourd'hui c'est le cas pour tous les jeunes bacheliers, à l'époque j'étais la première à avoir ce « privilège ». Néanmoins, le simple fait d'entendre : « Vas-y, tente-le, quoi qu'il arrive tu ne risques rien et tout ce que tu feras ne sera au pire que du bonus pour l'année suivante » eut l'effet d'un électrochoc. Parce qu'au lieu d'accepter que l'on fasse selon mes conditions de malade, on me répondait que ça n'allait pas définir mes projets et qui je suis. Ce fut une source de motivation : prouver que j'étais effectivement capable et que mon passé ne me limitait pas. On croyait en mes capacités malgré tout ? Alors, c'est parti !

Sortie de ce rendez-vous, j'étais non seulement motivée à passer le bac, mais en plus de ça, j'étais motivée à retrouver ma vie.

Alors, le combat commença.

Mars, avril. Les mois s'enchaînaient et au fur et à mesure j'acceptais de manger « comme les autres » et surtout avec les autres. Je retrouvais finalement des petites lumières de vie, car à mesure que je grossissais ma vie changeait. En moi-même je ne cessais de repenser à cette psychologue de l'hôpital d'Évry qui répétait : « La nourriture c'est la vie », au moment de mon hospitalisation. À ce moment-là je trouvais l'idée ridicule, puis avec le temps je me disais qu'elle avait entièrement raison. Grâce à mon PAI, j'obtins le droit d'emmener ma propre nourriture et je pus donc rejoindre mes amis à la cantine. Finalement c'était là que tout se passait. Moi qui pensais que les repas ne représentaient que des sources de stress et d'angoisse, c'était tout l'inverse : ils représentaient la convivialité, les ragots, les rires et les moments que finalement on n'oublie pas du lycée. La première fois, j'avais terriblement peur du regard des copines mais également des autres élèves du lycée à la vue de ma « lunch box », mais chacun restait concentré sur sa table, son plateau et son groupe.
Quant à mes amies, elles oublièrent vite ma différence pour profiter simplement du fait que j'étais vraiment là pour une fois. Et finalement le « une fois » se transformait en plusieurs fois par semaine jusqu'au jour où, à l'approche du bac, j'acceptai de retourner au lycée pour des journées entières, chose que je n'avais pas faite depuis octobre. C'était un vendredi, nous avions philo le matin, puis espagnol et littérature anglaise l'après-midi. Ce midi-là, j'avais décidé de ne pas emmener ma nourriture et de faire comme les autres, c'était pour moi un énorme pas en avant, car je savais pertinemment que le vendredi était le jour des frites et d'autres aliments que je considérais comme des *« fear food »*. Comme je m'y attendais, c'était friand au fromage en entrée, poisson pané et frites en plat, fromage et un gâteau au chocolat en dessert. À mon énorme surprise, je mangeai tout sans le moindre problème et sans la moindre culpabilité, car j'étais totalement absorbée par la magie du moment : pour la première fois depuis plus d'un an j'étais comme les autres.

2 - Le bac

« Passer le bac quand on n'a pas suivi un seul cours de l'année… mais quelle idée ? » Oui, c'est bien ce que j'ai pensé de nombreuses fois après avoir accepté et annoncé que je tenterais celui-ci. Heureusement, de nombreux aménagements avaient été mis en place et Julie, tout comme la prof de philo et d'autres enseignants, tentaient de me faire rattraper mon retard en me donnant certains cours. Mais j'étais littéralement perdue. « Perdu » était également le mot qui caractérisait le mieux mon choix d'orientation. Car forcément, en acceptant de passer le bac, je devais, au cas où, faire des vœux d'orientation. Dans ma tête, ils étaient de l'ordre du « peut-être » plutôt que de la certitude, car la vraie question était avant tout de savoir si j'allais redoubler ou non mon année. Alors, je choisis par défaut une licence de sociologie, une autre de philo et de psycho et pour finir une d'histoire géographie. En vérité, je ne me projetais pas du tout dans ces filières. Une autre idée me trottait dans la tête sans que j'arrive à être sûre de cette voie…

Un soir, alors que je rentrais à la maison, mon frère et maman discutaient du choix d'avenir de celui-ci qui répétait : « Moi, de toute façon, je veux être professeur de sport ». Elle lui répondit : « Tu sais, ce sont des études hyper sélectives et il faut avoir fait S ». Cette discussion fit immédiatement écho à cette idée que j'essayais de formuler. J'y pensais dans le fond et c'étaient les études qui me plaisaient le plus étant plus jeune. Alors je regardai maman, pris une grande inspiration et lui lançai : « Et si je faisais STAPS ? » Mon frère éclata de rire : « Mais tu n'as même pas de note de sport pour le bac, comment veux-tu être acceptée !? » Il avait raison, néanmoins une chose pouvait jouer en ma faveur, nous étions encore à l'époque où pour le public tout était fait par tirage au sort. Alors, lorsqu'arriva le dernier jour pour finaliser ses vœux, j'ajoutai sans trop réfléchir STAPS en premier vœu. C'était peut-être un coup de folie, mais qui sait, comme le disait ce fameux médecin de l'éducation nationale que j'avais dû aller voir quelques semaines plus tôt : « Je ne suis pas déterminée par mon passé et c'est uniquement à moi de décider de ce que je ferai de mon avenir ». Voilà, c'était envoyé.

Le bac quant à lui arrivait à grands pas et chaque semaine qui m'en rapprochait me faisait paniquer, car j'avais le sentiment d'être totalement larguée. Je pense que c'est Julie qui fut sincèrement de la plus grande aide, car elle n'avait aucun problème à m'envoyer tout ce qu'elle pouvait alors que rien ne l'y obligeait. En fait, j'ai le sentiment que j'étais un peu un combat pour elle aussi, car elle voulait autant que moi que j'aie ce satané bac.

Certains de mes enseignants que je ne citerai pas pensaient que je fonçais droit dans le mur, d'autres au contraire faisaient tout pour m'aider, à l'exemple de mes professeurs de langues et de ma professeure de philo qui me proposa des cours particuliers. Même si je n'arrivais pas toujours à la cerner, avec du recul, c'est quelqu'un qui a énormément fait pour moi pendant cette année-là ; à l'exception du jour où elle envoya un mail à maman concernant mon choix post-bac pour lui dire que c'était choquant de me laisser choisir STAPS comme vœu, et surtout « illusoire ». Ah oui, c'est vrai… J'étais et je restais aux yeux des enseignants « la jeune fille anorexique fragile ». Cette image me collait à la peau et, pour être honnête, même si ses mots n'étaient pas les bons, il y avait un fond de vérité dans ce mail : je m'illusionnais dans un avenir qui n'était peut-être pas du tout pour moi. Pourtant, la chance fut de mon côté, car à la surprise générale, j'étais acceptée. J'avais maintenant toutes les raisons de m'accrocher et de gagner la dernière étape !

À côté, mon rapport au corps évoluait et mon rapport à la nourriture également. J'avais fait beaucoup de chemin au cours de ces derniers mois et tous ces objectifs me servaient de ligne de mire pour me pousser à ne rien lâcher. Désormais j'avais des choses auxquelles m'accrocher. Alors, même si ma prise de poids était lente, elle était tout de même en hausse et j'atteignais pour mon bac le poids de 44,5 kilos. J'avais enfin un IMC dans la norme et mon état de santé et mon moral quant à eux étaient en constante amélioration : je rentrais à nouveau dans mes vêtements d'avant, je faisais des projets pour mes vacances, je sortais davantage avec mes amis... Bref je retrouvais de l'énergie et de la vie de jour en jour.

Malgré tout, la fin des cours et la période de révision me firent retomber quelque peu dans mes travers. Mon absence quasi totale d'appétit était désormais due au stress : j'avais le sentiment de m'être aventurée dans quelque chose que je ne maîtrisais pas et qui semblait inatteignable. En même temps, réviser la quasi-totalité de son bac avec des annales en ayant l'impression de ne jamais avoir entendu parlé de ces cours était loin d'être joyeux. Ce que l'on peut dire, c'est que je n'ai peut-être jamais autant voulu quelque chose aussi fort, j'ai travaillé d'arrache-pied du lever du soleil au coucher, et à défaut de manger un repas, j'ai avalé quotidiennement des dizaines et des dizaines de lignes. Je voulais ce bac à tout prix.

Heureusement pour moi, les enseignants de langues m'avaient aménagé les épreuves pour que je n'aie à passer que deux thèmes au lieu de quatre, ce qui pour moi était un réel soulagement, car n'ayant pas été là pendant une bonne partie de l'année, je n'aurais pas pu assurer les deux autres. Je misais donc tout sur l'anglais qui était mon premier coefficient, 11 si mes souvenirs sont bons.

Le jour du bac et les résultats

Comme on me l'avait promis, j'étais dans une salle à part grâce à mon PAI. J'étais apaisée et je me répétais la phrase « tu n'as rien à perdre » comme un mantra, qui prenait enfin ce jour-là tout son sens. Mon point de vue avait changé : non seulement je ne pensais plus à l'idée de garder mes notes pour l'année prochaine mais, au-delà de ça, il était désormais pour moi inconcevable de rester dans ce lycée une année de plus : je devais tout donner pour réussir ! Après tout, j'avais travaillé comme une dingue pour…

Les épreuves orales comme écrites se passèrent toutes bien, à l'exception de l'histoire où j'étais tombée sur l'un des seuls sujets sur lesquels j'avais fait l'impasse, avec en plus une partie au choix sur « une étude de cas que vous avez vue pendant l'année »… Quelle ironie ! Je riais jaune et fis de mon mieux pour ne pas pleurer.

Bilan : j'étais certaine de ne pas l'avoir. Quelques semaines plus tard, après de très nombreux moments de doute, l'heure des résultats était enfin arrivée. Nous nous sommes rendus dans un lycée à l'autre bout du département pour pouvoir les voir en direct, nous ne voulions pas les découvrir sur Internet. Maman m'avait demandé d'éteindre mon téléphone pour ne surtout pas les connaître par quelqu'un d'autre. Quoiqu'il arrive, que le résultat soit positif ou négatif, nous ne voulions pas le découvrir autrement que par nous-mêmes. Pour maman comme pour moi, c'était peut-être le symbole d'un nouveau départ.

Une fois arrivés devant le lycée, ça bouchonnait et je bouillonnais à l'arrière de la voiture, suppliant mon beau-père de nous laisser descendre pour aller voir, sans attendre qu'il se soit garé. J'ouvris la porte et commençai à courir, maman juste derrière. Nous rentrâmes dans le lycée pour lire les feuilles accrochées sur le grillage, mon nom ne figurait nulle part. C'était clair : j'étais au rattrapage ou tout simplement je ne l'avais pas. Au moment où je commençais à plonger mon visage dans mes mains, maman m'ordonna de la suivre : nous nous étions trompées de liste ! Une lueur d'espoir me donna la boule au ventre. Cette fois, nous étions devant la bonne liste et, tétanisée, je ne voulais plus regarder. C'est maman qui se jeta dessus avant de fondre totalement en larmes et de crier : « TU L'AS MA CHÉRIE, TU L'AS !!! ET AVEC MENTION EN PLUS ! » Je ne la croyais pas, je ne réalisais pas ! Ce jour-là, je n'ai pas versé une seule larme, car j'étais complètement retournée et sous le choc. Non seulement j'avais eu mon bac, mais en plus avec mention, chose que je n'espérais pas un seul instant.

Une fois calmées, nous sommes rentrées chercher le dossier pour enfin pouvoir lire noir sur blanc :

« Marine NORET, Reçue avec mention assez bien,
12,6 de moyenne générale au baccalauréat littéraire »

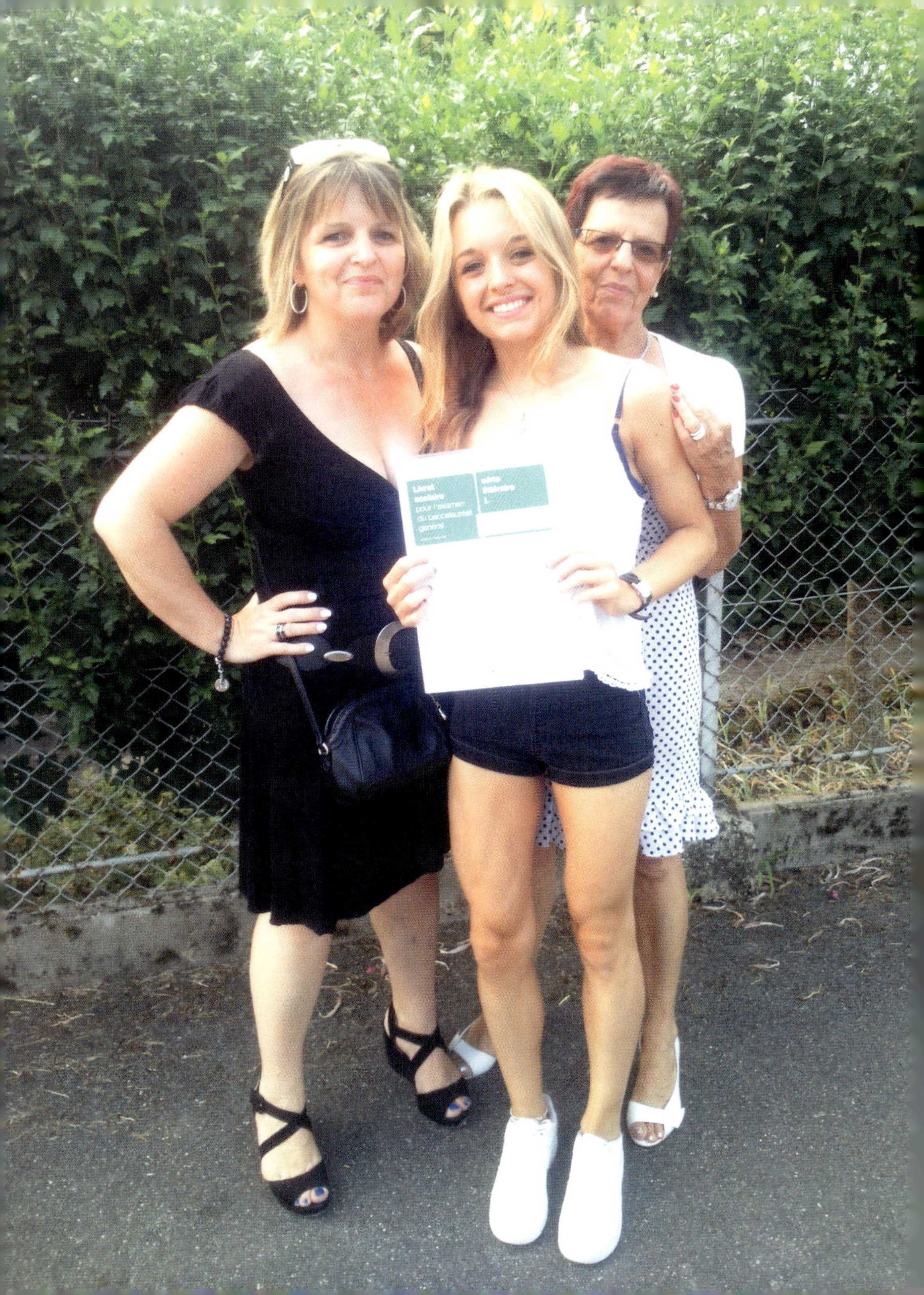
Livret scolaire pour l'examen du baccalauréat général
série littéraire L

J'eus également la surprise de découvrir que ce bac je le devais en grande partie à mon 19 en anglais qui m'avait sauvée, mon 18 en littérature et mes autres bonnes notes plus inattendues que les autres. Inattendues, non, car finalement j'avais travaillé et ça avait payé. Pour Julie aussi d'ailleurs, qui eut son bac haut la main.

Tous ces mois d'horreur semblaient désormais loin derrière nous, personne dans ma famille ne comprenait réellement le changement radical qui s'était opéré en quelques mois. Cette victoire n'était pas seulement personnelle, elle était aussi collégiale, avec ma famille. Nous étions tous passés par des moments difficiles, pensant que notre vie n'avait aucun sens et que la mienne ne se résumerait qu'à des hôpitaux et des médecins. Au fil du temps, nous nous sommes reconstruits, doucement mais sûrement, et toujours avec l'idée que rien n'arrive au hasard et que cette maladie ne nous aura non pas détruits mais au contraire renforcés. Pendant des semaines, nous avons vécu avec l'idée que nous n'avions qu'une vie et qu'il fallait arrêter de courir après le temps pour savourer chaque instant. Mon bac, c'était justement une suite illogique que nous ne pensions pas vivre. Finalement, contre toute attente, nous y étions. Comme une nouvelle preuve de notre union, car ce n'était pas seulement mon bac, c'était notre bac.

Ce jour-là, ma vie prit un nouveau tournant, comme le premier chapitre d'une nouvelle vie. J'avais enfin compris que j'étais l'unique personne à pouvoir provoquer les choses et les faire évoluer. Même si, sans l'oublier, le soutien indéfectible de ma famille y était pour beaucoup.

C'était donc un pas de géant vers l'avenir, un avenir loin de l'anorexie, le mien. Enfin c'est ce que j'imaginais, mais ce ne fut pas si simple.

3 – Mes études en STAPS

« Tu ne seras jamais acceptée en STAPS », disait ma professeure de philosophie. Pourtant, c'est exactement ce qui est arrivé. Non seulement j'ai été acceptée, mais au-delà de ça, j'ai été l'une des meilleures pendant mes trois années d'études. Parfois je me dis que si j'avais écouté celle qui pensait obstinément qu'« accepter de m'envoyer dans ces études sportives relevait de l'illusion et de la bêtise », ma vie aurait sans doute pris un tournant totalement différent. Qui sait, peut-être que je serais allée en sociologie ou alors encore en psychologie ? Peut-être que je serais devenue quelqu'un de totalement différent ? On ne peut pas savoir et, pour le coup, je ne veux pas savoir car ma vie a finalement pris le tournant qu'elle devait prendre.

Pour revenir à ma première année, c'était à la rentrée 2015/2016. Quelques mois avant de savoir que j'étais acceptée, je n'imaginais pas à un seul instant avoir la chance de pouvoir intégrer ces études, qui, très sélectives, nécessitaient un bon bulletin et surtout une note d'EPS au bac, chose que je n'avais pas. Pour moi, c'était impensable et ça relevait uniquement du rêve et peut-être effectivement de l'illusion. Simplement, quand je me suis inscrite, je pense ne pas avoir trop réfléchi et avoir fonctionné sur la base du « qui ne tente rien n'a rien ». Je n'avais rien à perdre si ce n'est le fait que toute « ma guérison dépendait de ce choix et du résultat APB[2] ». Rien que ça. Pas de pression… Je me rappelle encore du jour ou je suis allée voir les résultats, j'étais à la fois stressée et en même temps tellement excitée. Psychologiquement, je m'étais dit : « Si je suis

2 Admission Post-Bac

acceptée, je ferai tout pour prendre du poids et manger davantage. Cependant, si je suis refusée, je ne sais pas du tout comment je gérerai mes années d'études ». Dans le fond, je savais pertinemment que ces études, constituées au début à 40 % de pratique sportive, nécessitaient une bonne condition physique et, surtout, l'alimentation qui allait avec. Je savais également que je serais amenée à pratiquer différents sports chaque jour et qu'il allait me falloir de l'énergie.

C'était donc simple : soit j'étais acceptée et je me donnais tous les moyens pour guérir, soit j'étais refusée et je me laissais sombrer à nouveau. Très peu de gens s'imaginent que j'ai pensé les choses de cette façon-là, pourtant c'était bien ces seules possibilités que je concevais. La reconstruction ou l'effondrement.

Pour moi, intégrer cette filière était le début de nombreuses nouvelles résolutions qu'il me faudrait tenir : reprendre davantage de poids, accepter qu'il allait falloir que je mange encore plus, me donner à fond pour avoir le bac qui était la dernière étape. Je sais que ce résultat m'a donc énormément motivée à travailler pour obtenir ce diplôme qui représentait la seule barrière me séparant de cet avenir. Si je ne l'avais pas, je pouvais déjà faire une croix sur ces études-là et donc potentiellement prendre le risque de ne pas être acceptée l'année suivante. Qui sait, avec toutes les lois qu'il y a eu ensuite, j'ai de grandes raisons de penser que ce résultat était uniquement le fruit du hasard et que ce hasard était de mon côté. Pour une fois.

L'été qui a précédé cette rentrée en STAPS fut l'un des plus beaux que j'aie passé. En même temps, si l'on se référait à celui de l'année précédente, il n'y avait pas de comparaison : c'était le jour et la nuit, l'épanouissement versus la dépression. Nous étions partis en Grèce en club de vacances. Pour la première fois depuis des mois je réussissais à me lâcher et à ne rien contrôler sur mon alimentation, je ne faisais quasiment aucun sport et ne ressentais pas la moindre culpabilité. Après tous ces mois de difficultés, le stress du bac et ma peur de la rechute, c'était une victoire de voir que j'étais capable à nouveau de prendre goût à la vie. Cet été-là, je ne fis quasiment pas de sport et je commençai enfin à avoir une vie sociale épanouie. Pour mes parents comme pour moi, ces vacances furent une jolie parenthèse loin de tout ce que nous avions vécu. Couper ma pratique sportive pendant quelques semaines était déjà pour moi une belle victoire et une preuve de détachement.

L'heure de la rentrée est arrivée très vite. J'avais peur, j'étais incroyablement terrifiée. Pour commencer, j'étais effrayée par les autres et par le fait que pour la première fois de ma vie il allait falloir que je quitte peu à peu mes zones de confort : plus de bus au bout de la rue pour aller dans un lycée qui était à peine à dix kilomètres, la fac était à quarante minutes de chez moi, en train. Aujourd'hui, n'importe qui se dirait que ce n'est rien, moi la première, mais quand on a passé des années à être maternée et couvée, que l'on était en mi-temps thérapeutique, il est difficile de devoir tout chambouler du jour au lendemain. Pourtant c'était bien ça, la vraie rupture entre les années lycée et l'université : on se retrouve seul face à soi-même, sans encadrement. Finalement, mon côté sociable m'a vite aidée à me faire un cercle d'amis et à me mettre à l'aise. Qui plus est, dans la fac que j'avais intégrée, les STAPS en première année devaient faire deux semaines de stage sportif de « cohésion » avant de commencer les cours. Autant vous dire que ça m'a rapidement mise dans le bain.

Une des choses qui m'a également marquée, c'est lors de la pré-rentrée, quand le professeur principal n'a cessé de nous répéter que nous étions dans des études très demandées, où chaque année des milliers d'étudiants se retrouvaient sur le carreau à n'être acceptés nulle part. Cette simple idée me confortait dans la mienne qui était que j'avais énormément de chance d'avoir été prise avec mes notes et mon année scolaire de terminale quasi inexistante. Il a ajouté qu'il fallait regarder son voisin de gauche, puis celui de droite, qui ne seraient sans doute plus là à la fin de l'année… C'était clair, je savais exactement dans quoi je m'engageais.

Pendant le stage des premières semaines, nous alternions entre deux heures de rugby le matin et deux heures de course d'orientation l'après-midi. Pour ne pas faire dans la dentelle, j'avais évidemment décidé de me réinscrire en club d'athlétisme cette année pour prendre ma revanche sur mon arrêt net avant l'hospitalisation : pour moi, c'était l'année de la guérison. Néanmoins, il y avait en plus de mon stage deux entraînements de 1 h 30 par semaine, autant vous dire que j'étais complètement rincée. J'ai ainsi pris une première claque en voyant la difficulté que j'avais à tenir le rythme et comment je me retrouvais à dormir dans le canapé à peine le pas de la porte passé. J'ai donc ainsi très vite compris qu'il allait falloir que je fasse un maximum d'effort pour tenir le coup. Et donc ne surtout pas voir mon poids rechuter.

J'ai donc naturellement commencé à augmenter mes apports nutritionnels, même si ce n'était souvent jamais assez. La preuve était ma fragilité lors des cours de rugby. Je me faisais bousculer par les garçons (oui, car pour être honnête, nous étions une petite minorité de filles en STAPS) et donc souvent blesser. Pourtant, je me suis accrochée, encore et encore, au point de marquer l'enseignant qui devint d'ailleurs l'un de mes piliers tout au long de ces années d'études. Je me rappelle encore qu'il me comparait constamment à une « petite crevette » ; pour lui c'était affectif car il m'appréciait et me protégeait beaucoup. Personnellement ça me vexait et j'avais encore plus envie de foncer dans le tas. C'est sans doute à cause de ça que je me suis fait relativement vite remarquer : j'étais la plus frêle, mais pourtant une de celles qui en voulaient le plus. Ce sport me permettait de relâcher tout l'énervement que j'avais en moi et j'aimais énormément ça. De même, je me distinguai par ma vitesse, je courais un peu partout à droite à gauche et ça payait. Du côté de la course d'orientation, c'était pareil, j'aimais beaucoup ce sport et je ne me débrouillais pas trop mal. Ce stage d'intégration s'est terminé par une évaluation théorique et pratique avant de commencer enfin l'année et de rentrer dans le vif du sujet.

De cette année-là, je pourrais dire beaucoup de choses, mais sincèrement, ce qui selon moi ressort le plus reste le fait que je ne me suis jamais autant accrochée de ma vie. Je n'oublierai jamais cette phrase de ma professeure de SVT qui, la troisième semaine de cours, demanda aux élèves sortis de terminale S de lever la main, puis aux ES, et enfin aux autres bacs (L, STMG… bref les brebis galeuses, comme elle le disait). Elle nous regarda et nous dit : « Tous ceux qui ne sortent pas d'un bac S, vous ne validerez pas l'année. » OK, ça annonçait la couleur. J'avais beau savoir que ça n'allait pas être facile, je ne m'imaginais pas que l'on nous casse à ce point dès le début.

J'ai également dû faire face cette année-là à de nombreux changements dans ma vie, que ce soit dans mon entourage et donc dans ma vie sociale, mais aussi avec le boum des réseaux sociaux qui m'est tombé dessus du jour au lendemain. Même si j'avais toujours un peu partagé sur Instagram, je devais compter au début seulement 2 000 ou 3 000 abonnés. Tout s'est bousculé quand j'ai commencé à passer de la jeune fille malade à la recherche d'aide à la jeune femme qui se reconstruisait et inspirait au passage d'autres personnes dans le même cas, mais pas seulement.

Ce qu'il faut savoir, c'est qu'à cette période, le célèbre *Youtuber* Tibo InShape me proposa de passer dans l'une de ses vidéos : « Anorexie Incroyable Transformation », et que cette vidéo fut vue plus de trois millions de fois. Autant vous dire qu'en très peu de temps, je passais de l'ombre à la lumière sans vraiment m'y attendre. Cette visibilité vit grandir le nombre de mes abonnés sur les réseaux (ce qui au final ne changea pas grand-chose à ma manière de poster des photos) et je commençais à devenir plus « populaire ». Honnêtement, je ne me rendais absolument pas compte de l'envergure des choses, je pensais à ce moment-là que c'était simplement l'occasion de pouvoir faire passer des messages concernant l'anorexie et l'idée que l'on pouvait s'en sortir.

Dans un premier temps, j'eus beaucoup de mal à m'intégrer. Les gens ne comprenaient pas que je veuille autant être à fond dans mes études, et je me prenais régulièrement des remarques du type « lèche-boules » ou encore « suceuse ». Après avoir joué les fantômes en terminale, obtenu mon bac L en tentant la chance et intégré la filière dont je rêvais sur un coup de poker, que je souhaite tout simplement ne pas voir me passer sous le nez la deuxième chance qui m'était offerte de prouver aux autres mais surtout à moi-même que je valais quelque chose, était la moindre des choses. Mais non, il ne fallait pas que je compte sur une compréhension particulière…
Ils ne supportaient pas non plus ce que je faisais sur les réseaux sociaux.

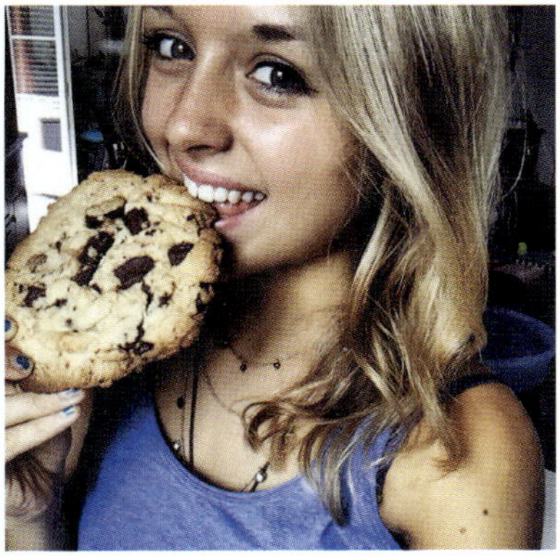

Il était très compliqué pour moi de faire face au regard des autres étudiants et d'assumer cette « deuxième partie de moi » : la Marine d'Instagram. Pendant longtemps j'ai dû me cacher et justifier le moindre de mes choix. J'ai donc passé la majeure partie de cette année-là avec seulement trois à quatre amis qui, eux, ne me jugeaient pas. Mais il m'arrivait régulièrement de me sentir vraiment seule et de me considérer comme « incomprise ». Mais j'avais par le passé déjà donné trop d'importance à ce que pensaient les autres de moi. Je ne voulais pas reproduire cette mauvaise habitude de prêter attention au négatif et j'ai travaillé pour me concentrer sur ce qui m'apportait du positif afin de ne pas recréer une spirale infernale. Je travaillais et cela portait ses fruits, l'athlétisme me défoulait et ma famille et mes amis m'aimaient. C'est tout ce qui devait importer et c'est ce qui importa.

Cette année-là, j'ai également eu dix-huit ans. J'étais persuadée que cette rentrée dans l'âge adulte révolutionnerait ma vie alors qu'en réalité ça ne l'a strictement pas changée. Ah si, à un détail près : cet anniversaire m'a permis de rencontrer Marine Leleu. À l'époque (et encore aujourd'hui), c'était la sportive qui m'inspirait le plus. Elle avait vécu les mêmes soucis avec l'anorexie et su en faire ensuite une force. Cette triathlète, je la suivais régulièrement sur les réseaux et rêvais d'un jour pouvoir la rencontrer. Grâce à l'un de mes meilleurs amis qui me fit la surprise de la contacter, mon rêve fut exaucé et je pus faire un entraînement avec elle. Ce fut pour moi l'un des moments les plus marquants de ma vie. Cette femme m'apporta de l'espoir, beaucoup d'espoir même. Je me rappelle de nos premiers échanges où je n'osais rien dire tant j'étais impressionnée. Elle me mit rapidement à l'aise en m'offrant un cadeau : c'était un bracelet en tissu imprimé léopard. Elle portait déjà le même et m'expliqua que chaque fois que j'en ressentirai le besoin, pendant mes courses ou simplement des moments de la vie où je douterais de moi, je n'aurais qu'à le toucher pour penser à elle et m'accrocher. Ce bracelet, je l'ai perdu quelques années plus tard et, aujourd'hui, trois ans plus tard, elle vient d'en racheter deux : un pour moi et un pour elle.

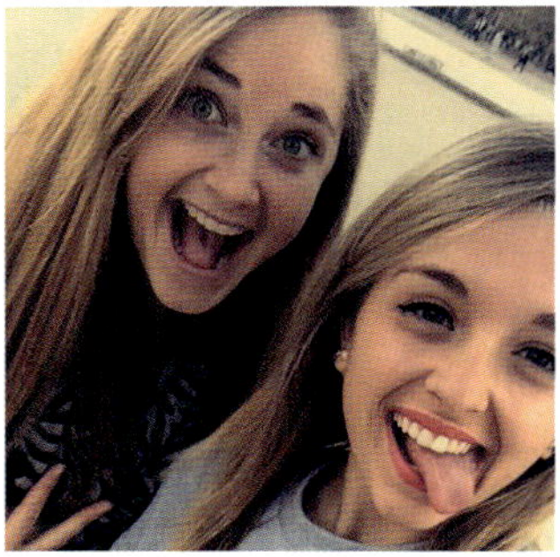

Tout au long de cette première année de licence, non seulement les résultats scolaires étaient au rendez-vous (en même temps, je n'ai, je crois, jamais autant travaillé qu'à ce moment-là), mais également les résultats sportifs. Au-delà de mes entraînements d'athlétisme où je commençais doucement à me faire remarquer par le coach, j'ai pu me qualifier au Championnat de France de 10 km en junior (ce qui pour moi était l'une de mes plus belles victoires), mais aussi aux championnats de France universitaires de Cross et de 10 km. Je me souviens encore du bonheur ressenti à l'idée de pouvoir représenter ma faculté au niveau national. Pour beaucoup ça pourrait sembler bête, mais pour moi, ce sport était véritablement mon premier moteur pour avancer. Je dormais athlétisme, je pensais athlétisme, je mangeais athlétisme et surtout je m'entraînais pour être meilleure de jour en jour. Ce sport m'apportait de la sérénité et surtout me permettait de toujours rentrer épuisée, c'était mon moment à moi pour lâcher toutes les choses qui me pesaient. La vitesse m'apportait de l'adrénaline, la compétition me poussait à chercher au-delà de mes limites et j'aimais ça. J'aimais terriblement la sensation d'être bien vivante que l'athlétisme me procurait. Je pense n'avoir jamais été autant passionnée que par cette discipline : elle allait chercher mon mental et me permettait de me transcender et me dépasser. J'ai aussi pu remarquer que tout ce sport avait le don de contrôler mes émotions, car les seuls jours où j'en étais privée, je semblais ne plus rien contrôler et j'étais vraiment sur les nerfs et de mauvaise humeur. Comme j'aimais le dire, après chaque entraînement, l'adrénaline qui me transperçait le corps était devenue ma drogue.

Plus je repense à cette année, plus je me dis que ces entraînements étaient mes piliers, la motivation qui me faisait me lever le matin.
Je validai sans le moindre souci l'année avec mention Bien et fus donc acceptée en deuxième année. J'ai d'ailleurs donné tort à de nombreux enseignants en étant parmi les premiers et en ayant eu la meilleure note de ma promo en SVT, matière où il fallait « sortir d'un Bac S pour valider ». Oui, en effet, sauf quand on le veut vraiment. Alors oui, cette année-là, j'ai sûrement dû travailler deux fois plus que les autres pour rattraper mon retard, j'ai passé des journées entières à faire des fiches et à les apprendre par cœur, mais ça a payé. C'était pour moi une vraie revanche sur tous ceux qui n'avaient pas cru en moi l'année précédente. En moi-même, je ne cessais de me dire que si j'avais fini par les écouter, je ne serais peut-être pas sortie de l'anorexie. Bien entendu, quand je dis « sortie », c'est un mot à prendre avec des pincettes, car pendant cette année-là, mon poids n'a jamais dépassé les 46 kilos. J'oscillais

entre le 43 et le 46, mais dans le fond c'était déjà pour moi une victoire de pouvoir le stabiliser et être capable de m'alimenter correctement en parallèle. Pendant cette période, je commençais à aimer aller au restaurant, c'était un peu pour moi la récompense de mes semaines de sport : j'adorais me faire plaisir pas à pas, sans culpabilité.

L'année suivante, j'avais décidé de choisir l'option « Éducation et motricité » pour devenir par la suite professeur d'EPS. Je me dirigeais donc vers le concours du CAPEPS. Je savais pertinemment ce que cela signifiait et l'engagement que ça allait demander, mais j'étais plus que motivée à en faire mon métier. Cette année-là, ma relation avec les autres s'est doucement améliorée, je commençais à vraiment segmenter ma vie à la fac et ma vie personnelle : à côté j'avais Julie et William (le garçon de la lettre), l'athlétisme, ma famille et mon copain (les périodes où j'en avais un). Pour être honnête, pendant ces deux années, bien que j'aie réussi à refaire ma vie et à avoir à nouveau des relations amoureuses, la plupart furent des échecs, le plus souvent par ma faute. Au moindre faux pas (tromperies, mensonges) ou, à l'inverse, au moindre attachement excessif de mon partenaire, je me bloquais et je fuyais de peur de revivre la même expérience qu'avec J. De plus, mon rapport avec mon corps (qui pourtant était plus musclé et athlétique que jamais) était vraiment compliqué et j'avais terriblement peur à chaque fois au moment de l'acte sexuel. C'est ce qui m'effrayait le plus, et mes nombreux complexes me bloquaient, ce qui finissait forcément par mettre un terme aux relations. De plus, mon addiction au sport et ce besoin impérieux d'aller aux entraînements (il n'était pas question d'en manquer un seul, ce qui signifiait que l'ensemble de l'organisation de mes semaines en était dépendant) m'empêchaient de pouvoir sortir de mes zones de confort et donc d'accueillir quelqu'un dans ma vie. Alors, je l'admets, j'ai souvent fait rentrer les gens dans des moments de ma vie « qui m'arrangeaient », quand cela correspondait à mon emploi du temps sportif. Conclusion, aucune de mes relations n'a pu être durable. Cet emploi du temps particulier a également eu un impact sur mes relations amicales, à mon grand regret. Néanmoins, personne n'est parfait et l'on apprend de ses erreurs : celles d'avoir trop laissé de côté mes amis de l'époque, chose que je ne referais plus aujourd'hui.

Ma deuxième année de licence STAPS fut donc, comme la première, une année entièrement consacrée à mes études et à la réussite de celles-ci. Ma pratique sportive était en hausse constante, mon niveau augmentait pas à pas et cela me motivait à m'accrocher. Je me réjouissais de pouvoir atteindre doucement en deux ans le niveau de filles qui pratiquaient déjà depuis des années, c'était *ma* revanche. Je battis mes records personnels, passant donc de 46 min 30 au 10 km à 45 min 45, je participai pour la deuxième année consécutive aux championnats de France universitaires et à ceux de la Fédération Française d'Athlétisme, et je validai encore mon année avec mention.

Chaque jour qui passait était une évolution, j'apprenais constamment de mes erreurs comme de mes choix. Même si, dans le fond, je continuais à avoir quelques restes de troubles du comportement alimentaire (compter de temps à autre mes calories, tendance à aller vers l'orthorexie qui consiste à manger sainement dans l'excès), je ne cessais de croire que le sport me permettait de leur faire face, et c'était le cas. Ces études ont peut-être été un choix difficile à entendre et accepter pour certains, et même si je suis certaine d'avoir au début choisi ce chemin pour les autres et non pour moi, j'ai fini par réellement m'épanouir et prendre un plaisir fou à apprendre chaque jour de chaque sport. Chaque enseignant, chaque discipline, m'a énormément apporté et m'a construite petit à petit. J'ai dû de nombreuses fois me faire violence pour combattre le regard des autres et l'image de « petite crevette de 43 kilos » qu'ils gardaient de moi. Mais, dans la vie, j'ai réellement appris que ce qui ne nous tuait pas nous rendait plus fort, alors je me suis accrochée tant sur l'aspect sportif que sur l'aspect scolaire. Moi qui n'avais jamais été une excellente élève, j'ai eu envie d'aller chercher sans cesse les meilleures notes, non pas pour prouver quoi que ce soit à qui que ce soit, mais pour être fière de mon chemin. C'était une manière de me dire : « Venge-toi de ton histoire, fais-en une force et déchire-toi ».

Au quotidien aussi, j'acceptais jour après jour de me faire davantage plaisir, j'avais mes rituels de la semaine et mes plaisirs du week-end (je mangeais très sainement la semaine pour ensuite manger avec excès au restaurant tous les week-ends) et surtout, je commençais progressivement à accepter mon image, celle d'une jeune femme en devenir.

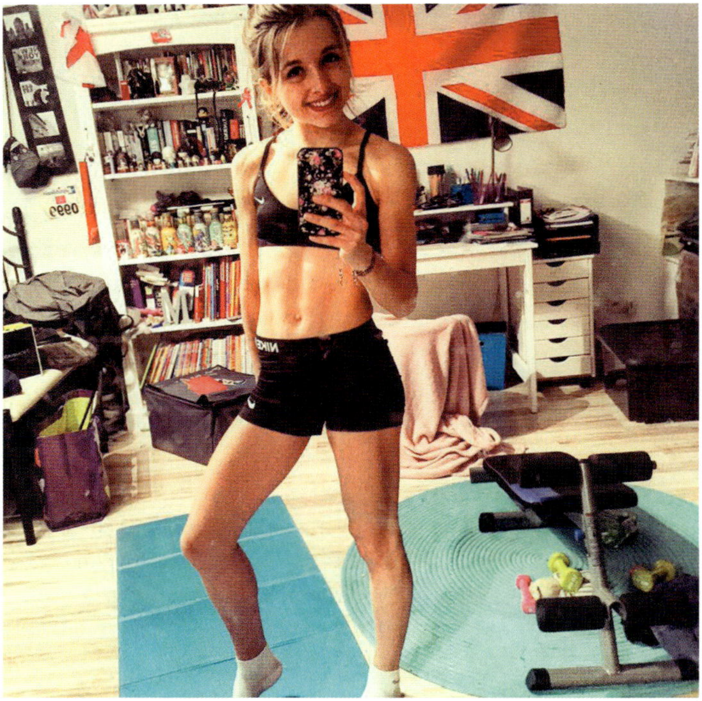

4 – Le « vrai » déclic

Le déclic ? Je ne pourrais pas vous dire qu'il n'y en a eu qu'un. Je pense au contraire qu'il y en a eu des milliers. Mis bout à bout, ils m'ont permis d'enfin comprendre que la vie ne se résumait pas simplement à un chiffre sur la balance, mon alimentation et ma zone de confort. Ma leçon a été de comprendre que la vie, ma vie, ne se vivait pas dans le contrôle, mais au contraire dans le lâcher prise.

Au cours de mes années en STAPS, j'ai énormément appris, sur moi, mais également sur les autres. J'ai compris que je ne pouvais plus continuer à avancer en ayant comme unique moteur celui de vouloir donner tort à ceux qui ne croyaient pas en moi. Après le docteur R., ma professeure de philosophie, puis mon entraîneur, puis les gens à la fac, les gens sur les réseaux sociaux et tout l'entourage proche comme éloigné. Je n'ai cessé de penser que l'unique moyen de me réaliser était de faire ce que l'on me croyait incapable de faire. La vérité c'est que cette idée m'a sans doute sauvée et permis de me sortir des TCA, mais elle m'a aussi limitée, car j'ai avancé sans cesser de me poser la question : « Et les autres ? Que vont-ils penser ? » Comme si chacun de mes choix nécessitait l'approbation de ceux qui m'entouraient.

Je suis certaine que les premiers changements ont été engendrés ma deuxième année de licence, doucement, mais sûrement. J'avais un parcours rectiligne et sans faute, je travaillais très dur et j'aimais que ce soit reconnu à travers mes notes et le regard de mes enseignants. Finalement, j'avais réussi à créer une nouvelle zone de confort avec ces études, mes entraînements d'athlétisme, ma dose de sport quotidienne, mon alimentation sur-contrôlée néfaste, mes courses le week-end, mon

projet professionnel. Dans ma tête tout était clair : je travaillerais dur jusqu'au concours pour être professeur d'EPS, j'arrêterais les réseaux sociaux et je continuerais à m'entraîner comme une bête sur ma piste d'athlé. Oui, mais ça, c'était avant que je reçoive le mail qui a changé complètement le cours de ma vie : celui de l'inscription pour postuler et potentiellement devenir Ambassadrice ASICS. ASICS, la marque d'équipements sportifs que j'affectionnais tant et qui pour moi représentait le graal ultime de ma petite vie de sportive. C'était de la part d'une amie qui pensait que ça pourrait m'intéresser. En toute honnêteté, lorsque je reçus ce mail m'incitant à candidater, jamais je n'aurais cru qu'il y ait une suite. J'ai donc rédigé mon dossier, écrit quelques mots de mon histoire sur le papier et j'ai fait partir ce dossier comme une bouteille à la mer sans le moindre espoir d'un possible retour.
Parallèlement, j'avais fait une rencontre, un garçon qui fit partie de mes plus belles histoires. Quelqu'un qui pour une fois croyait complètement en moi. Pendant les quelques mois de notre relation, et comme dans chacune des rencontres que j'ai pu faire au cours de ces années-là, je me reconstruisais peu à peu et apprenais à davantage accorder ma confiance. À ma grande surprise, il me suivit dans l'ensemble des petites étapes de ce processus ASICS.

Trois mois plus tard, alors que j'étais en vacances, je reçus un mail m'annonçant ma présélection. La seule condition était d'être disponible sous deux jours pour un entretien à Paris. Je m'en rappellerai toujours, c'était un mardi soir et j'avais eu le créneau du jeudi 14 février à 7 h 30. Jour de la Saint-Valentin, nous décidions alors, mon copain et moi, de nous y rendre avant de partir pour Disneyland Paris. Ce matin-là, j'étais plus stressée que pour mon bac. Il m'emmena en voiture et me déposa devant cette grande porte que je n'osais ouvrir. Rien qu'à me replonger dans ces quelques brefs souvenirs, je suis capable d'à nouveau sentir l'angoisse mêlée à l'odeur de croissant chaud des boulangeries qui ouvraient boutique. Chaque détail de cette matinée m'a marquée.

J'entrai, effrayée, et je fus reçue par Romane et Maud, chargées de communication chez ASICS. L'entretien fut rapide, elles me posèrent seulement quelques questions, et tout s'est déroulé sans le moindre souci, comme je n'avais rien maîtrisé et anticipé. Dans ma tête je ne cessais de me répéter : « Sois toi-même, souris, sois positive et tout ira bien ». Et tout alla bien. S'ensuivit le départ pour notre journée en amoureux, loin de tout contrôle et autre tracas du quotidien. Juste moi et le bonheur qui s'offrait à moi, à nous.

Une semaine plus tard, alors que nous étions avec sa famille dans le sud, je reçus le fameux mail, celui que je n'attendais plus. Avec le temps j'étais persuadée que les résultats et la liste des futurs ambassadeurs avaient dû sortir et que bien sûr ma candidature avait été perdue dans les flots qu'ils avaient dû recevoir. Mais non, lors d'un déjeuner au restaurant, je crus m'étouffer lorsque je reçus :

« Félicitations, vous avez été choisie pour intégrer le Team ASICS Front Runner 2017 ! »

Je ne saurais vous dire combien je fus envahie de joie, de surprise et de bonheur. C'était pour moi comme un cadeau tombé du ciel. Oui, avec le recul, je me rends bien compte que chaque petit bond de ma vie était innocent et semblait toujours être « LE moment » le plus heureux. Ce qui est beau, c'est que ce n'en était qu'une étape.

C'est alors que quelques jours plus tard, je reçus une notification m'expliquant qu'il faudrait que je sois à Paris le lundi soir suivant pour le lancement du programme. Attendez ! Quoi ?! À Paris ?! Mais oui c'était vrai… Ce qu'il faut savoir c'est que depuis toute petite je détestais Paris, j'écris bien au passé, car le paradoxe total est qu'aujourd'hui non seulement j'y habite, mais j'aime également désormais énormément cette ville.

Ce lundi arriva très vite, j'avais tout fait pour m'organiser et une amie me logeait afin que j'aille en cours sans galérer pour rentrer. Déjà un peu stressée par cet événement, je commençais à déclencher parallèlement la maladie cœliaque (allergie au gluten), mais je n'en étais pas encore au courant. J'étais donc constamment malade depuis quelques semaines sans en connaître la cause et justement, pile ce jour-là, je l'étais particulièrement. J'avais deux heures de natation le vendredi précédant le rendez-vous ASICS du lundi et je me retenais de ne pas vomir dans le bassin (oui oui, c'était à ce point là !). Je partis prendre le train avec un visage particulièrement marqué, et pas du tout en adéquation avec la soirée qui m'attendait. Pourtant, l'excitation dépassa l'appréhension et encore plus la maladie. J'arrivai sur place, je ne connaissais personne. Ils nous firent visiter les showrooms et s'ensuivit une courte présentation des locaux, de la marque et du concept « Front Runner » (ambassadeurs de la marque en course à pied localisés sur Paris). Ils nous donnèrent des vêtements, ce qui était une première pour moi, alors comme une enfant qui découvre les cadeaux sous le sapin, je m'empressai de tout mettre. Nous devions ensuite aller courir une quarantaine de minutes pour faire des photos. Je pense n'avoir jamais autant subi une course à pied, j'étais si

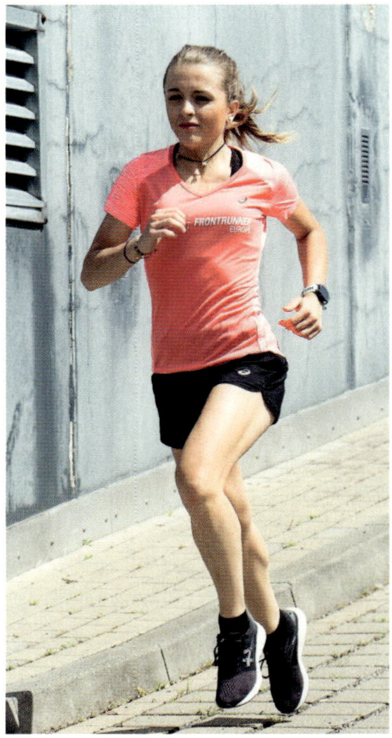

malade que je prenais sur moi à chaque instant et vivais les courts arrêts comme des moments de résurrection. Nous nous sommes arrêtés pour faire des photos « en mouvements athlétiques » sur les bords du canal de l'Ourcq. Ils me proposèrent de poser avec deux autres ambassadeurs. Je ne réalisais pas la chance que j'avais, j'étais complètement obnubilée par l'idée de ne pas aggraver mon état.

Une fois le parcours fini, nous rentrâmes avec les photographes pour rejoindre les autres qui étaient rentrés en courant. Je partis rapidement pour rejoindre ma copine qui m'attendait et, une fois chez elle, je passais la nuit la plus longue de ma vie : j'étais terriblement malade. Dans le fond je ne sais pas tellement ce qui m'a le plus marquée ce soir-là, le fait que je réalise un rêve ou que je passe ma nuit aux toilettes...

Ce fut le début d'une longue expérience basée sur des entraînements hebdomadaires chaque mercredi soir, à Paris. Chacun de ces entraînements était pour moi l'occasion de toujours plus sortir de mes zones de confort : prendre le train très tard le soir, conduire régulièrement dans Paris agrippée à mon volant, manger des choses que je ne contrôlais pas et qui ne rentraient habituellement pas dans mon alimentation « saine » (j'avais très souvent faim après l'entraînement), faire du sport différemment sans la moindre pression, rencontrer des personnes bien plus âgées... Tant de choses différentes qui changèrent non seulement ma vision du sport, mais également de la vie de manière générale. C'est à partir de ces rendez-vous que j'ai compris que pour vaincre ses peurs, il fallait parfois y être confronté. Avant ça, moi qui ne mettais un pied dans Paris qu'une fois par an et par contrainte, je finissais par y aller seule et aimer ça. Avant, j'avais peur des transports en commun, j'avais peur du monde, j'avais peur de tout. Ces nombreux mois m'ont transformée et m'ont permis de comprendre que ce qui nous effraie, ce n'est non pas l'inconnu, c'est le sentiment de ne pas pouvoir contrôler celui-ci. Pourtant, l'inconnu peut révéler de très belles surprises. Au fil des semaines, j'ai apprivoisé chacune de mes appréhensions et fini par les transformer en véritables moments de plaisir. Au-delà du fait de devenir ambassadrice nationale d'une marque que j'estimais énormément, j'ai trouvé dans cette équipe un véritable moteur global d'épanouissement. Ils devenaient peu à peu des amis, et même une seconde famille. Je suis sortie doucement de mes habitudes d'entraînement, j'ai compris que s'entraîner pour soi était une bonne chose, mais s'entraîner pour et avec les autres était encore mieux. Pour la première fois, j'étais entourée de sportifs qui croyaient en moi, de sportifs qui après l'entraînement sautaient sur l'apéro et me prouvaient qu'au-delà du sport, il y a la vie.

Parallèlement à cela, je me sentais peu à peu mieux dans mon corps et dans ma tête, je n'étais enfin plus malade à répétition. Une fois la maladie cœliaque diagnostiquée, j'ai dû arrêter le gluten. C'était pour moi un vrai soulagement, même si les premiers mois furent compliqués et hésitants, je revivais. Le seul problème fut la perte de poids qui accompagna cet arrêt du gluten, perte de poids qui tira tout de suite les sonnettes d'alarme de maman ainsi que les miennes. De 46 kilos je passai à 43, poids inférieur à celui de ma sortie de l'hôpital. Ce qui est terrible, c'est qu'au début je m'en suis réjouie, comme un réflexe, alors que ce n'était dû qu'à un changement d'alimentation. J'avais peur d'être en train de rechuter, je ne pouvais pas le permettre, j'avais maintenant bien trop à perdre et pas construit tout ça pour rien. Heureusement, ce ne fut que de courte durée et une fois que mon régime alimentaire se régula, je repris progressivement les kilos précédemment perdus. Je fus rapidement en pleine forme.

La suite logique fut la montée en flèche de mes performances : je battais un à un l'ensemble de mes records et je n'avais jamais été aussi en forme de ma vie. Le 1er mai 2017, je fis enfin tomber mon dernier record au 10 km : 43 min 23. Après mon bac, c'était ma plus belle revanche et victoire, un moyen pour moi de légitimer tout l'entraînement mais aussi de montrer à tous de quoi j'étais capable.

Au-delà de la performance, de l'alimentation et de toute ma petite vie de sportive, d'autres changements étaient en cours d'opération dans ma vie d'étudiante de manière générale. Je commençais à aspirer à d'autres perspectives d'études. Moi qui avais toujours rêvé de devenir professeure d'EPS, je déchantais peu à peu après un stage négatif, mais également à cause du trop-plein de pression que l'on nous imposait au quotidien pour le concours du CAPEPS. Je passais de plus en plus de temps à découvrir les évènements sportifs de l'intérieur grâce à mon rôle d'ambassadrice chez ASICS et l'idée de travailler dans ce milieu faisait son chemin. Ce changement nécessitait forcément de quitter ma fac qui ne proposait pas cette option de licence 3, « Management du Sport et des évènements sportifs », et de m'inscrire dans une fac éloignée de chez moi, ce qui me forçait à prendre mon indépendance. Pendant de nombreuses semaines, je n'ai cessé de me répéter que c'était trop dangereux et qu'en aucun cas je ne me voyais quitter mon confort et, pour la première fois, quitter ma maison et ma famille. Du moins, c'est ce que je pensais. Qui plus est, j'avais peur du regard de mes enseignants, peur du regard des autres et encore plus peur du regard de ma famille : tout le monde attendait désormais de moi que je devienne professeure d'EPS.

Mais ma décision était prise et toutes ces personnes ne pouvaient m'empêcher de faire le choix de m'orienter vers une autre direction. Je l'ai très vite compris lorsque j'ai fini par annoncer que je partais à une de mes amies de fac qui me répondit immédiatement qu'« il était temps que je commence à m'écouter », elle qui me voyait comme la fille qui ne vivait que pour le sport et les résultats scolaires. Le verbaliser à une personne de confiance qui me confortait et me disait que c'était un bon projet qui allait dans le sens de mon bien-être a été libérateur. Je me rappelle en effet qu'à l'occasion des derniers partiels de cette année-là, je finissais par me dire : « Oh et puis on s'en moque si je me plante, car de toute manière je m'en vais et je me libère de la pression de ce concours ». Cette simple phrase était la preuve que j'acceptais enfin peu à peu de lâcher prise, dans la vie on ne pouvait pas toujours tout réussir du premier coup, ni faire les bons choix. L'erreur n'était en aucun cas un échec, mais au contraire l'occasion de recommencer différemment. Et si je m'étais trompée sur mes envies ? Ou, tout simplement, n'avaient-elles pas évolué différemment ? C'est la vie, non ? On essaie, on recommence, on apprend et puis, quand bien même ce n'est toujours pas le bon choix, on expérimente. Au final, cette année, j'ai excellé, car j'étais dénuée de toute pression qui aurait pu me freiner. J'ai eu ma licence haut la main, avec 15,5 de moyenne générale.

Les déclics furent nombreux et en même temps si différents. Pendant ces années d'études, révélatrices de mes envies et de mon émancipation, j'ai découvert le triathlon. Ce fut le point de départ de nombre de mes changements physiques, mais également un facteur de plus qui a contribué à changer ma vision de la pratique sportive. Cette année-là, 2016/2017, fut ma dernière année d'athlétisme en club et le début d'une nouvelle organisation : je devais m'entraîner seule et gérer moi-même mes entraînements. Ce procédé a changé ma vision des choses et mon rapport à la performance, et donc indirectement ma quête absolue de la perfection et du résultat. Je n'avais plus la pression de l'entraîneur ni même des autres au club. Je pense qu'à ce moment, alors que je me la mettais déjà beaucoup à la fac, il était essentiel pour moi de pouvoir être libre du côté de ma pratique sportive. C'était bénéfique mentalement d'enfin un peu lâcher prise et me donner du lest, dans ce domaine-là au moins.

J'ai donc découvert le triathlon en juillet 2017, pour ma participation au Garmin Triathlon de Paris (1 500 m de natation, 40 km de vélo et 10 km de course à pied). Pour cette course, je m'étais préparée pendant de très longs mois et avais dû considérablement revoir mes charges d'entraînement. Au lieu de courir à tout bout de champ, je commençais à intégrer de la natation et du vélo que je pratiquais seule. Pour moi, c'était mes petites bulles d'air. Ce challenge sportif m'effrayait plus qu'aucune autre course auparavant, même mes championnats de France de cross ou de 10 km ne m'avaient pas autant effrayé. La vérité c'est que j'avais terriblement peur de l'échec, mais aussi de découvrir que mon corps, que j'avais tant détruit, n'était pas capable d'avaler de telles distances les unes derrière les autres.

Je ne pourrais pas dire que j'ai pris du poids pour le triathlon, je dirais plutôt que c'est le triathlon qui m'a fait prendre du poids et changer physiquement. C'est lui qui m'a donné les armes, car pour être à la hauteur de ce sport exigeant, il faut avoir de quoi donner. J'ai commencé doucement à développer de nouveaux muscles, à être plus puissante, plus endurante et, surtout, j'ai compris que nos seules limites étaient celles que nous nous imposions. « Tu ne peux pas », « Tu n'en es pas capable », voilà ce que je me répétais à tout bout de champ avant de découvrir que mon corps était capable de bien plus que ce que je l'imaginais. Que ce corps que je rejetais était en fait une belle machine. Finalement, alors que je refusais constamment de sortir de mes zones de confort, mes plus belles découvertes étaient cachées dans celles-ci.

Ce triathlon fut le début d'une nouvelle phase de ma vie : l'acceptation et la révolution. L'été qui le suivit, je déménageai de chez mes parents et pris enfin mon envol. J'avais été acceptée en Management du Sport à Orsay, et trouvé un petit studio. Ce fut à la fois un déchirement et, d'un autre côté, le meilleur moyen de me mettre face à une réalité : je devais commencer à vivre ma vie et à me construire par moi-même. Après mon hospitalisation, pendant mon bac, ainsi que tout au long de mes deux premières années de STAPS, j'avais eu intimement besoin de cadre et d'un environnement sûr et bienveillant. Pendant ces deux premières années d'études, je n'avais cessé de chercher mon identité personnelle, celle-ci était encore sans doute liée à mon histoire et à ma fusion parfois destructrice avec maman. Cette séparation, début 2017, nous bouleversa toutes les deux et nous éloigna dans un premier temps. C'était une véritable souffrance, mais une étape qui, je pense, était nécessaire pour que nous puissions enfin vraiment totalement nous reconstruire. En cela je ne fais pas seulement référence à maman et moi, mais à mon beau-père et à mon frère. Surtout mon frère. Pendant des années, à cause de mon anorexie, il fut le membre « effacé » et « laissé de côté » de la famille. Partir était enfin l'occasion de lui céder la place qui lui revenait : celle d'un adolescent comme les autres. Ce qu'il faut savoir, c'est que pendant toutes ces années de maladie (et je ne parle pas seulement de l'hospitalisation), il a dû faire face à une maman sans cesse inquiète pour moi, une famille obnubilée par mon bien-être, ma santé, mon poids et mon alimentation. Je suis consciente qu'il a dû énormément en souffrir et je sais également qu'en me voyant partir, il savait qu'il pourrait retrouver de l'attention. À mon sens, c'était une bonne chose.

Néanmoins, tout ne s'est pas passé comme je l'imaginais. Cette année que je croyais être celle du changement fut sans doute l'une des plus difficiles mentalement comme physiquement. Cette année-là, beaucoup de choses changèrent et furent très difficiles à accepter. Dans un premier temps, parallèlement à mon départ, mes parents avaient décidé de déménager aussi. Cette séparation brutale que je pensais être bénéfique fut au début la source d'une véritable rupture dans la relation fusionnelle que j'entretenais avec maman, comme avec ma famille. Nous avions passé tellement de temps à nous voir tous les jours, tous les soirs, et à partager chacun des moments de nos vies constamment. Arrivées là, nous nous retrouvions à nous voir seulement le week-end voire une à deux fois par mois lorsque je rentrais pour « la lessive » ou « les problèmes administratifs ». Avec du recul, je pense que maman avait l'impression de me perdre et moi aussi. De semaine en semaine, nous nous déchirions davantage au point de ne plus pouvoir quasiment nous retrouver sans passer par des disputes. J'évitais le plus possible de rentrer.
Au-delà de ça, mon rapport au corps changeait. Je passais d'un rythme sportif basé sur des dizaines d'heures d'entraînement par semaine avec en plus les deux heures journalières à la fac, à une année sans club et avec un taux horaire de pratique sportive en chute libre (dû au fait qu'en STAPS plus l'on monte dans les études, moins il y a de sport au profit d'un ajout de théorie). J'ai compris à ce moment-là combien c'était un véritable besoin d'avoir toutes ces heures de sport par semaine.

Mentalement, les premiers mois furent donc très compliqués et je vivais très mal le fait d'être éloignée de tout, dans une fac et avec des gens que je ne connaissais pas. Toutes mes habitudes étaient bouleversées et je dus faire face à une période de solitude difficile à gérer. Pour la première fois, j'étais la seule maître de tout : de mes entraînements, des courses à faire, de l'appartement, de mon alimentation… Cette autonomie nouvelle ne se passa pas aussi bien que je le pensais. Ce fut la claque quand je compris que je n'étais finalement pas capable de me faire quotidiennement à manger pour moi toute seule et, qu'au contraire, je sautais sur tout et n'importe quoi. J'ai perdu au cours de cette période mon équilibre alimentaire et j'ai donc commencé à retomber dans des travers tels que : « Non, ce soir je ne mange pas, car je n'ai pas pu aller courir » ; ou encore : « Je vais encore manger sucré ce midi, car de toute façon je suis toute seule ». Cette année-là, je passai de 48 kilos à 54. Cette prise de poids détériorait peu à peu mon rapport à ma propre image et à mon corps. J'en venais presque à regretter mes premières années d'études où je vivais encore chez mes parents, où j'étais toute « mince » et je pouvais me défouler quotidiennement à l'entraînement. On faisait alors tout pour faciliter ma vie. J'ai donc compris au fil des semaines que tout n'était pas réglé avec l'anorexie mentale et qu'il ne faut jamais crier victoire car elle finit toujours par revenir dans vos moments de faiblesse. C'est une maladie avec laquelle on apprend à vivre. À chaque moment difficile, c'est sans doute elle qui se manifestera en premier. À ce moment-là, c'était exactement le cas. Je pense aujourd'hui avoir pris ce poids non pas uniquement à cause de mon alimentation qui n'était certes pas équilibrée, mais pas dans l'excès non plus, mais aussi à cause du stress excessif que je pouvais me mettre avec mes cours. Un stress auquel je pensais mettre fin en arrêtant le concours de professeur d'EPS, mais ce n'était qu'une manière de déplacer le problème. Comme on dit, chasser le naturel, il revient au galop !

La différence, c'est que pour la première fois j'ai eu non pas peur de retomber dans l'anorexie, mais au contraire de glisser dans l'extrême

inverse : la boulimie. Je voyais le poids monter sur la balance sans comprendre comment le stabiliser. Ce qui est fou, c'est qu'à l'image de notre génération, nous mettons en place des stratégies pour donner le change sur notre état véritable, nous posons des filtres sur notre réalité pour que personne ne puisse se rendre compte du mal-être que l'on endure. Pendant cette période, j'ai continué à sourire et à prétexter que tout allait pour le mieux, que pour moi, rien n'avait changé. Sur les réseaux sociaux, je restais positive et encourageante. C'est comme si c'était un devoir vis-à-vis des autres filles malades qui comptaient sur moi. C'était bête.
Si j'essayais de regarder chacune des photos correspondant à cette période, je comprendrais assez vite que c'était loin d'être la plus épanouissante. Et comme si ce n'était pas assez, pendant la période des fêtes (période que j'aime et que je déteste à la fois à cause des examens), nous avons découvert les nombreux soucis de santé de maman. Elle contracta un cancer du col de l'utérus ainsi qu'une tache dans le cerveau, mais également, comme si ce n'était pas suffisant, sa tumeur dans le foie refit surface (elle était tombée malade lorsque j'avais dix ans). Je pense que c'est à ce moment précis que nous avons tous compris combien le stress peut être la cause de nombreux maux.

Durant toute cette période, ce qui m'a apporté un peu de réconfort, c'est ma rencontre avec un garçon. Il était dans ma nouvelle fac et faisait les mêmes études que moi, mais avec une année de plus. Il m'a énormément apporté et appris à apprivoiser cette image que je commençais à nouveau à détester. Bien entendu, j'avais beaucoup perdu au niveau de mes performances, chose que je vivais très mal. De plus, cette année était différente et la charge de travail aussi, car nous avions tous la pression « d'obtenir notre place en master ». Il m'aidait dès qu'il le pouvait et m'a beaucoup fait évoluer en l'espace de quelques mois. Pendant les soucis de santé de maman, il m'a permis de m'évader et de me vider la tête, je pense qu'aujourd'hui je lui dois beaucoup.

En début d'année 2018, j'ai obtenu une place en résidence universitaire et donc pu quitter le petit studio angoissant dans lequel j'habitais, une petite pièce logée dans un garage indépendant d'une habitation, mais qui, éloignée de tout, me mettait souvent mal à l'aise. Lors du déménagement, j'ai découvert de la moisissure à de nombreux endroits, ça m'a dégoûtée… J'ai alors jeté beaucoup de choses et voulu tirer un trait sur cette mauvaise période de ma vie, c'était comme pour moi le moyen de dire : « Je quitte cet appartement insalubre et j'y laisse également les mauvais mois derrière ».

Cet envol n'avait donc pas exactement été celui que j'espérais. Avoir quitté le cocon familial avait créé des tensions alors que je pensais au contraire les apaiser en partant. J'ai géré de façon catastrophique mon autonomie nouvellement acquise et créé des comportements « boulimiques » en réaction à cette perte de repères. Je compensais ma solitude par la nourriture, d'autant plus que faire mes propres courses et ma cuisine ne m'aidait pas. Et les sérieux problèmes de santé de maman achevèrent de faire de cette période un moment difficile. Loin d'elle, j'avais constamment la sensation d'être impuissante. Cette période fut loin d'être facile.

Mais je n'oublie pas non plus le positif avec un changement de voie que j'actais en m'écoutant, pour ne plus simplement être une bonne élève, mais une véritable apprenante de mes envies. Ma découverte du triathlon et de ce que cette pratique sportive « challengeante » m'apportait en termes de défis, de réalisation et de dépassement m'a fait beaucoup de bien.

S'est alors enclenchée une nouvelle année, un « nouveau départ ». Je ne suis pas restée très longtemps dans cet appartement, car peu de temps après mon copain décida d'emménager sur Paris et je le suivis, décidant donc de vivre pour la première fois à deux. Pour les études, comme pour le sport, j'avais enfin accepté de lâcher du lest et de moins me prendre la tête. Doucement, les choses ont commencé à s'apaiser.

Dans un premier temps, ma relation avec maman c'est assainie, puis celles avec les autres. Cette année-là, j'ai rencontré des personnes merveilleuses qui m'acceptaient comme j'étais, car plus âgées et donc plus matures. Ces amis de fac me firent beaucoup de bien et contribuèrent à mon épanouissement actuel. Et même si ma relation avec ce garçon n'était pas toujours au beau fixe, comme toute relation me direz-vous, enfin je ne vivais pas que pour moi, mais pour deux. Je devais faire des efforts et être moins égoïste. Mon alimentation a donc commencé à se rééquilibrer, mon stress à diminuer et mon rapport au corps a progressivement changé.

Cette relation a été l'une de mes plus belles étapes amoureuses. Des moments heureux parmi les plus agréables de ma vie. Il m'apportait ce que personne ne m'avait jamais apporté : de la confiance en moi. Il a cru en moi quand je n'y arrivais pas, il m'a aidée quand je pensais ne pas être capable. Et puis il y a eu les réseaux sociaux et leurs évolutions. J'ai compris qu'ils étaient non seulement ma particularité, mais également un fragment de mon histoire. J'ai enfin admis que cette communauté que j'avais constituée en me lançant assez naïvement dans l'aventure, sans chercher à être une porte-parole (mais simplement trouver une oreille attentive auprès de personnes ayant vécu les mêmes difficultés que moi), était aujourd'hui composée de personnes solides, ayant à cœur de suivre mes progrès avec bienveillance. Ils n'étaient pas là par hasard et échanger avec eux a été une grande force.

Les mois qui suivirent furent différents et plus joyeux. Nous avons appris dans un premier temps que maman était tirée d'affaire et avons donc énormément relativisé. J'ai alors compris qu'après tout ce que nous avions vécu, je ne pouvais passer mon temps à laisser ma vie tourner uniquement autour de mes résultats scolaires, mon corps et mon niveau sportif (qui était en baisse depuis septembre). Alors, en février 2018, tout a commencé à de nouveau évoluer. Ce n'était pas le fruit du hasard, simplement le fait que j'avais décidé de reprendre ma vie en main.

Je pense, avec du recul, que ces divers mois constitués de hauts et de bas furent ceux qui me firent le plus avancer. Ils représentent des claques et des petites piqûres de rappel : rien n'est jamais gagné et nous apprenons toujours des situations compliquées. En chaque moment difficile, il y a toujours des leçons à tirer et des apprentissages à trouver. La suite, c'est ma préparation pour le marathon (premier dossard depuis de nombreux mois) et une vraie victoire personnelle sur cette année, mais également sur moi qui ne croyais plus en mes capacités physiques. Après ça, ce ne fut qu'une suite de petits envols. Des envols personnels, professionnels et amoureux. Des choix, encore d'autres.

La vie c'est quoi ? C'est avoir le sentiment de sans cesse évoluer et prendre conscience que ce ne sont à chaque fois pas des finalités, mais des étapes, positives ou négatives, ce n'est pas la question car elles sont toutes nécessaires pour grandir et avancer. Tout au long de notre vie, nous aurons sans doute le sentiment de faire LE choix ou de prendre LA décision qui va influencer le cours de notre existence. La vérité, c'est que la vie est loin d'être un boulevard, c'est un chemin caillouteux, avec des bosses et des intersections, des panneaux qui veulent nous faire dévier, mais ce sont nos décisions face à ceux-ci et à ces croisements qui déterminent la façon dont la route va s'aplanir ou non. Pour autant, le parcours est long et il nous appartient.

Ce qu'il faut retenir, c'est qu'il arrive parfois que les situations qui nous semblent les plus insurmontables trouvent des dénouements heureux. Ça ne tient pas du miracle ni du hasard, simplement d'une volonté nourrie à la source de l'espoir : l'espoir que ce ne soit qu'un mauvais moment et que, pour vivre le meilleur, il faut parfois passer par des moments plus compliqués. Je reste persuadée que chacune des situations difficiles par lesquelles ma famille et moi sommes passées, sont des instants qui nous font aujourd'hui constamment relativiser. Ces instants nous permettent en effet de ne pas perdre de vue la chance que nous avons d'être en bonne santé et de n'avoir aucun souci plus grave à porter que ceux que nous avons eu à traverser. À l'image de

Robertson Davies qui disait : « Seul un imbécile s'attend à toujours être heureux », le bonheur, c'est d'apprendre à vivre sa vie en gris et pas qu'en blanc ou en noir.

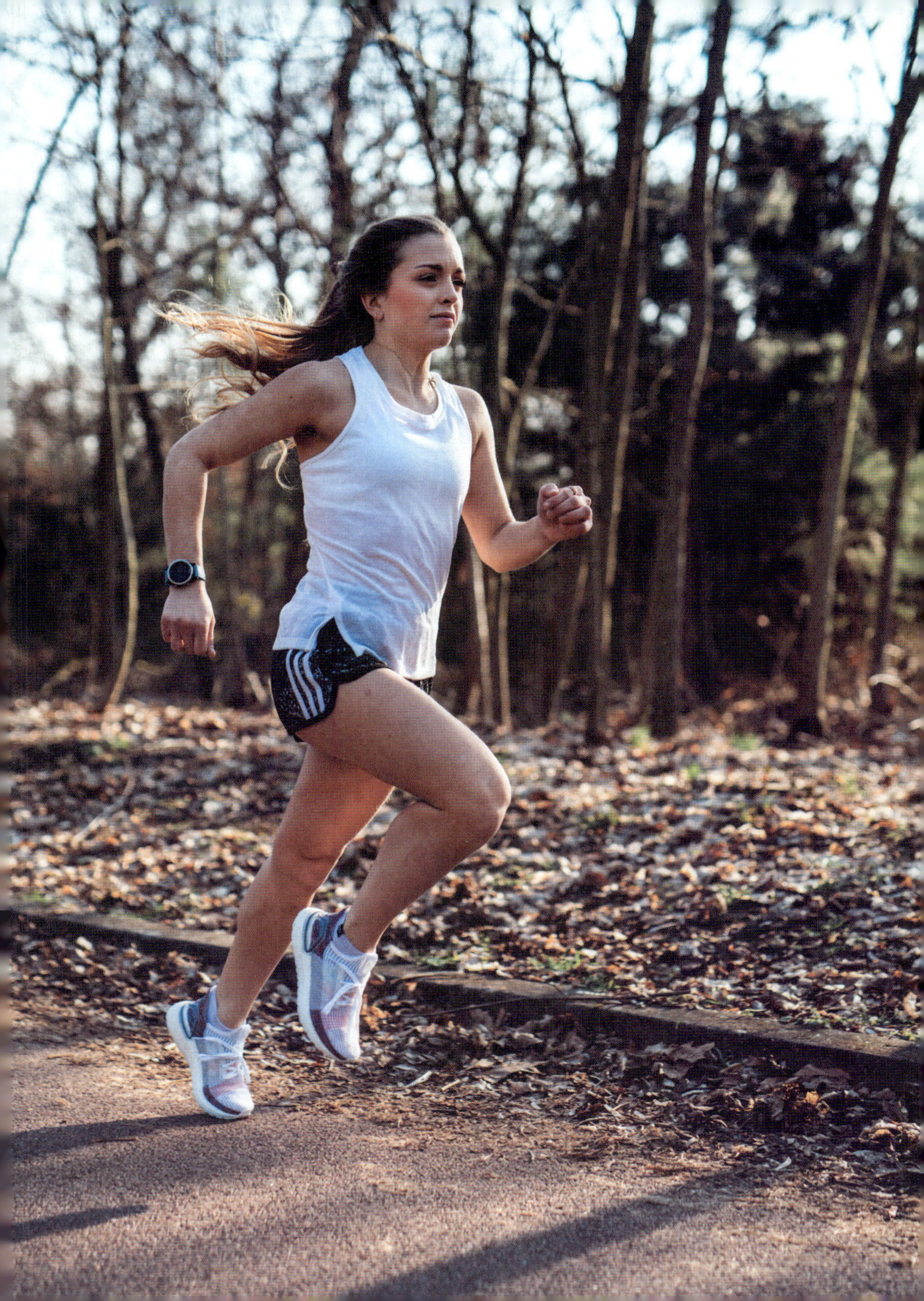

5 – Témoignage de maman

LE RETOUR

**Nous avons passé de joyeuses fêtes de fin d'année, car nous étions ensemble et c'était pour nous l'essentiel.
Le choix du repas a été un peu compliqué, mais nous avons essayé de trouver un compromis avec Marine, et c'est avec du baume au cœur que nous avons organisé nos fêtes.
Pour être honnête, nous avons gâté les enfants comme jamais, car nous étions tellement heureux d'être ensemble.**

Et puis la reprise de janvier est arrivée, et avec elle le retour à la réalité. Marine retombait dans ses travers et était bien décidée à reperdre les kilos pris à l'hôpital.
J'étais désespérée et la seule arme que j'avais, c'était la peur de Marine d'être de nouveau hospitalisée. Je lui faisais donc le seul chantage qui fonctionnait encore : elle devait manger un minimum sinon c'était le retour à la case départ et donc à l'hôpital.

Je négociais également les moments de sport qu'elle souhaitait, c'était difficile, très difficile…

Il fallait que je trouve des solutions, car même si je ne l'ai jamais dit à Marine, je n'aurais pas supporté une nouvelle hospitalisation, une nouvelle séparation.
J'ai appelé Christine, notre sophrologue. Elle m'avait suivie pour m'aider à prendre du recul avec mon travail, gérer mon stress… Elle était d'accord pour voir rapidement Marine, mais m'avait tout de même prévenue que cela ne suffirait pas.

Un matin, j'ai proposé à Marine de la prendre en photo en sous-vêtements. Elle était encore tellement maigre, tellement fragile. Il fallait qu'elle se rende compte que reperdre les kilos pris à l'hôpital n'était pas nécessaire. Elle s'est prêtée au jeu, nous étions sur la mezzanine. Cette vision d'elle me fait encore froid dans le dos quand j'y repense. Un corps de petite fille, meurtri par des mois de souffrance, se trouvait devant moi.

Plus tard j'ai même réservé une séance de shooting professionnel que Marine n'a pas acceptée tout de suite. C'était une façon différente de lui montrer l'image qu'elle renvoyait, d'accepter son corps et son évolution. Nous y sommes allées toutes les trois, maman, Marine et moi. C'était un moment particulier, car le photographe habitait dans un étrange quartier, il fallait trouver ce pseudo studio au fond d'un petit appartement de banlieue. Honnêtement, si l'enjeu n'avait pas été si important, je ne sais pas si nous nous serions aventurées dans une telle situation. Passés nos a priori, la séance photo s'est bien déroulée et avec elle des photos qui nous renvoyaient un peu de bonheur.

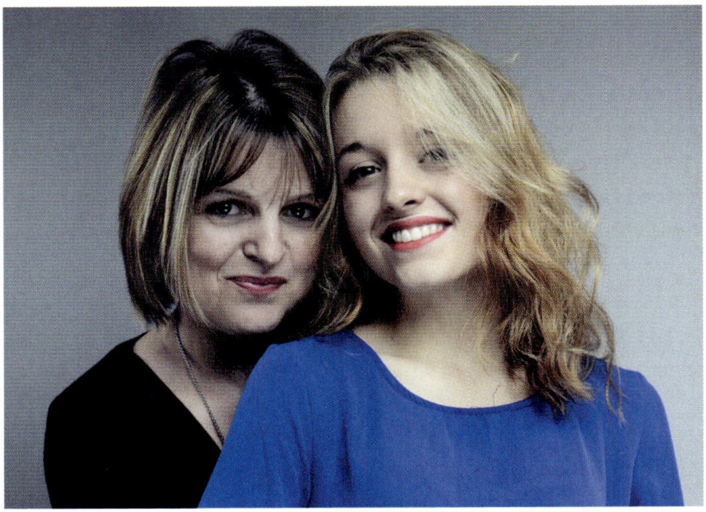

Je ne sais pas si, avec du recul, cette séance photo n'était pas non plus une forme de thérapie pour me réconcilier moi aussi avec mon image.

Et je ne sais pas encore aujourd'hui si cela a permis à Marine de se trouver belle, mais en tout cas, elle l'était, vraiment. Vous me direz que je ne suis pas objective, car je suis sa maman, mais ces photos ont été les premières belles photos d'une longue série. Car même si Marine l'ignore certainement encore, elle dégageait déjà une certaine aura et beaucoup de charme.

Parallèlement, j'appelais tous les jours l'hôpital Montsouris pour expliquer mon désarroi depuis sa sortie de l'hôpital d'Évry et pour obtenir un rendez-vous pour un véritable suivi. J'étais consciente que nous n'arriverions pas à avancer sans aide extérieure.
J'ai également pris rendez-vous avec l'infirmière du lycée Marie Laurencin de Mennecy où Marine était scolarisée en terminale L. Il fallait aménager l'emploi du temps de Marine pour lui permettre de reprendre doucement une vie sociale, même si elle ne souhaitait plus passer son bac.
J'ai toujours rassuré Marine sur ce domaine, car il n'était pas question de lui mettre une pression supplémentaire. Si elle n'avait pas le bac cette année, ce n'était pas grave, sa santé était une priorité.
Nous avons obtenu des aménagements lui permettant d'aller en cours quand elle le souhaitait et à mi-temps pour démarrer. Un PAI (projet accueil individualisé) a été mis en place et nous avons obtenu un rendez-vous avec le médecin scolaire pour parler de l'aménagement des épreuves du bac. En effet, même si Marine ne voulait pas encore entendre parler du bac, il restait six mois et je ne perdais pas l'espoir qu'elle reprenne goût à ses études… Nous avons été très bien entourées par l'équipe de direction du lycée. En revanche, son professeur principal, professeure de philosophie, qui s'est montrée au départ très compréhensive sur la situation d'hospitalisation de Marine, ne l'a plus été quand il a été question de faire des vœux post-bac…

Moi, je n'avais jamais autant cru en ma fille. Même si à ce moment-là Marine était très fragile, un projet était un projet, et Marine avait le plus important : la motivation.

Elle a donc repris le chemin du lycée, sa grand-mère lui aménageant des journées de cours et de repos, et nous avions obtenu enfin un suivi à Montsouris qui s'est mis en place à distance. Un taxi venait la chercher une à deux fois par semaine pour commencer. Maman l'accompagnait à chaque fois.

La vie a repris doucement son cours. Marine avait conscience qu'il fallait apprivoiser la maladie et apprendre à gérer ses émotions face à l'alimentation.

Nous avions mis en place des compromis entre son alimentation et ses séances de sport.

Notre médecin généraliste a organisé un suivi très régulier et établit une relation affective avec Marine qui lui a permis d'avancer en confiance.

À cette période, les moments les plus compliqués demeuraient les courses et avec elles des heures de compromis dans les rayons devant les étiquettes. C'était très difficile de comprendre pourquoi plus ce yaourt qu'un autre, pourquoi Marine s'interdisait formellement certains aliments. La guerre aux taux de glucides, sucres ou toute autre valeur nutritionnelle au dos des emballages était bien installée et durait.

La chose la plus importante pour moi dans ces moments-là était que Marine accepte de manger, quel que soit l'aliment, alors je lui achetais tout ce qu'elle voulait. Je me rappelle de maman qui remplissait le caddie de tout ce que Marine acceptait de prendre dans ses mains, ou non, plutôt ce qu'elle acceptait d'essayer de manger. Des centaines d'articles ont été manipulés pour être finalement reposés.

Il y a eu aussi des moments où je finissais par trancher, car il fallait passer à autre chose. Je me souviens d'avoir eu froid dans les rayons frais à attendre que ma fille se décide enfin… ou pas. Car il y a des fois où malgré ma patience (mise à rude épreuve il faut le dire), nous rentrions avec presque rien pour elle ; ou alors des choses que je finissais par lui prendre des mains, que j'achetais et qui, une fois sur deux, se perdaient dans le réfrigérateur et étaient mangées par Alex pour ne pas jeter.

J'espérais, à travers ces photos prises sur la mezzanine, lui faire réaliser que son corps était terriblement meurtri par la maladie et que ce n'était pas ça la beauté. Elle était tellement maigre.

Les petits kilos si difficiles à prendre à l'hôpital étaient de nouveau en train de nous échapper. Quel désarroi devant le corps de son enfant, de sa fille de dix-sept ans qui ressemblait maintenant à une enfant de douze ans ! Nous avions d'ailleurs du mal à l'habiller. Nous étions obligées d'aller dans le rayon fillettes.

Marine semblait ressentir une certaine satisfaction à rentrer dans du 32 ou du 14 ans, mais pour nous c'était une nouvelle incompréhension.

Dans cette maladie, il ne fallait pas chercher à comprendre, car rien n'était rationnel. Ce n'est pas une maladie mentale pour rien, cela échappe à tous les repères. Il fallait se protéger, la protéger, tout en gardant le contrôle.

C'est alors début mars que nous nous sommes rendus à la convocation du médecin scolaire. Ce rendez-vous était indispensable pour valider la demande d'aménagement aux épreuves du baccalauréat. Il a été sans aucun doute l'un des rendez-vous les plus déterminants dans la vie de Marine. Nous sommes rentrés, Alex, Marine et moi, dans une toute petite pièce blanche, assez froide d'ailleurs. Madame B., médecin scolaire, a su alors communiquer avec Marine, trouver les mots pour lui enlever la pression du bac. Pourtant, quand Marine est arrivée à ce rendez-vous, il n'était pas question pour elle de passer quoi que ce soit. Une ou deux épreuves à la rigueur, dont la philosophie.

Mais ce médecin a su lui expliquer que se présenter aux épreuves du bac n'avait aucune conséquence et qu'elle pouvait lui proposer des aménagements lui permettant d'avoir d'une part plus de temps, d'être dans une salle au calme avec d'autres enfants au parcours particulier et, d'autre part, d'avoir la possibilité pour l'année suivante de garder les notes qu'elle souhaiterait (ce qui est maintenant le cas pour tous les lycéens passant le bac).
Je me souviendrai toujours de cet espoir qui venait de naître dans l'esprit de Marine. Elle venait de prendre conscience qu'elle n'avait pas à se freiner et qu'elle avait tout à gagner à y croire et à tenter sa chance. Cela lui donna une nouvelle force.
Marine avait maintenant des projets, ce qui nous paraissait être une bonne chose sur la suite à donner si elle passait son bac. Elle souhaitait intégrer la filière STAPS pour devenir professeure de sport.
Je me rappellerai toujours le mail que m'a envoyé sa professeure. Elle me jugeait irresponsable de laisser Marine s'illusionner d'un tel avenir. Elle n'avait, d'après elle, pas les compétences requises pour réussir en STAPS et j'étais une mauvaise mère de la laisser croire que c'était possible. Encore une fois, un jugement facile d'une personne extérieure à la situation qui pensait mieux savoir que nous.

Il restait maintenant à être patient, à laisser le temps et le suivi médical faire son cheminement.

Certaines choses restaient difficiles. Je devais également ne pas montrer à Marine mes difficultés à m'alimenter. En effet, toutes ces épreuves depuis l'hospitalisation de Marine avaient complètement bouleversé mon rapport à la nourriture. En dehors du fait que je n'avais pas mangé grand-chose pendant l'hospitalisation de Marine (faute de temps et trop sous pression pour me nourrir correctement), comment pouvais-je accepter de manger naturellement quand tout s'opposait à mon enfant ?

Ces heures de négociations devant la nourriture me remplissaient l'estomac. Une espèce de dégoût s'installait petit à petit.

Les moments de repas en famille restaient difficiles pour tout le monde. Alex et Valentin ont mangé pendant plusieurs mois tous les deux, notamment le soir.

J'ai mis un peu plus d'un an à arriver à me remettre à table le soir. Je compensais par des encas sucrés. Des entretiens familiaux avec la psychologue de Montsouris nous ont aidés à rétablir des moments conviviaux. Même si cela a été long, nous y sommes peu à peu arrivés.

On ne va pas se mentir, cette période a été plus longue que les autres, avec des moments plus ou moins faciles à vivre. Valentin, son frère, a souffert indéniablement de cette situation. Parfois, dans les moments de crise, il lui arrivait d'exprimer toute sa colère contre Marine. Ce qu'il ne comprenait pas, c'est qu'elle ne maîtrisait rien. Il lui reprochait de me rendre malade, de me faire souffrir. C'était effectivement pour lui tellement disproportionné. D'un côté sa sœur qui ne faisait pas d'efforts pour avaler un morceau de pain, et de l'autre sa maman qui pleurait ou refusait de manger normalement.

Nous l'avons abandonné pendant son année de seconde, qui a d'ailleurs certainement été sa plus mauvaise année scolaire. Nous avons laissé le temps guérir plus ou moins les blessures. Nous nous sommes contentés de mini-victoires. Marine revenait un peu plus forte de ses séances à Montsouris, on mettait en place des stratégies d'alimentation en échange de séances de sport.

Notre première grande victoire a été l'obtention du baccalauréat. Plus personne n'y croyait d'ailleurs. Elle avait loupé plus de la moitié de l'année scolaire. Mais Marine s'est plongée pendant des semaines dans ses révisions, a travaillé avec acharnement comme elle sait si bien le faire. Il est vrai que dans cette maladie, l'une des plus grandes caractéristiques est la détermination. Cette volonté immense de tenir son objectif. Pour une fois, elle a été utilisée à de bonnes fins.

Parallèlement nous avions passé une étape, celle des résultats d'APB (application pour les résultats des vœux après le bac) qui, à l'époque, ne me paraissait pas la plus importante. Pourtant j'ai appris bien plus tard que Marine s'était promis de ne plus se battre si elle n'obtenait pas le sésame pour rentrer en première année de STAPS. À l'époque, on ne s'est d'ailleurs pas rendu compte de la chance inouïe qu'elle avait eu d'obtenir une place, surtout venant d'une filière littéraire et sans note de sport en terminale.

Le tirage au sort (j'avais alors beaucoup de mal à croire que l'avenir des étudiants se jouait sur un coup du hasard, je l'ai compris deux ans plus tard avec son frère) avait donné une des plus grandes chances à Marine de s'en sortir.

Et c'est certainement aussi pour cette raison que Marine était bien décidée à ne pas gâcher cette opportunité et, pour cela, il fallait avoir son bac en poche.

Quelle joie immense quand nous sommes allés tous les cinq chercher les résultats du bac ! Il faisait un temps magnifique. Je me souviens que dans la voiture, sur le chemin, nous avions été *« spoilés »* par les félicitations d'un camarade… Finalement je n'étais pas vraiment surprise, je savais que cette volonté infinie lui permettrait d'avoir son bac. Mais le plus extraordinaire, c'est qu'elle nous a en plus décroché une mention. Quelle fierté ! Celle que ressentent tous les parents lorsque leur enfant décroche son bac, mais la nôtre était exponentielle après tous ces mois de souffrance que nous venions de traverser. Nous partions de si loin…

La vie commençait alors à s'ouvrir sur un nouvel horizon, bien plus clément et surtout plus serein.

Et puis cette volonté de faire toujours plus dans son rapport au sport l'a amenée vers la compétition. Cela a commencé par des entraînements d'athlétisme, un entraîneur qui croyait en elle, et ses performances grandissant de jour en jour. En quelques mois, Marine est devenue une athlète.

Nous avons, je me souviens, commencé à l'automne suivant par la participation de Marine à tous les cross du coin. Des dimanches matin les pieds dans la boue, mais avec eux la satisfaction de voir Marine avancer.

Et les victoires se sont petit à petit enchaînées, les premières places sur les podiums, les premières médailles remportées.

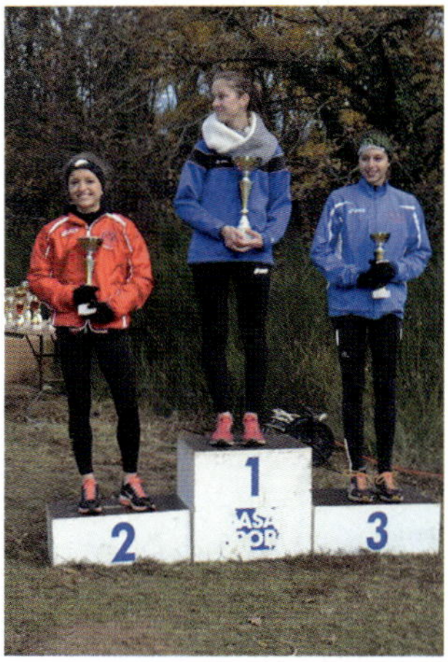

Avec maman, nous avons passé des heures à hurler sur les parcours de cross, congelées à attendre qu'elle passe. Je revois Alex courir avec elle les derniers mètres pour l'encourager à donner un dernier coup de vitesse à la fin. Nos week-ends étaient alors ponctués par les inscriptions de Marine à différentes compétitions.

Notre vie tournait autour d'elle, autour d'une vie qui reprenait peu à peu sa juste place. Marine renaissait.

Je ne dis pas que c'était facile tous les jours, car nous avions toujours dans le coin de notre tête la fragilité de la situation. Nous avions même très peur de la blessure. Nous savions qu'elle aurait pu, sans aucun doute, être l'élément déclencheur d'une rechute.

Cette soif de réussir nous permettait de tenir plus ou moins le chantage à l'alimentation. Maintenant Marine le savait ; si elle voulait continuer et maintenir ses performances, elle devait bien gérer son alimentation. Les rendez-vous avec la diététicienne du centre Montsouris l'ont indéniablement rassurée et aidée. Enfin quelqu'un, légitime à ses yeux, lui expliquait qu'elle pouvait manger de la pâte à tartiner sans conséquence sur son corps.

C'est dans cette même période que son compte Instagram (qu'elle avait ouvert en sortant de l'hôpital) a pris une place déterminante dans sa vie.
Des rencontres lui ont permis d'avancer et de faire de son histoire une force. Sa première vidéo sur YouTube où elle s'est mise à nu pour la première fois, et avec elle la volonté de partager sa souffrance, son histoire... À ce moment-là, je n'ai pas eu peur de son exposition aux autres, je sentais que c'était plutôt pour elle une véritable avancée, qu'elle puisse l'assumer et le partager.

Marine a alors fait son entrée à la faculté d'Évry dans la filière STAPS tant désirée. C'était un moment attendu et le fait que la fac ne soit pas loin de la maison nous permettait de la garder chez nous et d'avoir un œil sur elle.

Elle allait, je me souviens, à pied à la gare, puis en train à la fac. Sa vie reprenait du sens et avec cette rentrée universitaire, elle faisait de nouvelles connaissances.
Nous avons fêté ses dix-huit ans avec ses nouveaux amis. Quel bonheur de lui organiser cet anniversaire surprise qu'elle ne souhaitait pas vraiment, encore fragile sur les moments collectifs ! J'avais réussi à contacter une de ses amies de fac et nous avions organisé fièrement cette fête à la maison.

Je me rappelle aussi que nous avons repris doucement le chemin des restaurants, en respectant scrupuleusement les choix de Marine sur les endroits choisis, les menus proposés et le moment.
Nous ne devions pas tout gâcher après tout ce chemin parcouru. Marine acceptait petit à petit de partager de vrais repas en famille. Cela faisait tellement de bien de la voir prendre part de nouveau à des choses pourtant si simples de la vie.

La vie familiale retrouvait sa sérénité. Valentin était rentré en première ES.

Malgré une année de seconde médiocre, nous avions refusé l'orientation proposée par le lycée dans une filière qui ne correspondait pas à ses projets. Pourquoi ? Parce que l'on savait parfaitement que ce n'était pas seulement Valentin et ses capacités qui étaient ici remis en cause, mais le manque de suivi et d'accompagnement de notre part. Nous savions que nous allions pouvoir à nouveau nous occuper de lui, lui permettre de rattraper son retard afin d'aborder sereinement cette nouvelle année scolaire. Nous étions bien évidemment plus sereins avec Marine donc plus disponibles pour Valentin. C'est à ce moment-là que j'ai réalisé à quel point j'avais été absorbée par la maladie de Marine, au point d'oublier presque complètement mon autre enfant.
Valentin me l'avait parfois reproché, mais surtout reproché à sa sœur qui rendait par sa faute notre vie compliquée. On était tellement noyés dans cette situation si difficile à comprendre et à vivre qu'on ne voyait plus les autres, même les plus proches.

Et puis Marine s'est mise corps et âme dans ses études et a très vite brillé. Ses premiers partiels l'ont projetée major de promo. Quelle fierté après tant de souffrance.

Et sont arrivées aussi de nouvelles victoires, la participation de Marine aux championnats de France juniors et universitaires. Quel chemin parcouru ! Il n'y avait rien de plus beau que de la voir prendre cette revanche !

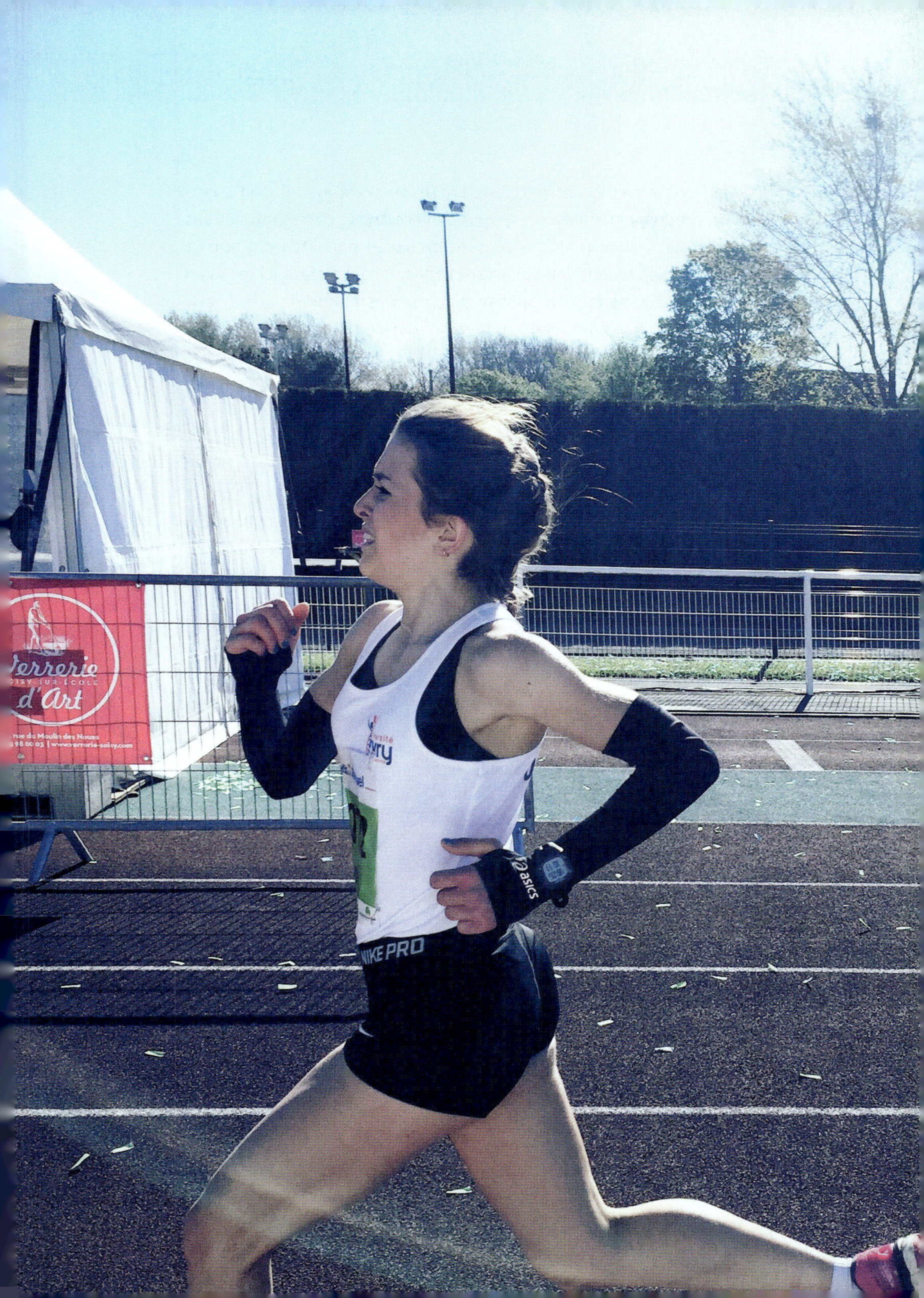
Verrerie
d'Art
NIKE PRO
asics

4

LA RECONSTRUCTION

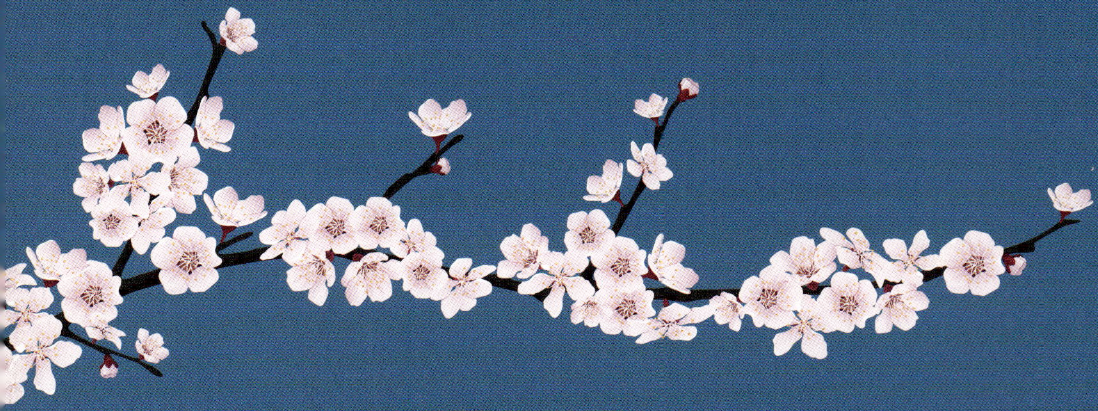

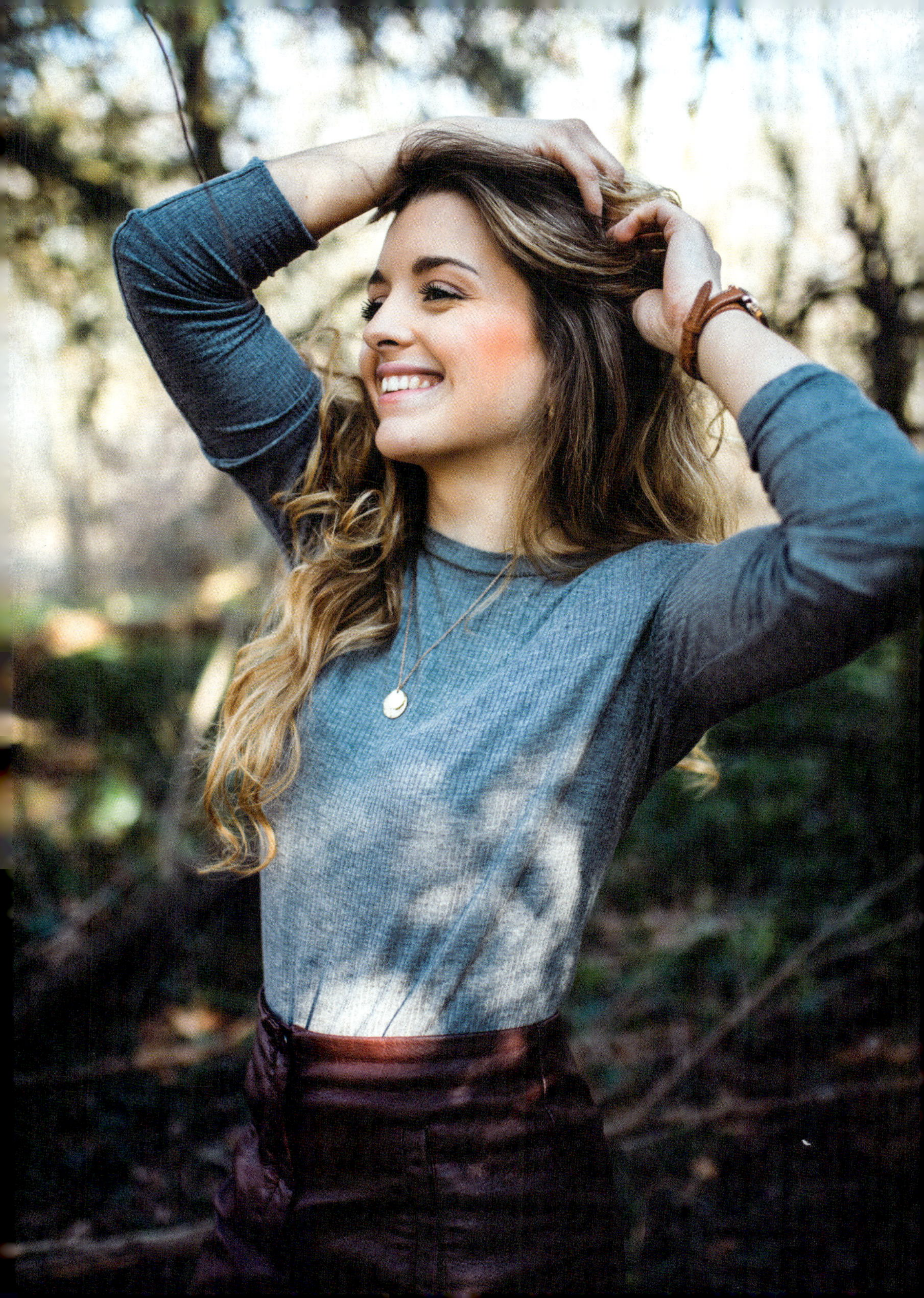

1 – Trouver le bon équilibre

Trouver le bon équilibre après de nombreuses années de troubles du comportement alimentaire n'est pas chose aisée, nous gardons toujours en nous ces vieux « petits démons » comme nous les appelons, ceux qui nous hantent et ressurgissent lorsque le moral est plus bas. Cette petite voix qui me répétait « sois plus mince, ne mange pas ! » ou encore « c'est trop gras pour toi ça, tu n'en as pas besoin ».

La vérité, c'est que j'ai cru avoir trouvé le bon équilibre de nombreuses fois ces trois dernières années. Je me suis même vantée maintes et maintes fois sur mes propres réseaux sociaux « d'être totalement sortie d'affaire », mais je continuais toujours à me mentir à moi-même et par la même occasion, aux autres. C'est sans doute le propre de la maladie : on pense toujours avoir raison. Je postais régulièrement mes photos de repas sur Instagram, je parlais nutrition sur YouTube, je pensais que mes entraînements étaient l'unique raison qui me faisait manger. Là était l'erreur. Peut-être que tous ces moments de partage autour de l'alimentation étaient nécessaires et faisaient partie des étapes pour qu'un jour je puisse totalement me détacher de ce contrôle permanent. Je pensais également que le sport était l'unique moyen de me faire manger à nouveau et, par la même occasion, de ne pas culpabiliser.

Aujourd'hui, avec du recul, je prends conscience que ces nombreuses étapes étaient sans doute nécessaires pour avancer et apprendre sur moi-même et sur chaque situation. Quand je dis que j'ai trouvé le bon équilibre, je parle du mien et non de celui des autres, je parle ainsi de ce qui fonctionne chez moi et me convient au quotidien. Ce qui a fonctionné pour moi reste d'avoir eu un soutien indéfectible de mes proches qui, chaque fois, me remettaient face à la réalité : celle que j'étais encore malade que je le veuille ou non. Ma famille ne me leurrait pas sur les situations quand celles-ci n'étaient pas les bonnes.

Je me suis donc longtemps écartée de toute vie sociale par peur de devoir me confronter aux autres, aux repas, à l'alcool, à la fête et à tout ce qui va avec. Je pensais qu'il était impossible de faire la fête sans manger des chips ou boire de la bière à outrance. Encore une fois je me trompais et je restais dans mes clichés et mes peurs. Je me suis ainsi privée pendant plusieurs années du plaisir de partager par peur « de grossir » et donc de ne pas rentrer dans le cadre « de la sportive athlétique » que je m'étais fixé. Pourtant, paradoxalement, tous les week-ends je « m'autorisais » à aller au restaurant où, cette fois, je mangeais pour dix. Le problème ? À trop regarder l'alimentation des autres, je voulais suivre ce schéma du « *Cheet Meal* » et « *Cheet Day* » qui consiste à manger équilibré toute la semaine et à se faire plaisir le temps d'un repas ou d'une journée. L'avantage, c'est que je ne prenais pas un gramme, mais néanmoins je laissais apparaître des comportements boulimiques semblables à ceux que j'avais bien avant mon hospitalisation. Vous dire que je n'ai pas eu envie de me faire vomir à de nombreuses reprises serait mentir, néanmoins je finissais toujours par me raisonner en me disant : « Tu aimes la vie, tu aimes aujourd'hui te faire plaisir, alors arrête tes bêtises ». Bon, se faire plaisir le temps d'un repas basique n'était pas pour autant signe d'une véritable évolution, mais c'était déjà un pas avant.

Comme quoi, même quelques années après l'hospitalisation, certains problèmes tels que le poids étaient réglés, mais d'autres faisaient leur apparition sous des formes différentes. Peu à peu, je transférais mes troubles sur le monde sportif. Je pensais qu'en ayant une alimentation irréprochable, les performances seraient au rendez-vous, que mes temps en course à pied seraient meilleurs. Mais à votre avis, que se passe-t-il lorsque l'on s'impose des entraînements intensifs et une alimentation totalement déséquilibrée et drastique sur le long terme ? On laisse apparaître des carences : carences en fer, carences en magnésium…

Je pense que le véritable déclic alimentaire eut lieu lorsque j'ai commencé le triathlon. J'étais obligée de manger davantage pour assumer l'augmentation de la charge d'entraînement. C'est à ce moment précis que j'ai commencé à reprendre du poids, du vrai poids et pas seulement une limite « santé » fixée par les médecins. Je parle d'un poids pour lequel je ne rentrais plus dans du 32/34, mais davantage dans du 36. À partir de là, je passais enfin la barre des 50 kilos que je m'étais juré de ne jamais dépasser. Le plus drôle ? Je faisais désormais un poids que je pensais détester, mais pourtant je ne m'étais jamais sentie aussi bien dans mon corps depuis des années ! J'étais bien plus épanouie qu'à mes 43 kilos. Pourquoi ? Parce que j'avais compris que se faire plaisir n'était pas qu'occasionnel, mais qu'au contraire il valait mieux se faire plaisir de temps à autre pour éviter les frustrations journalières. J'ai aussi compris que ces frustrations m'empêchaient de vivre ma vie « normalement » au quotidien et me privaient également de nombreux plaisirs de la vie comme le partage. Arrêter de tout vouloir contrôler, d'être effrayée par l'inconnu et de me refuser à l'imprévu pour enfin avoir accès à la vie, « la vraie », celle qui vaut le coup !

Un jour, une personne bienveillante m'a dit que les plus belles choses sont parfois cachées dans l'inconnu, cette personne avait raison. Il arrive des moments où nous devons nous poser les bonnes questions : cette situation me rend-elle heureuse ? Ai-je envie de contrôler chacun de mes comportements tout au long de ma vie au risque de m'éloigner de ceux qui m'entourent ?

Le jour où j'ai compris que focaliser l'ensemble de ma vie sur le nombre de pas que j'avais à faire dans la journée, ou sur les repas que j'allais pouvoir manger, n'était en réalité pas une vie, celle-ci a pris un nouveau tournant.

Trouver le bon équilibre est un long chemin, celui-ci passe forcément par des erreurs, des doutes et des « je ferai mieux demain ». Le mien a été d'apprendre à écouter davantage mes envies pour éviter au maximum la frustration. Cette même frustration qui vous emmène à développer divers autres troubles du comportement alimentaire. Pour tout vous dire, je suis même passée par des situations où je mâchais ma nourriture pour n'avoir que le goût puis je la recrachais pour ne pas avoir à l'avaler. Tant de méthodes pour contourner… Mais pour être honnête, je réalise peu à peu que ces étapes n'étaient pas bégnines certes, mais elles furent nécessaires. J'ai dû passer d'un trouble à un autre, peut-être aller jusqu'au bout de mes limites et m'approcher de la mort pour comprendre que ce n'était pas la normalité et que j'avais besoin d'aide.

L'une des personnes à m'avoir le plus apporté sur le sujet de la nutrition fut ma diététicienne de l'institut Montsouris. Je ne pouvais continuer à me conforter dans l'idée que prendre du poids seulement avec des aliments sains serait la solution. Je me refusais à sortir de mes zones de confort, à avaler des choses grasses ou caloriques… Car pour être honnête, j'étais encore malade. Elle me rappelait que l'anorexie, au-delà d'être une maladie synonyme de minceur, est surtout une maladie mentale dans laquelle nous pouvons nous nicher pendant des années sans qu'il n'y ait aucun signe physique. « Il y a des milliards de formes d'anorexie », me répétait-elle.

Elle m'a donc suivie pendant de longs mois, de l'anorexie aux crises de boulimie vomitive. Oui, car entre l'anorexie et la boulimie, lors d'une guérison, il n'y a qu'un fil rouge. Me concernant je n'ai jamais connu de très grosses crises, mais c'était ma plus grande peur. Pendant ma prise de poids, je lui répétais sans cesse : « J'ai toujours faim et je mange toujours plus que les autres (logique quand on sait que j'étais dans une dynamique de prise de poids et que je partais de plus loin, mais ça, je n'en avais pas conscience), j'ai peur que ça ne s'arrête jamais ». Le véritable travail qu'elle eut à faire sur moi fut de me faire comprendre que les choses se règleraient naturellement si j'acceptais de ne pas me priver car rentrer dans un cercle de privations entraînerait par la suite des compulsions alimentaires : « Rappelle-toi de l'histoire de l'enfant et des bonbons. Lorsqu'il en a à portée de main chez lui et qu'il sait qu'il peut en manger à tout moment, il finit par ne plus en vouloir ou du moins à se limiter naturellement. Au contraire, celui que l'on prive au quotidien, qui n'en a pas le moindre à la maison, le jour où il se rend à un goûter d'anniversaire, il se jette sur tous les bols de bonbons ». Elle avait entièrement raison.

Cette histoire de l'enfant et de ses bonbons fut mon moteur principal pendant des mois et des mois, comme si elle avait fait écho en moi. Pourtant jusqu'à aujourd'hui je n'ai cessé de reproduire ce schéma : pendant mon anorexie, après mon anorexie, puis avec ma pratique sportive. Comme quoi, rien n'est jamais facile à régler et il faut voir ça comme un cheminement personnel essentiel. On ne peut pas tout régler du jour au lendemain, mais l'on peut comprendre que le temps, la patience et la bienveillance sont les clés de tout.

Aujourd'hui je n'ai plus peur de me faire plaisir, au contraire, je suis devenue une véritable « bonne vivante » qui aime sortir avec ses amis et sa famille pour déguster une énorme salade avec mozzarella di Bufala ou Burrata, accompagnée d'un bon verre de rouge, avant de finir sur une énorme coupe de glace. Néanmoins la différence avec avant, c'est que ce type de situation, je peux la vivre autant un lundi, qu'un mardi, qu'un mercredi, un jeudi, un vendredi ou le week-end. Je n'ai pas de règle pour me faire plaisir, je me fais plaisir quand j'en ressens le besoin ou simplement quand la situation s'offre à moi sans que je l'ai prévue. Qui l'aurait cru ? Avant je n'aurais jamais accepté de sortir un soir dans la semaine, surtout si ça m'obligeait à annuler un entraînement. Avant j'aurais été la seule décisionnaire du jour, du lieu, et ainsi du pourquoi et du comment je me serais fait plaisir. Je vous assure, tout a changé du jour où j'ai compris que pour être bien dans sa tête et dans son corps, il fallait arrêter de tout vouloir contrôler.

L'important est en effet de trouver son propre équilibre, non pas de le calquer sur celui des autres, mais trouver le sien. L'équilibre alimentaire autant que l'équilibre physique passe par une acceptation de non-contrôle, cela signifie donc d'arrêter de vouloir anticiper le déroulement de la journée, les repas, la séance de sport que nous allons réussir à caser. L'acceptation c'est également consentir au fait que certains jours notre appétit est supérieur à d'autres, que notre corps aussi subit divers changements (hormonaux, rétention d'eau.) et vit diverses situations (pratique sportive, blessure, avoir des enfants, maladies, etc.) et qu'il ne peut pas être toujours au maximum de sa forme. Nous ne sommes pas maîtres de tout, l'important est de comprendre que nous sommes tous différents et qu'il n'y a pas de vérité absolue pour l'équilibre. L'essentiel reste d'arriver à lâcher prise pour nous faire du bien. Même si c'est toujours plus facile à dire qu'à faire, c'est en y allant petit à petit, jour après jour, que l'on comprend que l'on n'a rien à perdre, mais tout à gagner.

Ainsi, année après année, mois après mois, déclic après déclic, j'ai enfin assimilé la chose suivante : je suis humaine et j'ai le droit de ne pas toujours avoir raison, de me tromper, de ne pas faire les choses correctement, d'essayer, de changer ou de recommencer. Trouver un équilibre ne se réduit pas simplement à la qualité de mon assiette, au nombre d'heures d'entraînement que j'aurai réussi à caser dans ma semaine, mais à ma capacité à ne pas paniquer et culpabiliser quand le planning que j'avais imaginé ne se déroule pas comme je l'avais prévu. Et, même si lâcher prise fait peur, il ne faut non pas se faire violence pour changer les choses du jour au lendemain, mais au contraire y aller étape par étape. Le changement est une petite porte qui s'ouvre en soi, par soi.

Ma petite porte à moi, je la dois à ma pratique sportive, au début certes destructive, mais qui, avec le temps, est devenue ma locomotive.

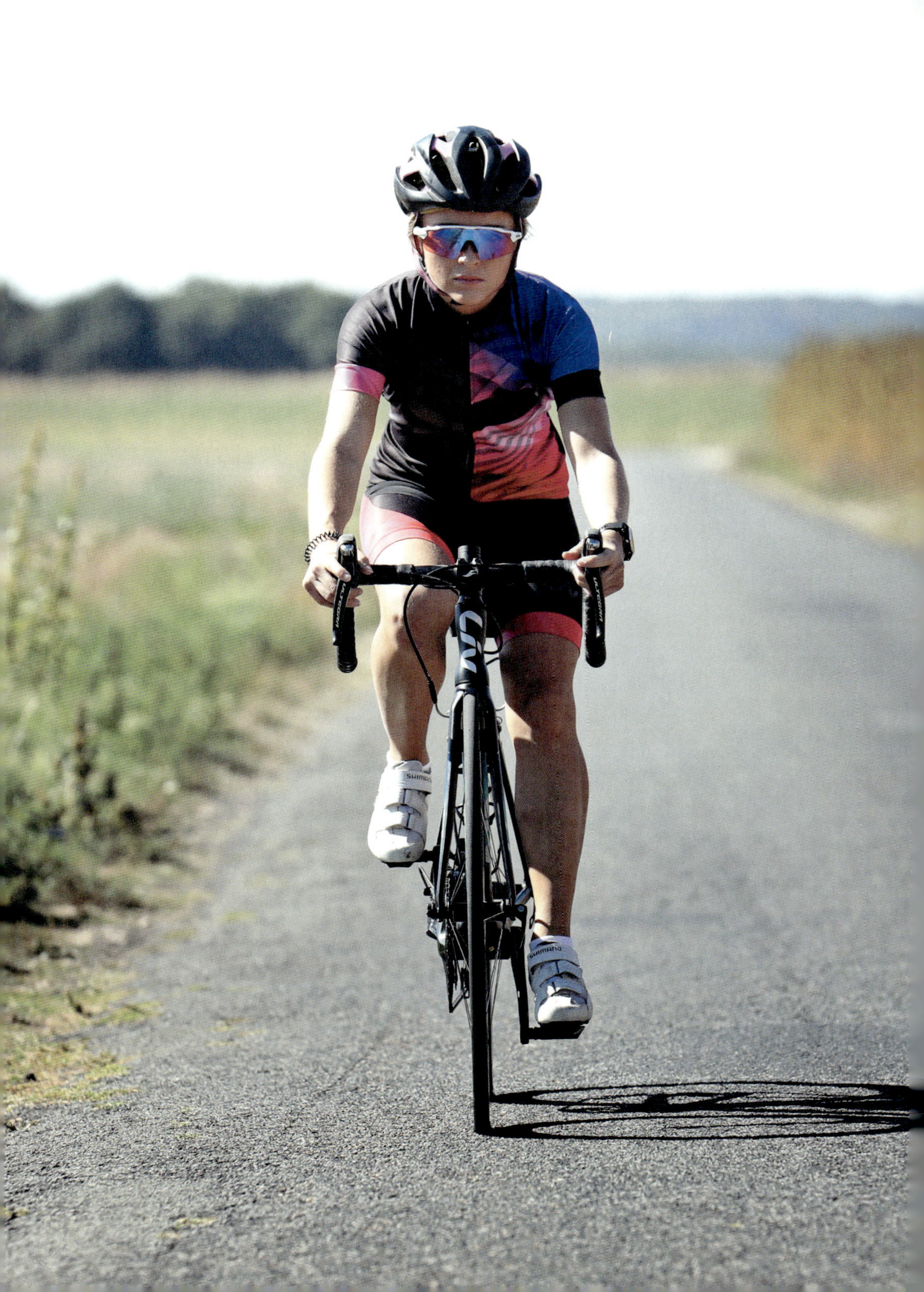
SHIMANO

2 – Le sport comme facteur de reconstruction

Après de nombreuses années à considérer le sport comme un outil de destruction ou un moyen compensatoire pour ne pas prendre de poids ou du moins accepter celui pris, je pense avoir enfin trouvé mon équilibre. Quand je parle d'équilibre, je parle bien entendu d'un juste milieu entre la pratique malsaine que j'ai pu avoir pendant tant d'années et celle d'une personne totalement normale. Pas que je me considère comme quelqu'un de différent, mais simplement comme quelqu'un qui a toujours eu une relation particulière avec son corps et donc à la pratique sportive. Je dois être aux aguets sur les mauvais réflexes qui peuvent revenir. Néanmoins je pense avoir trouvé quelque chose à quoi m'accrocher, comme une bouée à la mer, comme une corde, comme une échappatoire… MON échappatoire.

Le sport est aujourd'hui une activité qui me permet de me réaliser et me sentir pleinement moi-même. J'y ai consacré ma vie personnelle, ma vie professionnelle, mais également de nombreuses semaines. Je ne dirais pas que je suis accro, je dirais simplement que j'ai besoin au quotidien de cette dose d'adrénaline et de liberté que me procurent la course à pied, le vélo, la natation ou encore le football, le rugby, la boxe, la danse… Et tant d'autres pratiques. Celles-ci m'ont accompagnée pendant ma guérison, elles m'ont peut-être permis d'accepter davantage mon corps, mais aussi de canaliser mes émotions. Le sport c'est mon espace de bien-être.

Tout a changé le jour où j'ai compris que je ne pratiquais plus pour perdre du poids, pour « rester en forme » ou encore pour accepter de me regarder dans le miroir, mais au contraire pour être bien dans ma tête. Je suis passée par toutes les étapes possibles : la compensation, l'addiction, la performance, le surentraînement, pour enfin arriver au plaisir. Le plaisir ? Oui, le plaisir de faire quelque chose que j'aime chaque jour, non pas pour les autres, mais pour moi uniquement. Je ne cours plus pour être parfaite aux yeux de qui que ce soit, je ne me bouge plus pour rentrer dans le moule que nous impose la société : une taille de guêpe, des jambes longues et harmonieuses, des cuisses qui ne se touchent pas, un ventre plat vingt-quatre heures sur vingt-quatre… Tant de choses que l'on nous vend et que l'on nous impose comme « modèle à suivre ». La vérité, c'est qu'il n'y a pas de modèle à suivre, chacun est différent et construit de choses diverses. Ce qui peut marcher pour l'un ne pourra peut-être pas fonctionner pour l'autre. Ce qui moi m'a permis de m'en sortir ne marchera peut-être pas pour vous, pour eux. Néanmoins il y a une chose qui ne changera jamais : la frénésie que nous avons mise au service de notre destruction, nous pouvons nous en servir pour remonter la pente et revenir à la vie. Il nous faut ce déclic et celui-ci passera par du soutien, une écoute, un suivi adapté, une rigueur imposée qui pourra nous rendre fous dans les premiers temps, mais il ne faudra rien lâcher. L'anorexie est une maladie mentale qui emporte sur son passage l'estime de soi, l'amour des proches mis à rude épreuve et nous-même. Ce qui nous sauvera, ce sera pourtant également ce qui a causé notre perte : le mental. Ouvrir les yeux, se prendre en main, s'accrocher. Quand la force physique n'est plus là, la force mentale prend le relais. Mais cette fois à bon escient. Savoir se regarder et ne pas détourner le regard, comprendre le point de départ et dérouler le fil de ce que ça a engendré. Accepter d'être la cause de souffrance et que notre comportement a des conséquences sur les personnes que nous aimons le plus au monde. Admettre que nous sommes faibles, que nous avons cédé au regard des autres et pas su nous écouter, nous aimer. Et se relever. Parce que se tromper n'a pas à définir le reste de notre existence. Et nous avons la force de faire bouger les lignes. À quelques jours près j'étais morte. Aujourd'hui je vous parle et je suis heureuse de pouvoir le faire. Le chemin de la guérison n'a pas été parfait, il y a eu des rechutes, des larmes, une envie de tout arrêter à de multiples reprises. Mais une fois que l'on sait pourquoi on commence, peu importe les accidents sur le trajet du moment qu'on arrive à destination. Trouvez cette raison, cette motivation, lancez-vous ! Vous avez déjà tant perdu. Vous avez maintenant tout à gagner.

Tout a changé le jour où j'ai compris que ma motivation à moi était d'avancer. Les choses ont évolué quand j'ai admis que la voiture ne pouvait pas rouler sans carburant et que l'unique essence à ma disposition était l'alimentation. Tout a changé le jour où j'ai compris que ces cuisses, que j'avais si lâchement rejetées pendant des années, étaient les miennes. Ce corps est le mien, il est unique, et même s'il porte encore les cicatrices de tout ce que j'ai pu lui faire subir, il me permet de réaliser de très grandes choses : de la ligne d'arrivée de mon premier triathlon à celle de mon premier marathon, à seulement 20 ans. Vous n'auriez pas misé dessus ? Moi non plus. Pourtant les médailles sont là…

AUJOURD'HUI

Aujourd'hui, je m'entraîne quotidiennement et ne me lasse jamais. J'aime expérimenter, changer et ne jamais faire la même chose, car c'est ce qui me stimule. De l'athlétisme en club, au Trail en montagne, à la pratique du VTT en forêt, au triathlon, à la nage en eaux libres, à mon marathon en roller, au football, au rugby… Tant de sports qui m'apportent des choses différentes, mais qui pourtant me complètent et m'endurcissent. Quand je parle d'endurcissement, je ne parle pas simplement de mon physique, je parle surtout de mon mental et de ma capacité à encaisser davantage, à aller chercher plus loin dans mes limites. Cela me passionne. Ce mental, je ne l'ai pas construit du jour au lendemain, mais je suis intimement persuadée que l'anorexie m'y a étroitement préparée. Ce besoin constant d'aller tester mes limites, cette quête du « toujours plus », je les dois à ma maladie comme si elle sommeillait en moi, mais se présentait sous d'autres formes. La différence c'est qu'aujourd'hui ce n'est plus un fardeau qui m'empêche de vivre, mais une force qui me pousse à exister.

Je suis passée par de nombreux sports, tous différents, mais qui ont chacun apporté à mon cheminement personnel : le hand pour l'esprit d'équipe, l'athlétisme pour le dépassement de soi et le triathlon pour l'adrénaline et le challenge personnel. Lorsque j'ai commencé le triathlon, il y maintenant un an et demi, je ne pensais absolument pas me (re)trouver à ce point. Tout a commencé lorsqu'en janvier 2017 Garmin France m'a proposé de préparer mon premier triathlon. Un défi fou me direz-vous lorsque l'on sait que je n'avais jamais mis un pied dans un bassin de natation ni même jamais fait de vélo de route. J'ai vu en cette opportunité une nouvelle chance de me défier et de me prouver que j'étais capable d'avaler un effort de plus de trois heures mêlant plusieurs sports dont deux que je n'avais jusqu'alors jamais pratiqués. Au début j'ai longuement hésité et je me suis même dit « mais comment vas-tu pouvoir gérer ça ? Tu en es incapable », « tu n'y arriveras jamais »... Tant de phrases que je ne cessais de me répéter et qui étaient à l'image de mon niveau de confiance en moi, c'est-à-dire proches de zéro. Mon principal argument était régulièrement « et les autres ? », ou encore « et si je me plante, que vont-ils penser ? »

Je me croyais incapable de prendre le moindre risque, incapable d'aller hors de mes zones de confort. Ma zone de confort à moi, c'était le sport en intérieur ou encore l'athlétisme, avec mes repères. Pendant mon hospitalisation, le simple fait de pouvoir me réinscrire en club d'athlétisme, sport que je connaissais bien et que je maîtrisais, était un moteur, comme une évidence et une suite logique lorsque j'irais mieux. Alors, me mettre au triathlon, c'était à ce moment-là, pour moi, un véritable saut dans l'inconnu.

Tout est donc parti d'un mail et d'une collaboration avec Triathlète Magazine pour accepter ce qui s'avérait être le plus gros défi de ma vie, enfin ça, c'est encore ce que je croyais. L'objectif était de sensibiliser l'opinion publique sur les femmes pratiquantes de triathlon et ainsi de faire grandir la place de celles-ci encore très faible il y a un an et demi.

J'ai donc préparé cette course, qui devait avoir lieu le 1er juillet 2017, pendant plus cinq mois. Au début je ne réalisais absolument pas l'aventure qui m'attendait et l'investissement que ça allait demander, car je me lançais en réalité dans un sport que je ne connaissais qu'au travers des réseaux sociaux et que je qualifiais « d'ovni ». Les premières étapes furent celles de l'achat du matériel : si vous saviez comme le triathlon coûte diablement cher ! Entre le vélo, les accessoires, les lunettes de natation, les maillots de bain pour l'entraînement et la combinaison. Pendant cette période, je me suis demandé de nombreuses fois « mais pourquoi je fais ça ?! », mais la réponse aujourd'hui me semble simple : j'avais besoin de me challenger et de me prouver de très nombreuses choses (sportivement, professionnellement…). Tout a commencé à l'instant où je trouvai mon premier vélo chez un petit vélociste dans Paris. Oui, car soyons honnêtes, l'achat d'un vélo hors de prix pour un premier triathlon reste de l'ordre de l'inutilité. Pour ma part, je souhaitais d'abord commencer à travailler sur un vélo à ma portée qui, d'une part, me permettrait de me perfectionner et, d'autre part, serait accessible financièrement, puisqu'à ce moment-là je pensais ne faire qu'un triathlon « pour le défi » et ne plus jamais remettre les pieds sur un vélo. Je n'avais qu'une hâte, ne plus jamais entendre parler de triathlon pour ensuite retourner sur ma chère et tendre piste d'athlétisme et y rester. Dans le fond ce n'était pas le vélo qui me dérangeait, mais la natation que je dé-tes-tais. Par chance, étant en deuxième année de licence STAPS, j'avais à cette période tout un semestre de natation, ce qui tombait à pic. Le seul souci ? Je nageais comme une pierre et mon prof ne cessait de me le faire savoir. Le chemin de la progression fut donc très long, je dirais même que faire un 25 mètres sans m'arrêter était encore de l'ordre de l'inaccessible au tout début.

Semaine après semaine, la date clé s'approchait et je sentais que jamais je ne pourrais finir ce premier triathlon à cause de la natation. Je regardais encore et encore les temps limites (moins d'une heure) pour ne pas me faire disqualifier, chose qui me fait rire aujourd'hui. Quant au vélo, je commençais doucement à enchaîner les sorties de 40-50 kilomètres sans souci et me mettais presque à aimer ça, cette douce sensation de liberté et d'orientation qui me faisait, le temps d'un moment, tout oublier.

Début juin, nous étions à un mois de l'échéance et je ne pensais qu'à une chose : être prête pour le jour J. Les jours défilèrent à grande vitesse et la date clé arriva. Pour être honnête, je pense avoir été bien plus stressée que pour tous mes examens scolaires, j'étais tétanisée à l'idée de ne pas finir, de décevoir tout le monde, mais surtout de me décevoir moi-même. Le 30 juin, tout était prêt, le vélo était posé au parc à vélos, les affaires de course à pied dans l'aire de transition T2, il ne me restait plus qu'à me réveiller, enfiler ma combinaison de natation et filer. Cette nuit-là, le papa d'un ami qui faisait également le triathlon m'hébergea et s'occupa de moi comme jamais personne ne l'avait fait : il m'expliqua tout de A à Z, me rassura et me changea les idées jusqu'à la ligne de départ sur le bord du canal de l'Ourcq. Avec les filles, par peur de nous faire « savonner » dans la machine à laver des bons nageurs, nous nous étions placées dans les derniers et, au coup de sifflet, le départ était lancé. Dès les premiers mètres, je fis une crise de panique et dus faire de la brasse sur 300 mètres, puis j'entendis les voix d'amis m'encourageant et je commençai enfin à crawler. Sans que je puisse avoir le temps de m'en rendre compte, les 1 500 mètres furent finis et, complètement sonnée, je sortis de l'eau et aperçus ma famille et mes meilleurs amis crier mon nom : « Tu es sortie de l'eau Marine, tu es sortie de l'eau ! Le plus dur est derrière toi ! ». Il ne me fallait rien de plus pour que j'enchaîne sur le vélo sans aucune difficulté, puis sur la course à pied. Chaque kilomètre était un soulagement, j'avais enfin repris confiance en moi et je savais qu'il ne me restait plus qu'à faire ce que je faisais le mieux : courir. Tout au long du parcours sous la pluie, je croisais des amis qui ne cessaient de me redonner de l'énergie. Ce fut beaucoup plus dur que je l'imaginais, mais je pensais à mes proches qui m'attendaient, et j'accélérais avant de finir par atteindre, au loin, cette fameuse arche de ligne d'arrivée. Dans ma tête tout se bousculait, moi qui pensais ne jamais sortir de l'eau et pouvoir vivre ce moment, j'y étais enfin et eux aussi ! Mes deux meilleurs amis firent les derniers mètres à mes côtés avant qu'enfin je passe la ligne d'arrivée, je l'avais fait, j'étais triathlète !

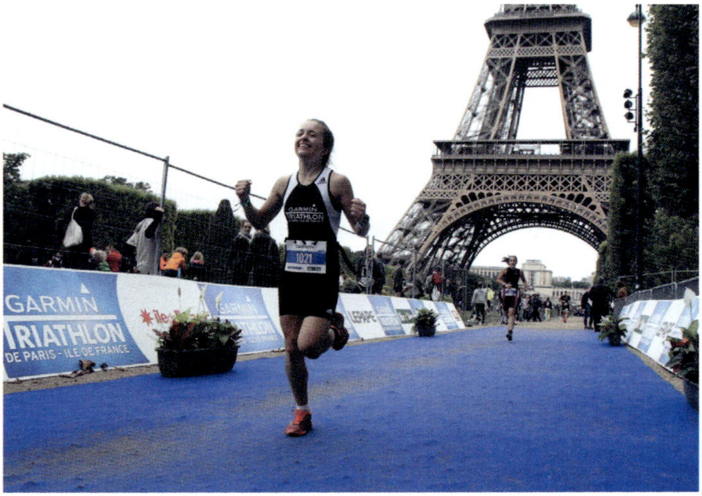

Tous ces moments peuvent sembler ridicules pour certains athlètes, mais comme je l'ai toujours pensé, il n'y a pas de petites victoires, il n'y a que l'importance que vous accordez à chacun de vos efforts.

À l'arrivée, je pleurai beaucoup, car malgré tout l'effort avait été intense et les mois de préparation bien différents de ce dont j'avais l'habitude. Dans ma tête résonnait l'idée du « plus jamais » et, pourtant, le lendemain, j'étais déjà inscrite à un autre triathlon M, celui de Chantilly. Qui l'aurait cru ? Que je finisse par y prendre goût ? Et dire qu'au début de ma préparation, une femme de la fédération de triathlon m'avait dit : « Tu verras, quand on y goûte, on ne peut plus s'en passer » ; je lui avais gentiment répondu : « Oui, mais personnellement je n'en ferai qu'un ». Elle avait raison.

Ce sport m'a beaucoup appris sur mes capacités physiques comme mentales. J'ai compris que le corps était une machine incroyable qui pouvait nous faire réaliser tant de belles choses. De fil en aiguille, j'ai réalisé que ce qui me rendait heureuse, c'était le défi : ça me porte pendant plusieurs mois, puis à chaque fois, ça me fait grandir et apprendre sur moi-même.

Dix kilomètres sur dix kilomètres, semi-marathon sur semi-marathon, trails, raid multisport, tant de courses que j'ai aimé faire, mais également partager. Chaque fois des souvenirs différents, mais toujours l'intime conviction que ma pratique sportive était une thérapie personnelle : celle d'avoir trouvé une corde stable à laquelle m'accrocher. Si dans mes premières années ma pratique était excessive et incontrôlée, elle devint peu à peu addictive et passionnante. J'aimais chacune des courses auxquelles je m'inscrivais, j'aimais m'entraîner et je savais à chaque fois pourquoi je le faisais. Ce n'était plus compensatoire, mais davantage un défouloir, comme un équilibre que j'avais réussi à trouver pour me sentir bien dans ma tête et dans mon corps.

Cette même année j'étais devenue ambassadrice ASICS Front Runner, je retrouvai quelque peu goût à la course à pied sur route et rencontrai d'adorables sportifs qui devinrent des amis. Grâce à eux, je me lançai le deuxième plus gros défi ma vie, celui de finir mon premier marathon. Encore de nombreux mois de préparation en perspective, des semaines plus difficiles que d'autres, mais toujours avec passion. Ma motivation grandissait à mesure que les kilomètres s'enchaînaient. Ma relation avec la nourriture changea aussi pendant cette préparation. Je compris que toutes ces années à me sous-alimenter, même pendant mes efforts physiques, n'étaient pas la solution. Cette fois-ci je devais changer ma vision des choses. La simple idée de ne pas pouvoir finir le marathon par ma faute était donc impensable. Me gaver de sucres lents, chose qui était compliquée quelques années auparavant, serait l'essence de mon moteur avant la course. J'aimais vraiment manger, c'était comme une récompense. Pas dans le sens « compensatoire », mais comme un pur moment de bonheur après un long effort. Comme si ma relation avec la nourriture n'était plus conflictuelle, mais agréable, c'était devenu mon carburant. Mon ancien ennemi était devenu mon allié.

Le 8 avril 2018, à seulement 21 ans, je passai la ligne d'arrivée de mon premier marathon, celle du Marathon de Paris, main dans la main avec une amie. Ce long effort de 42,195 km fut pour moi la découverte de mon amour pour les longues distances, mais aussi pour le plaisir de partager celles-ci. « Le partage », chose que je ne connaissais pas dans mes années de TCA et d'obsession sportive. Cette notion de dépassement commun a vraiment changé ma pratique du sport et fait comprendre que le plaisir était décuplé quand il était partagé. À partir de ce moment, j'ai commencé à m'ouvrir aux autres et à m'entraîner avec eux. Mais aussi à me livrer sur mes peurs et mes angoisses pour ne pas toutes les garder en moi et les refouler.

Après le marathon, restait dans un coin de ma tête l'envie de monter en distance sur triathlon et donc de passer à 2 000 mètres de natation, 90 kilomètres de vélo et 21,1 kilomètres de course à pied. Au même moment, je devins ambassadrice LIV (marque affiliée à GIANT et spécialisée dans les vélos à géométrie entièrement féminine) et la décision de ma participation à un nouveau triathlon fit son apparition : ce serait le Natureman. Pour la première fois, ce n'était pas un défi, car je savais très bien ce qui m'attendait et ce que j'avais à travailler : mon mental comme mon physique. Je m'aventurais cette fois dans une course que je ne souhaitais pas « simplement finir », je ne voulais pas la subir mais prendre un maximum de plaisir.
La préparation commença donc le 1er juillet avec ma participation, pour la deuxième année consécutive, au triathlon de Paris, cette fois

avec beaucoup plus de facilité. Je savais donc que je pouvais passer à l'étape supérieure. Juillet, août et septembre étaient les trois mois qu'il me restait pour m'entraîner, et pour me remettre doucement de mes petits tracas aux genoux post-marathon (syndrome de l'essuie-glace). L'objectif était d'être prête pour le 7 octobre 2018. Le Natureman, c'est l'équivalent d'un IRONMAN 70.3, à la différence que celui-ci propose un parcours vélo avec 2 000 mètres de dénivelé positif et une course à pied sous forme de trail. Pour la jeune cycliste que je suis, c'était comme me dire « tu vas clairement mourir sur la partie vélo », mais c'était ça qui me motivait : faire de mes appréhensions des forces. Je me suis alors entraînée, car il n'y a pas de secret. J'ai travaillé plus dur et enfin accepté qu'il fallait me faire mal, car c'est ce qui se passerait le jour J. Sortir de mes zones de confort, chose impensable pour moi il y a encore quelques années, mais c'est ce qui m'a permis de non seulement terminer ce triathlon, mais également de le finir me disant « je recommence demain avec plaisir ». Piquée par la passion, même si les conditions météorologiques de cette course furent pitoyables, je me suis vue aimer ça. J'ai trouvé chaque moment difficile, mais pas insurmontable. À chaque fois, je me disais « je sais exactement pourquoi je suis là » : j'étais là, sur mon vélo, sous des trombes d'eau, heureuse et épanouie.

Je ne suis pas la première ni la dernière, j'accorde peu d'importance au classement tout en respectant ceux pour qui c'est important. L'intérêt est d'être fière de chaque nouvelle aventure que je décide de tenter, aussi inaccessible qu'elle puisse me paraître. J'aime sauter dans l'inconnu tout comme j'aime m'y préparer. Comme une sensation de me sentir terriblement vivante, c'est ma manière à moi de m'exprimer.

Il y a tant d'autres courses que j'ai pu faire, seule ou à plusieurs, et que je ne peux toutes raconter, sans quoi je pourrais y consacrer un roman, mais une chose est sûre, chacune d'entre elles m'a apporté et m'a fait évoluer. Je n'ai aujourd'hui pas encore retenté la distance du marathon, car je me suis répété que je ne recommencerais celle-ci que dans le cadre d'une course bien plus longue et différente : l'IRONMAN. Rêve encore éloigné pour moi, mais je sais qu'un jour, je passerai également la porte de ce défi surhumain qu'est le triathlon version XXL.

Ma vision du sport a donc beaucoup évolué au fil des années, et mon rapport au corps aussi. Avant je pensais que pour être la plus performante, il fallait être la plus mince possible. Mais je n'avais pas compris qu'il y avait une différence entre un corps « maigre » et un corps « athlétique ». Pendant longtemps, j'ai pu croire que le sport était un moyen d'accepter le poids que je prenais, alors qu'en réalité, ce n'est pas le sport qui pouvait me faire accepter de prendre du poids, soyons honnêtes, c'était ma tête. Il m'aura fallu du temps pour comprendre que le plus important n'était pas l'image que je renvoyais à travers mon physique, mais la façon dont je me sentais vis-à-vis de celui-ci. Je suis heureuse d'avoir des cuisses puissantes et musclées qui me permettent de pousser sur les pédales de mon vélo. Après les avoir tant détestées, j'ai compris qu'elles m'emmenaient et me portaient dans nombre de mes défis. Je suis heureuse d'avoir des bras résistants qui me permettent de crawler dans l'eau pendant de longues minutes et fière d'avoir aujourd'hui le recul nécessaire pour comprendre que je suis ce que personne d'autre n'est : moi, sportive et bien dans mon corps.

Alors, le sport aura été à la fois la plus grande arme de destruction en ma possession, mais également la plus belle corde à laquelle m'accrocher pour m'en sortir et pour m'épanouir jour après jour. J'y ai trouvé le moyen de m'exprimer et de faire ressortir le meilleur de moi-même : ma hargne et ma soif d'aventure. Comme un moyen d'expression, le sport a été le chemin libérateur vers l'acceptation et la renaissance.

Cependant, la résurrection ne passe pas uniquement par le sport, il y a de nombreuses autres activités qui vous donneront envie de relever des défis ! Ce qui a fonctionné pour moi ne fonctionnera peut-être pas chez d'autres. Je pense qu'il n'y a pas de chemin tracé et qu'il faut trouver le sien, parfois par ses propres moyens, parfois en étant guidé par les autres. Pour certains ce sera la musique, pour d'autres les études, le travail ou le voyage, le plus important n'est finalement pas ce à quoi nous nous accrochons, mais pourquoi nous le faisons, pour nous ou pour les autres ? Il y a la partie émergée de l'iceberg, notre conscient sur lequel nous focalisons toute notre attention, puis la partie immergée, notre inconscient, qui représente nos rêves et actes manqués. C'est cette partie qui est à mettre en avant, c'est celle que les autres ne voient pas, nous compris, et qui malgré tout nous définit. C'est cette partie qui révèle toutes les choses que nous pourrions réaliser, mais dont nous avons conscience. C'est notre propre voyage intérieur dont nous sommes les seuls à avoir les rênes.

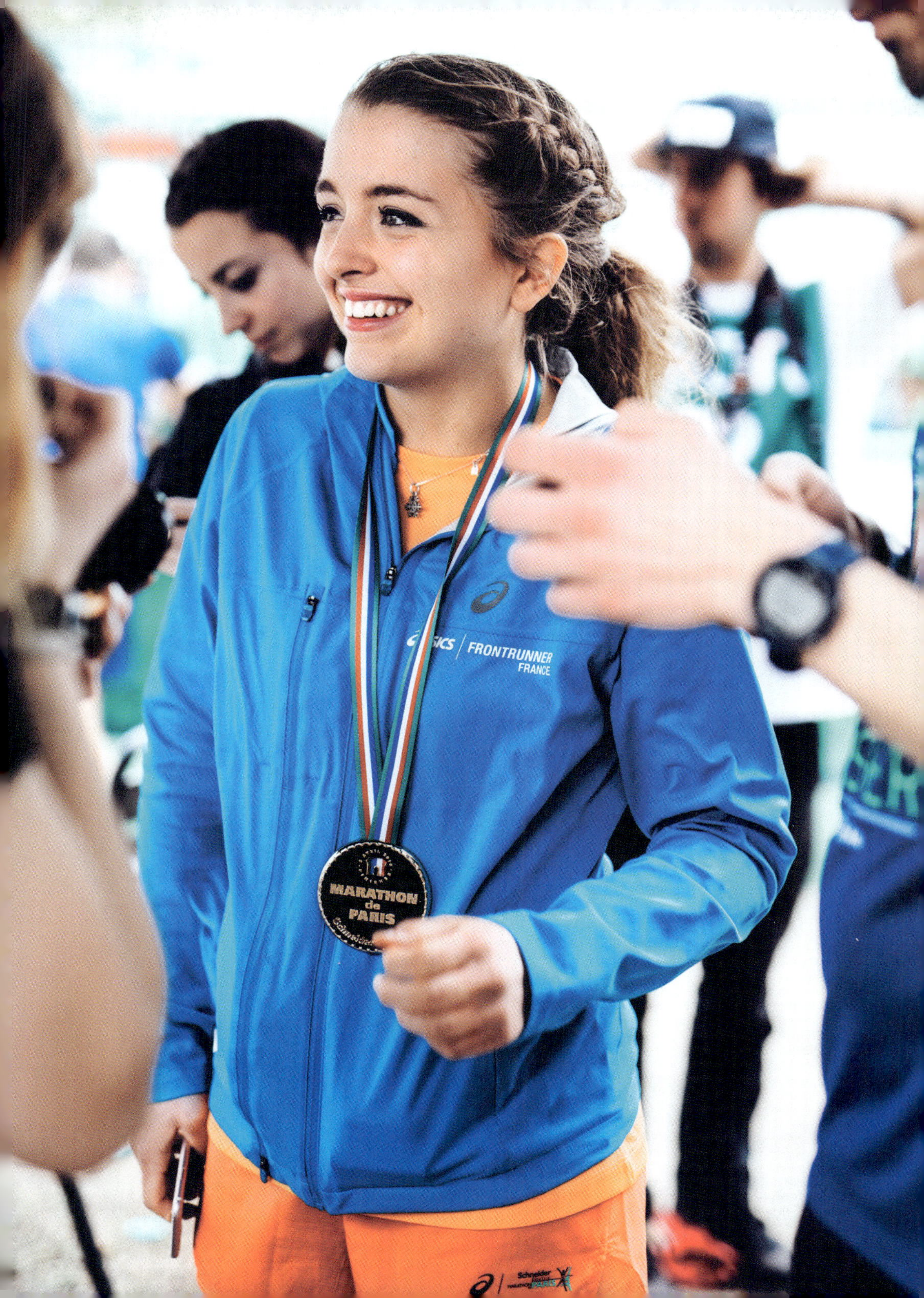
FRONTRUNNER
FRANCE
MARATHON
de
PARIS

3 – *Les proches, un facteur d'épanouissement*

Témoignage de Valentin, mon frère de 19 ans

Dans la tête d'un frère…

« Qu'est-ce que l'anorexie pour un jeune garçon de 15 ans ? Juste une maladie que l'on ne juge pas normale parce que l'on passe des repas en famille à des repas en débat. Un débat infini sur ce que devait manger ma sœur ou pas. La notion de repas étant remise en question puisque Marine passait d'une petite assiette à juste un morceau de pain, d'un morceau de pain à un dessert, puis d'un dessert à plus rien !

Pour moi, ma sœur était la seule personne qui a connu tout ce que j'ai connu, on était à la fois si proches et si distants, nous n'avons jamais su montrer à quel point nous nous aimions, car même si l'on a souvent ressenti les mêmes choses de la même façon et aux mêmes moments, il n'était pas toujours facile d'exprimer ce que l'on ressentait. Je me souviens avoir vu ma sœur se transformer petit à petit, mais comme on ne se confiait pas grand-chose à cette période de notre adolescence, cela me dépassait, car je ne la voyais plus. Juste aux repas à condition qu'elle veuille bien au moins faire acte de présence. Puis s'ensuivaient des engueulades et une incompréhension de ses émotions, de ses envies de maigrir pour se sentir belle ! Il a suffi de quelques mois pour que je la voie de moins en moins et, ne comprenant pas ses souffrances, je finisse par ne plus la voir. On se croisait juste avant la douche, pas un mot, à part pour se dépêcher.

En ne revenant jamais l'un vers l'autre, toute parole de ma part était mal interprétée et inversement… Et puis plus rien. Pour moi qui avais tout vécu avec elle, que ce soit les très mauvais souvenirs du passé ou les bons moments, nous parlions rarement de nos sentiments fraternels ou de nos relations amicales et sentimentales. Nous sommes passés de peu de confidences au néant. C'était la rupture. À ce moment-là, son état physique devenait dangereux pour elle, je me souviens très bien de ma mère très affectée par ce qu'il lui arrivait, il n'y avait plus de place pour le dialogue, surtout à table. Aussi parce que ma mère cachait beaucoup ses sentiments, quitte à se rendre malade. Plus personne ne mangeait, les engueulades étaient constantes, j'avais une sœur qui refusait de manger et ma mère qui était impuissante. On n'était plus que deux à table le soir avec mon beau-père. On se regardait en espérant que cette situation passe…

Puis est arrivé le jour où l'on m'a dit qu'on emmenait ma sœur à l'hôpital, elle ne pouvait alors presque plus marcher, avec cette foutue maladie qui la rongeait, une maladie mentale qui, je peux vous l'assurer, est aussi très dure pour les personnes de l'entourage, car c'est avant tout un sentiment d'impuissance qui vous traverse. C'était le cas à chaque fois que je la croisais dans les couloirs, sur la mezzanine de notre maison à l'époque. Nous avions l'étage pour nous deux avec la salle de bains en commun. J'ai alors pris conscience que je pouvais perdre ma sœur, surtout lorsque l'on m'a dit qu'à quelques jours près, elle aurait pu mourir. Même si c'était difficile à concevoir, j'avais risqué de perdre l'unique personne qui m'avait compris dans certaines situations, celle à qui je n'avais jamais dit « je t'aime » et, même si j'étais prêt à tout pour la soutenir, ce n'était pas possible. Même maman semblait ne plus rien maîtriser.

Alors je m'en suis voulu de voir ma mère et ma sœur se déchirer à cause de cette maladie qui ne semblait avoir aucun remède. Le seul étant la volonté de manger, ce qui pour moi si jeune n'avait aucun sens. Ça semblait tellement simple pourtant… Et encore une fois, je lui en voulais autant que je m'en voulais, ne connaissant ni l'origine ni le pourquoi de cette descente aux enfers. La voir dans son lit d'hôpital, gavée comme une oie, c'était terrifiant et dévastateur pour toute ma famille comme pour moi.

Il avait fallu l'hospitalisation pour me permettre de découvrir que ma sœur n'avait plus la volonté physique de vivre. Ce furent sûrement les pires mois de ma vie, je cachais toujours aussi bien mon jeu, je trouvais des excuses pour ne pas aller la voir tous les soirs à l'hôpital, cela me faisait tellement de mal de voir que quoiqu'on lui dise, elle ne voulait rien entendre. Elle qui m'a pourtant écouté bon nombre de fois, pourquoi cette fois-ci ça ne marchait pas ? Pourquoi pas à ce moment-là, si crucial ? J'étais en fait complètement dépassé par la situation, il n'y avait plus de place pour que l'on s'occupe de moi, alors je ne demandais rien, rien qui puisse déranger ma mère. Elle était déjà tellement dévastée. Les cours n'étaient plus dans mes préoccupations, vivre seulement ce que j'avais à vivre au jour le jour, sans vraiment d'envie. Difficile de comprendre qu'en si peu de temps la vie pouvait atteindre un point plus que critique. J'espérais chaque jour que tout cela passe, que l'on me dise « c'est bon ta sœur rentre » et tout reprendrait comme avant, comme les fois où nous nous disputions pour aller en premier à la douche… Mais c'était loin d'être aussi simple.

Lorsqu'elle est sortie de l'hôpital, elle restait toujours aussi fragile, je lui parlais avec des pincettes, ne sachant plus si c'était ma sœur en face de moi ou une inconnue. J'essayais de retrouver ma sœur, celle d'avant la maladie, dans ses traits tirés. Alors j'ai arrêté de rester à ne rien faire. La maladie était toujours présente, là devant moi. Alors j'ai choisi de lui parler, même si elle ne m'écoutait pas ! Elle s'enfermait de plus en plus dans le sport pour compenser le peu qu'elle mangeait, j'ai vite compris qu'elle n'était pas guérie, mais juste sauvée physiquement. Au début, chaque soir, elle venait me demander de ne pas dire à nos parents qu'elle faisait du vélo. Car oui, moi, je la voyais, je l'entendais. Je passais forcément devant sa chambre pour aller dans la mienne et, souvent, c'est le bruit sourd du vélo qui m'alertait.

Le premier soir, je n'ai pas compris pourquoi elle s'imposait une heure de vélo à 23 heures alors qu'elle ne pouvait même plus marcher deux mois auparavant.

Ce soir-là, sans le savoir, elle m'a donné un rôle dans sa tête, elle avait besoin de moi pour faire le sport qui lui était si essentiel. Alors, au début je lui faisais du chantage : « Tu manges un peu plus ce soir et je te laisse faire un peu de sport ». Et je promettais de ne pas appeler ma mère qui essayait autant qu'elle le pouvait de la surveiller.

Aussi, certains soirs, je restais éveillé jusqu'à minuit, voire une heure du matin, pour vérifier qu'elle n'en faisait pas trop. Cela faisait parfois beaucoup de bruit dans la chambre d'à côté (la chambre d'amis, à l'opposé de celle de mes parents), mais je la laissais faire, je voyais bien les larmes aux yeux qu'elle pouvait avoir si je lui disais que j'allais le dire. Mais un soir, je me souviens lui avoir demandé d'arrêter, et elle n'a pas voulu m'écouter, c'était trop ! Alors je suis descendu discrètement le dire à ma mère sans qu'elle le sache pour qu'elle soit prise en train d'en faire. Cela avait marché, car ma mère allait pouvoir aussi participer à ce terrible chantage…

Même si elle m'en voulait, peu importe, j'étais prêt à tout pour qu'elle guérisse, qu'elle vive. Puis peu à peu, j'ai vu un changement, elle prenait du plaisir à travers le sport, ce n'était plus seulement pour les calories. Alors certains soirs, je venais lui parler, lui montrer qu'elle n'était pas seule, elle reprenait confiance en moi… Même si elle ne savait pas que je prévenais ma mère sur ce qui se passait… Ma mère comptait sur moi pour la surveiller discrètement. Il y a même un après-midi où elle est sortie pour la première fois depuis son retour de l'hôpital et j'en ai profité pour accrocher plein de notes autocollantes dans sa chambre en écrivant des mots que j'ai entourés : « vivre », « manger », « sport », « amies », « santé », « bonheur »... Lorsqu'elle a vu mes messages, je suis venu lui parler plusieurs heures sur le fait qu'elle n'avait de compte à rendre à personne et qu'elle dépasserait tout ce qu'elle ressentait, qu'elle avait mon soutien et qu'elle pouvait compter dessus... Elle m'écoutait de plus en plus même si je savais bien qu'il n'y aurait que sa volonté qui lui permettrait de vaincre dans ce combat.

J'ai essayé en tant que frère de lui donner quelque chose, un appui sur lequel elle pourrait compter. Et je peux dire qu'elle m'a impressionné, elle s'est battue comme une guerrière et je l'ai trouvée courageuse, vraiment courageuse ! En effet, même si je ne lui ai jamais dit, même si j'aurais aimé lui dire à ce moment-là, je savais qu'elle allait se montrer à la hauteur, qu'elle allait surmonter toutes les étapes, je savais qu'elle ne pouvait pas me laisser, nous laisser. Maman l'a toujours su aussi : nous avons cru en elle.

Aujourd'hui elle s'est ouverte et elle s'est retrouvée dans le sport, dans son corps, dans son sourire et dans sa tête.

Maintenant, je sais qu'une maladie mentale est encore plus difficile à surmonter qu'une autre. Certes Marine m'a m'empêché de dormir en faisant du vélo et maintenant elle me réveille encore quand elle va courir à 8 heures du matin, et cela même le dimanche lorsqu'elle revient à la maison, mais cela fait partie de son histoire. Elle est devenue une femme de caractère avec des ambitions aussi grandes que tout ce qu'elle a surmonté, et je suis très fier d'elle pour cela.

Quoi qu'elle décide aujourd'hui d'entreprendre, je serai là pour fêter avec elle les bons moments qui nous feront oublier toute cette période.

Même si je n'ai eu qu'un petit rôle dans ce passage difficile de sa vie, je sais maintenant qu'elle sait combien je l'aime et que même si je n'ai pas su lui montrer suffisamment dans les moments difficiles ou la protéger davantage, je serai toujours son petit frère qui l'aime ! ».

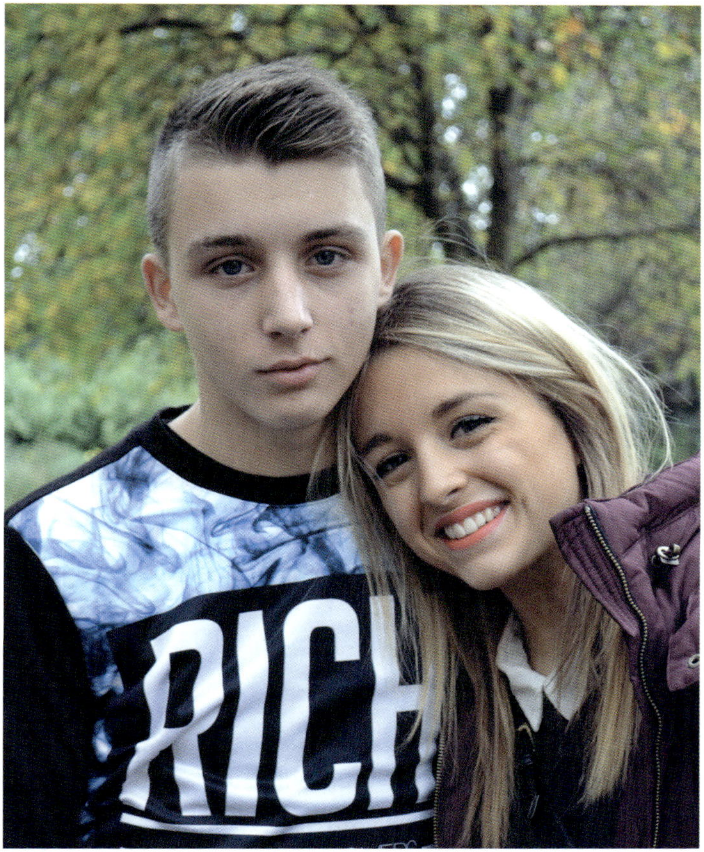

Heureusement pour moi le sport n'a pas été mon unique facteur de reconstruction. Au-delà de ma pratique sportive, mes proches ont également été mes plus grands facteurs d'épanouissement. Quand je parle de mes proches, je ne cible pas simplement ma famille et les personnes qui me sont le plus chères, je parle aussi de rencontres et de personnes qui sont rentrées dans ma vie, puis sorties, à des moments clés et qui y ont laissé leurs petites traces, positives comme négatives.

Ma famille a été sans doute le pilier le plus important tout au long de mon cheminement. J'ai pu m'appuyer sur eux dans les moments les plus difficiles, et toujours compter sur eux dans les moments de bonheur et de réussite. Depuis toute petite, j'entretiens une relation très fusionnelle avec ma maman, relation qui malheureusement nous a parfois conduites à nous autodétruire l'une comme l'autre. À l'exemple des moments où elle me répétait « si tu ne manges pas, je ne mange pas », ou encore « tu veux me faire souffrir ? » Elle était totalement absorbée par ma maladie et a fini par transposer à elle-même mes propres troubles.

Je sais pertinemment avec du recul que maman a utilisé la technique de « l'âne et la carotte » en jouant de notre relation comme véritable ultimatum pour sortir de l'anorexie. Pendant des semaines et des mois, je lui en ai terriblement voulu, il m'est même arrivé de la détester pour ça. Mais aujourd'hui, je suis intimement persuadée que sans cette relation à double tranchant qui nous unit au quotidien, je ne serais pas en train d'écrire ces lignes.

Je suis également consciente que ma famille a été énormément impactée par tout ce que j'ai pu leur faire vivre, mais ce qui a fait ma force, c'est de voir que quoi qu'il arrive, pendant que des dizaines d'autres me tournaient le dos, eux restaient là à me soutenir même dans les moments les plus difficiles. Ils ont consacré deux ans de leur vie pour me faire sortir la tête de l'eau et pour ça, aujourd'hui, je leur en serai éternellement reconnaissante. Ils ont subi mon anorexie ainsi que les mois qui l'ont précédée et ceux qui l'ont suivie. C'est comme si j'avais non seulement chuté, mais que dans ma chute j'avais emmené toute ma famille. La complicité que j'avais avec mon frère a complètement disparu avec la maladie alors même que je ne souhaitais pas en arriver là. Qui voudrait perdre de vue les personnes qu'il aime ? Mais je ne supportais pas l'idée qu'il ne comprenne pas cette maladie et qu'il me répète constamment « mais mange et arrête de faire souffrir maman », c'était pour moi si dur de prendre conscience que je ne faisais pas simplement que me détruire, mais que je détruisais le quotidien de mes proches par la même occasion. Je ne cesse de penser que je ne pourrais écrire ces lignes aujourd'hui si mes proches n'avaient pas été là. Ils ont été mon moteur, mes limites et en même temps mes plus tendres supporters. Du début à la fin, alors que je pensais qu'ils me détestaient, ils ne faisaient que me protéger et tout pour que je puisse à nouveau retrouver goût à la vie. J'ai mis des années à comprendre que toutes ces fois où ils m'ont privée de sortir, privée de marcher, privée de faire du sport, privée de me peser, privée de faire toutes ces choses obsessionnelles de la maladie, c'était uniquement pour mon bien. Il m'aura fallu prendre beaucoup de recul pour comprendre que ces quatre personnes qui constituent mon unique famille sont mes plus beaux facteurs de reconstruction et d'épanouissement.

Dans la vie, ont dit toujours qu'il faut bien s'entourer pour avancer. Peu importe le nombre d'amis, c'est bien la nature de nos relations qui compte le plus. Vivre constamment dans le conflit ne peut rien apporter de bon. En règle générale, on évolue aux côtés de relations bienveillantes où règnent confiance et soutien mutuel. Ce n'est pas toujours facile de s'entourer de personnes qui nous aident à nous sentir bien. Néanmoins l'entourage est un véritable levier vers le bonheur. Ce qui a changé ma vision des choses, c'est d'avoir appris au fil du temps à m'entourer de personnes qui partagent des valeurs communes et qui me donnent l'énergie et l'opportunité de construire des projets communs. J'ai également compris qu'être avec des personnes positives ne pouvait qu'être bénéfique, et que leur joie de vivre et la force qu'ils mettent à servir leurs valeurs et leurs aspirations m'inspiraient moi-même au quotidien. Cela dit, fréquenter des personnes qui sont en désaccord avec nos idées n'est en soi pas une mauvaise chose, ni un obstacle au bonheur. Au contraire, ces rencontres nous permettent de nous remettre en question et de nous confronter à nos doutes les plus intimes. Je pense que chaque rencontre, chaque relation saine ou malsaine peut nous apprendre sur nous et nous faire évoluer. J'ai appris à tirer des leçons de chacune de mes rencontres et des personnes qui sont passées sur mon chemin pendant ces quatre dernières années, bonnes comme mauvaises.

Aujourd'hui, je comprends que nous changeons et que les gens de leur côté aussi. Pour ma part, les amis qui étaient présents pendant mes années lycée et mon hospitalisation ne sont aujourd'hui plus dans ma vie. Nous avons en effet pris des chemins différents. Parfois il faut laisser aller les choses et accepter que l'on ne puisse pas s'entendre avec tout le monde tout au long de notre vie. Nous sommes tous différents et évoluons tous à notre manière vers des chemins qui nous sont propres. Parfois, ceux-ci s'entrecroisent, puis se séparent. J'ai longtemps cru que les personnes qui m'entouraient depuis des années et qui m'ont connue lorsque j'étais malade pourraient rester dans ma vie. Malheureusement je me suis trompée à de nombreuses reprises. Nous changeons comme ils changent à leur tour et il faut faire avec. C'est la vie.

Heureusement pour moi, j'ai également croisé sur ma route des personnes (que je compte sur les doigts de mes deux mains) sur lesquelles je peux compter en toutes circonstances. On apprend en effet en prenant de l'âge que tout n'est pas toujours rose et qu'il faut prendre les gens avec leurs bons comme leurs mauvais côtés, et que s'ils restent et nous acceptent même avec nos défauts, c'est ce que ce sont de vrais amis. Souvent tout part d'une main tendue, d'un geste ou d'une attention, de soutien. Dans la vie nous avons tous besoin à un moment bien précis de recevoir une aide ou, comme je pourrais l'appeler, « un coup de pied aux fesses ». Bien entendu, de nombreuses rencontres se dressent au milieu de notre chemin à des instants T et peuvent avoir plus ou moins d'impact. Je sais par exemple que j'ai pris à plusieurs reprises des claques en rencontrant des personnes inspirantes qui, elles, avaient eu le courage de tenter des choses et de vivre de ce qu'elles aimaient. Je pense à ce voyage à Londres pour un événement Adidas, entre autres, en septembre 2018, qui a été l'élément déclencheur de nombre de mes choix aujourd'hui : j'ai rencontré des filles qui m'ont mis le coup d'accélérateur dont j'avais besoin et qui ont su me dire ce que je devais entendre. « FONCE », me disaient-elles, « *N'AIE PAS PEUR* ».

C'est après ce week-end que j'ai pris les décisions les plus difficiles de ma vie : celle d'arrêter de sans cesse accorder de l'importance au regard des gens et celle de commencer enfin à faire des choix qui me correspondent en accord avec mon évolution. Ensuite, j'ai décidé d'arrêter mon master en management du sport pour finalement me consacrer à ce qui pour moi semble être une évidence : l'humain et le social. Bien sûr, cela touche toujours de près le milieu sportif qui me passionne, mais cela va davantage vers le « face à face » plutôt que le business derrière l'ordinateur. J'ai décidé depuis septembre dernier de me lancer dans une formation de préparation mentale pour les athlètes amateurs et de haut niveau, mais également en parallèle dans une formation de sophrologie. L'idée de ces formations est venue à moi de plusieurs manières. La première, la préparation mentale, c'était à l'occasion d'un voyage avec de jeunes athlètes (j'étais invitée pour communiquer sur mes propres réseaux sociaux et pour inspirer les athlètes par mon histoire) dans le football pour la plupart, mais aussi le basket et l'athlétisme, à qui je devais tenter de redonner confiance en elles. Elles avaient soit été détruites par le système du sport de haut niveau étant jeunes, soit loupé des sélections ou encore dû faire face à des blessures. Aider ces jeunes filles m'a beaucoup inspiré et j'ai alors compris tout l'intérêt de l'aspect mental sur le sportif, mais également sur ses résultats et sa manière d'appréhender sa pratique. De là est née une idée : en faire mon métier. Simplement la première question reste :

mais où ? Quand ? Comment ? Et puis mes études ? Moi qui avais tant travaillé pour en arriver là.

Quelques mois plus tard, j'ai fait la connaissance d'une jeune femme dont le mari était entraîneur de ski et préparateur mental. Par le plus grand des hasards, celui-ci était passé par l'école sur laquelle j'avais jeté mon dévolu. Dans ma tête c'était clair : si j'avais le courage, je ne me présentais pas à la fac en septembre et m'inscrivais dans mes deux formations. Évidemment, ce fameux « courage » je ne l'ai pas eu. Je ne l'ai pas eu pourquoi ? Parce qu'encore une fois j'ai décidé d'écouter les habituels « c'est trop risqué », « tu ne vas pas gâcher quatre ans d'études pour des formations à peine reconnues ?! »… Et puis alors ? Qu'est-ce que je risque ? Mais l'argent a été un frein. Je pense que c'est ce qui me bloquait le plus ayant toujours été à la fac, gratuite.

Le deuxième choix de formation, la sophrologie, était pour moi l'occasion d'ajouter une corde à mon arc, et je sais ô combien celle-ci est importante pour nous sportifs, mais également dans la vie de tous les jours. À cela, je fais écho à Christine, la sophrologue qui m'a suivie pendant un an après mon anorexie et qui fut sans doute la professionnelle la plus importante à mes yeux a contrario de l'ensemble du corps médical que j'ai pu croiser tout au long de mon cheminement et qui était censé être spécialisé dans l'anorexie… La sophrologie, pour sortir de ma maladie, a été une clé parmi d'autres, un moment où je me relaxais et oubliais tout. Christine était la seule personne qui réussissait à me sortir de ma maladie pendant ne serait-ce qu'une heure (oui c'était déjà exceptionnel !). Naturellement j'ai donc eu envie de pouvoir transmettre ce pouvoir à d'autres à mon tour. Même si dans ma tête tout était clair, il restait toujours en moi l'idée et la crainte des autres. Qu'allaient-ils penser ? Et voilà, nous revenons toujours et encore au regard des autres. Comme si celui-ci devait et pouvait contrôler l'ensemble de nos choix. J'ai alors fait mes recherches et suis tombée sur une école privée qui formait à ce métier.

Il est toujours difficile d'aller à l'encontre des généralités qu'on nous répète tout au long de notre cursus, comme : « Fais un bac + 5 sinon tu

ne feras rien de ta vie ». Toute notre enfance et notre adolescence, nous sommes conditionnés à l'idée que les études sont les solutions à tout, mais malheureusement aujourd'hui ce n'est plus si simple. À tout âge et issus de toutes les professions, les gens n'ont plus honte désormais de se reconvertir pour aller vers des métiers passions au détriment parfois de l'argent.
Pour ma part, suivre les envies des autres, est-ce réellement ce qui allait me rendre heureuse ? Car il faut le dire, ces études-là, malgré tout, je les faisais aussi pour leur image, « c'est classe de dire que tu as un master de management », encore plus si celui-ci est bien noté. C'était donc ça ma vie ? Me diriger vers un métier qui finalement n'était pas pour moi afin de rentrer dans le moule ? Non. Encore et toujours non. Pour prendre ma décision finale, l'accord de maman a suffi à me faire tout plaquer. C'était un choix radical, mais sans doute le meilleur.

Comme quoi il suffit parfois de peu ou simplement d'une personne pour nous pousser à faire ce dont nous n'avons pas le courage. Ma famille, mes amis et d'autres rencontres, parfois brèves mais essentielles, ont été mes principaux moteurs dans mes décisions. Même si je fus à chaque fois la seule à ouvrir les portes, ils furent les guides qui me conduisaient à celles-ci. Pour moi, être BIEN accompagné reste la clé de tout.
Aujourd'hui, en y repensant, je me dis que si j'avais passé ma vie à écouter les personnes qui me disaient « c'est trop risqué », « tu t'illusionnes », je n'aurais jamais pris la moindre décision. Je me dis également que si j'avais vécu la vie que l'on me proposait de vivre, je ne serais sans doute pas en train d'écrire ces lignes. Prendre des risques ne signifie pas être inconscient ni réagir de manière incontrôlée. Prendre des risques, c'est savoir faire passer cette petite voix dans notre cœur au-dessus de cette autre voix moralisante dans notre tête. Bien sûr, certains risques nous mènent à l'échec, si l'on peut qualifier le fait de s'être trompé comme en étant un. Pour moi, l'échec c'est justement de ne jamais rien tenter et de sans cesse rester dans ses zones de confort.

4 – La tolérance de l'imperfection

L'acceptation ? Bien entendu que nous ne sommes pas parfaits, et nous ne le serons jamais !

Évidemment, le sport n'est pas l'unique moyen de s'accepter, il y a aujourd'hui tellement d'autres moyens et chacun doit trouver les siens. Comme des clés, des choses auxquelles nous nous accrochons et qui ouvrent petit à petit les portes de notre confiance et de notre réalisation personnelle.

Parfois, cette acceptation peut venir à l'origine d'un proche, d'un lieu, d'une passion ou de n'importe quelle autre chose qui vous porte au quotidien et vous permet de vous sentir mieux dans votre tête et indirectement mieux dans votre corps. Beaucoup pourraient penser que mon unique clé pour me sortir de l'anorexie a été ma pratique sportive, mais c'est bien loin de la réalité. Pour sortir de l'anorexie, de nombreuses clés ont été en ma possession, qui m'ont fait en même temps mûrir et évoluer. Au début je m'accrochais à mes dessins et à ma passion pour l'écriture afin de me libérer la tête et m'éloigner le temps d'un instant de la réalité qui était mienne. J'ai ensuite été portée par l'idée d'avoir mon bac, la perfectionniste que je suis avait donc trouvé un nouveau but et quelque chose à quoi s'accrocher pendant plusieurs semaines, plusieurs mois. Je m'acceptais également grâce au regard bienveillant de mes meilleurs amis qui ne cessaient d'essayer de me faire retrouver le goût des choses simples de la vie : sortir, faire les magasins, prendre soin de moi. Puis il y a eu ce voyage à Londres pour mes dix-huit ans où tout a changé (j'avais enfin pris la décision de lâcher prise), mon regard sur l'alimentation comme mon regard sur moi-même. Ensuite, j'ai rencontré plusieurs hommes qui m'ont permis de doucement me libérer et accepter ce corps que je détestais tant.

En cela mes proches ont eu un rôle déterminant dans ma reconstruction, celui de me montrer la réalité en face et de ne pas l'enjoliver pour me conforter dans ma maladie. Pour cela, je ne les remercierais jamais assez. Je pense que pour réellement se sortir des troubles du comportement alimentaire et de cette « fausse image » que nous avons de nous-mêmes, il faut avant tout accepter que les autres puissent nous dire ce que nous ne voulons pas entendre mais qui est nécessaire, et ainsi accepter les nombreuses mains qui se tendent vers nous.

Yacine Bellik a écrit « Le bonheur n'est pas dans la recherche de la perfection, mais dans la tolérance de l'imperfection. »
Je pourrais vous dire qu'aujourd'hui, lorsque je me regarde dans le miroir, je me vois comme je suis réellement et que je ne souffre absolument plus de dysmorphophobie, mais ce serait entièrement faux. Je pourrais également vous dire que je me sens bien dans mon corps tous les jours, mais ce serait mentir. En revanche, quand je regarde dans le miroir, je vois une femme qui porte en elle les nombreuses cicatrices de ses souffrances : je vois des vergetures sur mes cuisses, sur mes fesses, sous mes aisselles et derrière mes genoux. Je vois des parties de corps que j'ai détestées, voire même haïes, mais qu'aujourd'hui j'apprends à regarder avec bienveillance. Le mot bienveillance est aujourd'hui au cœur de ma guérison puisque je reste persuadée que l'unique moyen d'apprendre à faire la paix avec soi-même et son image est de se regarder avec un regard extérieur rempli d'amour et de reconnaissance. Je ne me regarde plus comme une ennemie, je me regarde à présent comme une alliée : je ne suis pas là pour me faire du mal ou encore me faire souffrir, mais simplement pour me vouloir du bien, beaucoup de bien.

Parfois il m'arrive de repenser à tout le mal que j'ai pu me faire pendant ma période de boulimie, pendant celle d'anorexie ou encore lorsque j'étais bigorexique et que je m'entraînais trois à quatre heures par jour tous les jours. Je me dis que pendant tous ces moments de ma vie, je pensais bien faire, et que mes troubles étaient justement les réponses et solutions à tous mes complexes : non. Je pensais qu'en me faisant quotidiennement vomir, je pourrais garder le corps de mes rêves. La réalité c'est que je n'ai fait que me détruire la trachée, l'estomac et tout le système digestif. Je pensais qu'en arrêtant de manger et en faisant baisser les chiffres sur la balance, je prendrais enfin de la place dans la vie de mon copain, qu'il me trouverait enfin « belle ». La réalité c'est que j'ai non seulement sorti ce garçon de ma vie, mais aussi failli y laisser ma vie. J'ai perdu mes règles, j'ai abimé l'un de mes reins, j'ai abimé mes os et cassé ma croissance, j'ai perdu beaucoup de mes cheveux, j'ai laissé mon corps se battre dans le vide et mes yeux se fermer sur un visage livide.

Je me suis souvent demandé pourquoi est-ce que je ne pourrais jamais retrouver un corps comme les « autres », sans marque, avec une belle poitrine et de jolies formes, être plus grande… Mais si mon corps pouvait me parler, il me dirait : « Je t'apprends que je ne suis pas ton ennemi, je ne suis en réalité que des fragments de ton histoire. Tu m'as beaucoup fait souffrir, tu m'as malmené et détesté. Même si ce n'était pas dans mon intention, je t'ai laissé quelques traces pour que jamais tu n'oublies que ton corps est avant tout ta maison et que l'on doit prendre soin de sa maison ».

Néanmoins il m'aura fallu du temps pour comprendre que les autres aussi ont leurs complexes et qu'envier leur physique n'était en aucun cas une solution. Chacun a ses complexes, même celles ou ceux que l'on juge « sans défauts », car encore une fois c'est « notre vision à nous ». Nous avons tous des petites choses, que la plupart du temps les autres ne voient pas, ou auxquelles ils n'accordent pas la moindre importance, que nous voudrions à tout prix changer. Pour ma part désormais, je ne peux pas dire que chaque jour est une partie de plaisir et qu'il ne m'arrive pas de me trouver encore « repoussante » certains matins, mais la plupart du temps je finis par chasser ces pensées négatives en songeant à tout ce que ce corps, MON corps, me permet de faire au quotidien.

Il m'arrive encore de douter et de me dire que je suis « trop comme ceci ou pas assez comme cela », il m'arrive également de regarder des photos sur les réseaux et de me répéter que je n'aurais jamais le corps des filles que l'on peut y voir au quotidien. Mais dans le fond ce n'est pas grave. Ce n'est pas important, car chacun est différent et ce n'est pas parce que je ne rentre pas dans de nombreuses cases que je ne peux pas créer les miennes. Les cases, elles ont été elles-mêmes érigées par la société et sont en constante évolution. Je ne dis pas qu'il faut se lever le matin en se regardant dans le miroir et se dire « mais que je suis belle ! », mais au contraire, être indulgent avec soi-même et accepter que l'on ne puisse pas remplir l'ensemble des critères qui nous entourent. J'ai des vergetures certes, la peau « craquée » à certains endroits et même des petites poignées d'amour, mais du haut de mon petit mètre cinquante-neuf, je m'accepte, car si je ne le fais pas, personne ne le fera à ma place.

Alors oui, j'ai pendant très longtemps construit mon identité personnelle et la vision que j'avais de moi-même en fonction de la situation familiale dans laquelle je vivais, c'est-à-dire aux côtés d'une maman qui passait ses journées à se trouver « trop grosse » et qui essayait tous les régimes de la terre pour perdre les quelques kilos qu'elle considérait avoir en trop. Durant des années, j'ai cru que la perfection résidait dans l'idée de rentrer dans une taille de jean, que le bonheur d'une femme ne pouvait se réaliser qu'en ayant un contrôle constant de son alimentation et donc de son poids sur la balance. J'ai cru toute mon enfance que l'identité féminine était fondée sur des modèles et stéréotypes précis à suivre : grandes, fines et élancées. J'ai ainsi mis des années à comprendre que l'environnement dans lequel maman m'avait inconsciemment baignée était sans doute l'une des causes de mes troubles et de mon manque de confiance en moi. Comme si, année après année, j'avais fini par reproduire le même schéma et continuellement voulu avoir ce que je n'avais pas : un autre corps.

Un autre corps, une autre vie. Voilà ce que je pensais. J'ai vite compris que dans les deux cas opposés (le surpoids versus la maigreur), je ressentais finalement le même vide intérieur et dégoût à mon égard. Comme si, quoi qu'il arrive, on en venait à ne jamais se satisfaire de ce que le miroir nous renvoie. Comme une guerre continuelle envers un idéal que l'on pense être le bon. Ce qui m'a aidée, ce n'est pas d'atteindre ce que je pensais être « le corps de mes rêves », mais au contraire d'apprendre à aimer et accepter celui que je devais avoir : un corps avec de jolies petites imperfections, qu'il m'arrive et m'arrivera encore de détester certains jours, mais qu'avec le temps j'apprends à accepter et respecter. Mon corps m'accompagne dans mes expériences sportives et m'aide à la réalisation de mes plus grands rêves. Je tire des leçons de ses alertes et perçois les capacités et toute l'énergie qui l'habite. Même si certains jours il semble être mon ennemi, il est aussi mon ami et je l'en remercie. J'ai appris à lâcher prise, à le voir évoluer et changer pour devenir une femme. C'est une histoire pour la vie, une histoire d'acceptation et de bienveillance. Il est ma force et ne demande qu'à se libérer car, finalement, tout est dans la tête.

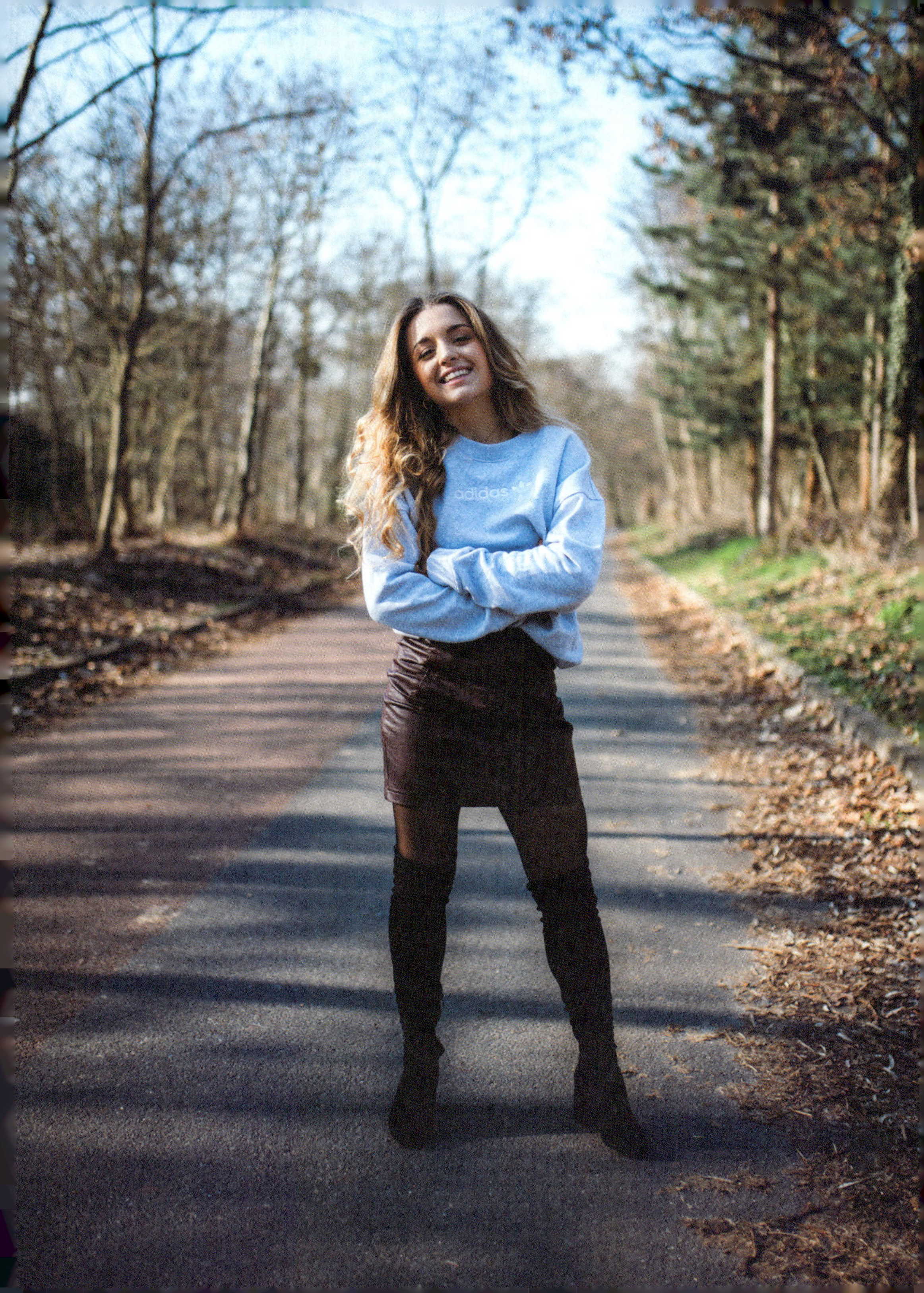
adidas

5 – Témoignage de maman

LA REVANCHE

Pourquoi la revanche ? Parce que chaque jour depuis cette période difficile est une revanche sur la maladie.

Ce serait mentir de dire que nous n'avons pas eu de doutes, de peurs, même plusieurs mois après la reprise du goût à la vie de Marine.

Je me souviens d'un séjour en Normandie avec maman, Valentin et Marine. C'était au premier printemps de sa vie universitaire. Alex était parti dans sa famille en Dordogne et nous, nous avions choisi de passer quelques jours dans le lieu que nous affectionnons le plus : Cabourg. Marine allait courir tous les matins, nous avions même emmené nos rollers. C'est d'ailleurs un des moments sportifs les plus importants que j'ai partagé avec Marine. Nous allions en bord de mer, le long du Grand Hôtel, faire des allers-retours en rollers. Quel plaisir de la voir si épanouie, si belle !

Mais je me souviens aussi que nous sommes allés nous promener après un repas sur cette même promenade le long de la plage, et de Marine qui a prétexté avoir oublié quelque chose à l'hôtel et vouloir faire rapidement un aller-retour… Son frère, comme nous, a eu ce sentiment bizarre que cette demande n'était pas si innocente. Il l'a accompagnée et a été très attentif… C'est alors que nous avons compris qu'il y avait encore des moments fragiles où Marine retrouvait ses démons et son désir de vomir un peu. Heureusement elle nous a avoué que c'était de plus en plus rare, mais nous avons réalisé que même si l'on croit que tout est fini, ce n'est pas si simple.

La différence à ce moment précis, c'est que Marine ne mentait plus, ne nous mentait plus, mais surtout ne se mentait plus à elle-même. Elle maîtrisait ces moments de faiblesse.
C'était angoissant de se dire que cette maladie restait plus ou moins présente et qu'elle pouvait frapper ou renaître de temps à autre, mais nous devions maintenant faire confiance à Marine.

Et c'est ce que nous avons essayé de faire, mais pas sans crainte. Je ne suis pas fière de dire que j'ai souvent suivi discrètement Marine et collé mon oreille à la porte des toilettes pour écouter ce qu'elle y faisait.
Nous l'avons d'ailleurs tous fait, tout soupçonné qu'elle aille aux toilettes après le repas pour une autre raison… Et très souvent c'était le soulagement : pas de bruits suspects, pas de vomissements.
Il était inconcevable pour moi de passer de nouveau à côté de la maladie si elle devait reprendre une place dans sa vie. J'avais totalement loupé son entrée, bataillé pour la combattre et l'éloigner de ma fille, et il n'était pas question que je me réveille trop tard une nouvelle fois si la maladie devait reprendre le dessus.

Mais heureusement pour nous, c'est Marine qui a pris le dessus et le temps a fait le reste.

C'est certainement elle qui parlera mieux que moi de cette partie de son histoire, car elle n'a pas cessé de combattre la maladie même si tout allait de mieux en mieux. Moi je renaissais avec elle, à travers elle.
Chaque repas de famille passé ensemble sans se poser de questions était un moment privilégié.

Je crois que ces derniers mois, ces dernières années, j'avais sans le savoir tissé des liens très forts avec elle.

Je l'ai su le jour où elle a décidé de partir de la maison. Son entrée en troisième année de licence. Elle avait été admise à Orsay, cependant rien de surprenant avec le dossier scolaire qu'elle présentait. Vous vous

dites sûrement que je ne suis encore pas objective, car je suis avant tout sa maman, mais même si elle avait perdu cette volonté qui la caractérisait dans la maladie, elle n'avait pas perdu ce désir de réussir, d'arriver à obtenir ce qu'elle voulait, de donner le meilleur d'elle-même et c'est avec beaucoup de travail qu'elle était devenue une brillante étudiante.
Est arrivé alors le moment où Marine est partie, où nous avons cherché un petit appartement d'étudiante. Ces moments ont été fort sympathiques, j'accompagnais ma fille vers l'autonomie.
Mais les mois qui ont suivi ont été douloureux, car finalement, tous ces mois de souffrance dans la maladie nous avaient liées à jamais et nous séparer a été finalement beaucoup plus compliqué qu'on ne le pensait.

Alors nous avons vécu, peut-être avec du retard, des conflits mère-fille très classiques, mais très douloureux pour nous. Nous étions si fusionnelles depuis l'hospitalisation que cette séparation « physique » à laquelle nous n'étions finalement pas vraiment préparées, s'est avérée très compliquée.
Il faut dire aussi que cela correspondait à une période de changements dans notre vie. Nous avions décidé d'acheter une maison plus petite suite au départ de Marine. Tous ces changements nous avaient clairement de nouveau fragilisés, mais ces petits tracas de la vie, ceux-là en tout cas, pouvaient se maîtriser !

Et nous avons vu Marine prendre son envol, faire de son histoire sa force.

C'était à la fois très agréable de la voir rentrer dans sa nouvelle vie d'adulte et très frustrant de s'apercevoir qu'elle n'avait plus vraiment besoin de moi.
Elle se projetait dans des projets sportifs, tous plus fous les uns que les autres, à mes yeux en tout cas.
Elle n'a pas toujours compris, je pense, pourquoi je ne la suivais pas dans ses désirs de challenges toujours plus grands (et même encore maintenant), mais c'est, je crois, aussi, au fond de moi, la peur de ne pas maîtriser les choses.
Je me souviens de son premier triathlon à Paris. Elle ne m'avait pas

tout dit, certainement pour ne pas m'effrayer, mais je me rappelle ce moment interminable où j'ai attendu, attendu que ma fille sorte enfin de l'eau. J'étais au bord, et tous ces nageurs, les uns sur les autres, qui se succédaient devant moi sans que je ne voie jamais le bout d'une petite bonne femme qui ressemblerait à Marine. J'étais inexorablement à l'affût d'un bonnet ou d'une combinaison qui pourraient être ceux de Marine. Maman, et surtout Alex, n'arrêtaient pas de me dire qu'elle allait arriver, mais elle n'arrivait pas. Plusieurs heures (du moins, je l'ai ressenti comme ça) sont passées et l'angoisse n'a jamais été aussi grande.
J'en ai pleuré. J'étais persuadée qu'elle avait, comme je le craignais tant, surestimé ses capacités physiques. Elle me paraissait encore tellement fragile. Et j'anticipais déjà sa terrible déception de ne pas avoir réussi son premier triathlon.
En fait, elle n'était pas partie dans les premiers, avec des heures de décalage. Une terrible angoisse qui a pris fin quand elle est enfin arrivée. Quel bonheur de la voir sortir de l'eau !
Et tout s'est enchaîné ce jour-là avec beaucoup de légèreté. Pourtant il restait les kilomètres de vélo et la course à pied, mais j'avais l'impression que le plus dur était passé. Et c'est ainsi qu'elle a fini son premier triathlon. Quelle fierté de la voir passer la ligne d'arrivée ! Je savais que ce premier challenge réussi serait pour elle très important.
Un immense bonheur familial. Maman et moi avons partagé ce jour-là un long et grand regard rempli d'espoir. Une grande victoire sur la vie.

Mais je mentirais en disant que ces différents challenges sportifs ne sont pas quelque part des épreuves pour moi. Pas physiques c'est certain, mais des émotions difficiles à gérer, car le lien qui m'unit à jamais à Marine m'empêche de partager à fond avec elle ces moments. Elle ne peut certainement pas encore le comprendre, mais entre le départ et l'arrivée, c'est comme si j'arrêtais de respirer, de peur qu'il lui arrive quelque chose.

Même si c'est peut-être moins vrai maintenant, j'ai toujours su en moi que le sport avait été un moteur dans la guérison de Marine et qu'une chute aurait pu être fatale à sa renaissance. Et cela, j'en avais très peur. Je crois même que j'y pense parfois encore.

Même si je ne lui ai pas toujours dit, j'ai toujours eu beaucoup d'admiration pour son courage et sa détermination dans ses projets sportifs. Je sais qu'elle aimerait que je sois plus investie dedans, comme je l'ai été pendant les mois qui ont succédé l'hospitalisation, mais ces moments lui appartiennent maintenant davantage. Et même si je ne suis pas toujours là physiquement, chaque minute de sa vie compte pour moi.

Comme toute maman, mes deux enfants sont ce que j'ai de plus cher. Je ne pourrais pas vivre ni survivre sans eux. Toutes ces épreuves de la vie, dans la maladie et dans l'adversité, nous lient chaque jour davantage. Je resterai, indéniablement, leur plus grande fan ! Je me surprends encore à hurler dans les tribunes quand je vais le samedi soir voir jouer Valentin au handball.

Accompagner son enfant vers l'âge adulte n'est pas chose facile, surtout quand on a traversé des moments difficiles.

Marine a su trouver sa voix dans les différentes étapes de sa vie ces deux dernières années. Les ruptures avec certaines personnes qu'elle croyait être des amis, les nouvelles rencontres, les expériences, les nouveaux challenges, lui ont permis de se construire et de faire des choix.

Ils n'ont pas tous été simples, comme celui d'arrêter son master pour se lancer dans de nouvelles formations, mais une chose est certaine, c'est assez facile de la suivre et de lui faire confiance.

Même si certaines personnes pensent aujourd'hui, ouvertement ou pas d'ailleurs, que c'est trop beau et que cela ne durera pas, et bien les épreuves de la vie nous ont montré qu'il fallait en profiter et regarder devant.

Quand la maladie a pris le dessus dans notre vie, j'ai cherché désespérément du réconfort dans des livres, des témoignages… J'ai espéré qu'on me comprenne, qu'on me soutienne. Ma maman a été aussi la personne qui m'a le plus soutenue dans cette épreuve. Elle a partagé toutes mes peines, mes craintes, mes inquiétudes… Elle a parfaitement joué son rôle de maman à son tour quand j'en avais le plus besoin. Elle a été aussi une mamie indispensable dans la reconstruction de Marine.

Alex et Valentin ont été, à leur façon, des piliers pour que notre vie ne s'écroule pas complètement.

J'espère que ce livre, message d'espoir avant tout, pourra apporter du réconfort aux familles qui traversent également cette maladie. J'espère aussi qu'il apportera des réponses à ceux qui n'ont pas toujours compris ce qui se passait, qu'il éclairera la vision de ceux qui n'ont rien vu, mais aussi qu'ils se sentiront moins seuls lorsqu'ils me liront. On se sent parfois tellement isolé dans un combat dont nous ne sommes pas le sujet principal, tellement impuissant quand on a cru tout tenter et que rien ne fonctionne, tellement coupable de ne pas avoir su protéger son enfant et finalement tellement seul et dépassé pour partager notre détresse parentale… Ce qui est faux. Vous n'êtes pas seuls.

Je sais qu'une maman doit montrer l'exemple, mais aucune maman n'est parfaite. Même si je suis tout à fait consciente que Marine a combattu à travers moi certains démons comme l'image de soi, celle que l'on n'arrive pas toujours à construire avec les bonnes références, celle dans laquelle on s'enferme inexorablement, il faut essayer d'avancer positivement sans culpabiliser.

L'anorexie est une maladie qu'il ne faut pas sous-estimer.
Aucun parent ne mérite d'être enfermé dans la culpabilité. Elle n'est pas une réponse, mais une conséquence.
Il ne faut pas chercher douloureusement ce que l'on a raté, pas vu…
Il faut avancer, accompagner, construire et reconstruire. Il ne faut pas

cesser de croire en l'amour, celui-là même qui pourra faire face à cette maladie mentale destructrice.
Cette maladie a marqué notre histoire, mais elle nous a aussi rendus plus forts.

Aujourd'hui je suis fière d'avoir aidé Marine, d'avoir été là pour elle bien que ce soit naturellement le rôle d'une maman.
Mais je suis surtout fière d'elle, fière qu'elle ait réussi à en faire sa force, sa victoire.

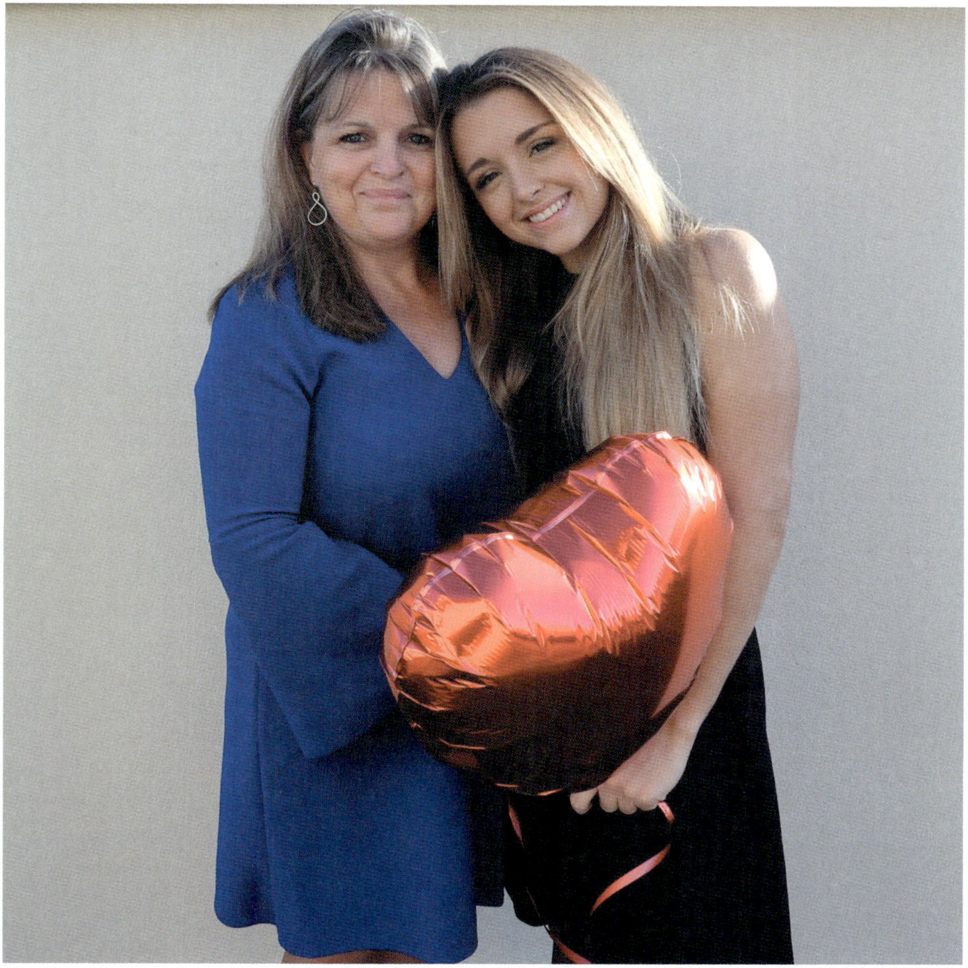

6 – Aujourd'hui et demain

Aujourd'hui, je ne pourrais en aucun cas employer le terme « guérie » puisque je pense que celui-ci n'est pas approprié, on ne guérit pas de l'anorexie, on apprend à vivre avec. Au départ, lorsque le premier « spécialiste » que j'ai rencontré m'a clairement fait comprendre que je « resterais anorexique toute ma vie », je pense qu'il avait en partie raison. Il m'est pourtant difficile de l'avouer. Aujourd'hui il n'existe pas de « traitement pour sortir de l'anorexie », pas de méthode miracle ou de médicament révolutionnaire, mais l'unique moyen d'en sortir est de trouver la clé et la porte de sortie : SA porte de sortie.

On ne se débarrasse pas des troubles du comportement alimentaire comme d'un vieux vêtement que l'on ne veut plus porter. On ne se réveille pas un matin en se disant « tiens, et si je n'étais plus malade ?! » ou encore « ça y est, je suis guéri ! ». La guérison, si l'on peut l'appeler ainsi, est un long chemin avec soi et contre soi qui nécessite de la patience, de l'accompagnement et de la bienveillance.

Dans mon cas, je pense encore aujourd'hui mener une double bataille : celle contre moi-même et celle pour moi-même.

La guerre contre moi-même pour ne pas laisser ressurgir « l'ancien moi », celle qui avait peur de tout et de rien, qui pensait que ne pas manger était la solution à tous ses problèmes, que la minceur était un standard de beauté et de réussite, que la perfection était la seule clé pour atteindre le bonheur et que celui-ci n'était bon que pour les autres. La guerre pour moi-même pour apprendre à écouter mes envies, pour ne pas avoir peur de croire en mes rêves et mes projets, et pour apprendre à quotidiennement m'aimer telle que je suis, mais également à aimer les autres et les choses qui m'entourent.

Je ne souhaite berner personne en disant que chaque jour est facile et que mon quotidien est à nouveau celui d'une personne qui n'a pas souffert de trouble du comportement alimentaire. Je ne souhaite pas non plus laisser croire à qui que ce soit que je ne rechute pas de temps à autre, car c'est entièrement faux.

Néanmoins, il y a quatre ans, lorsque l'on m'a diagnostiquée « anorexique mentale », la maladie représentait 90 % de ma vie, aujourd'hui elle n'en représente que 5 %. Aujourd'hui elle n'a plus le dessus sur mon quotidien, sur mes choix, sur mes actions et sur mes proches. Aujourd'hui je ne me considère pas comme « guérie », mais au contraire comme quelqu'un qui a transformé ses faiblesses et angoisses en force et en soif de vivre. Je ne me considère pas non plus comme un exemple, mais au contraire comme un message d'espoir. Je suis intimement persuadée que nous avons tous et toutes en nous ce petit quelque chose qui nous permet de nous réaliser et de changer les choses.

Il ne faut pas changer pour devenir quelqu'un d'autre, ni oublier son histoire, ses expériences, ses défaites, ses échecs, ses chutes, ses faiblesses, ses erreurs, mais les utiliser pour devenir la meilleure version de soi. Avoir peur n'est pas un frein. Au contraire, le courage de faire les choses ne signifie pas que l'on est sûr de soi et qu'il y a absence de peur. Le courage, c'est d'avoir peur d'y aller et de foncer quand même. Peu importe la vitesse à laquelle on décide de changer les choses, ça peut parfois prendre des mois, voire des années. Ces moments seront sans doute accompagnés d'embûches, de mains tendues, de rencontres ou même de déchirures. Chaque situation est bonne à prendre et nous permet de tirer des leçons et des apprentissages.

Il n'y a pas de bonnes ou de mauvaises solutions, il n'y a pas de parcours similaires ou tracés, ni de guide ou de marche à suivre, il n'y a pas non plus de médicaments ou de thérapies magiques. Chaque parcours est unique. N'importe qui pourrait vous donner les clés sans que cela ait d'effet. Le déclic ne vient pas des autres, mais de soi, à un moment précis. La solution est en chacun de nous et les autres sont parfois là pour nous le rappeler : il suffit d'une personne, d'un mot, d'une phrase, d'un évènement, d'un lieu, d'une passion, bref d'espoir. Quoi qu'il en soit, c'est en s'accrochant à la première branche que l'on finit par monter à l'arbre.

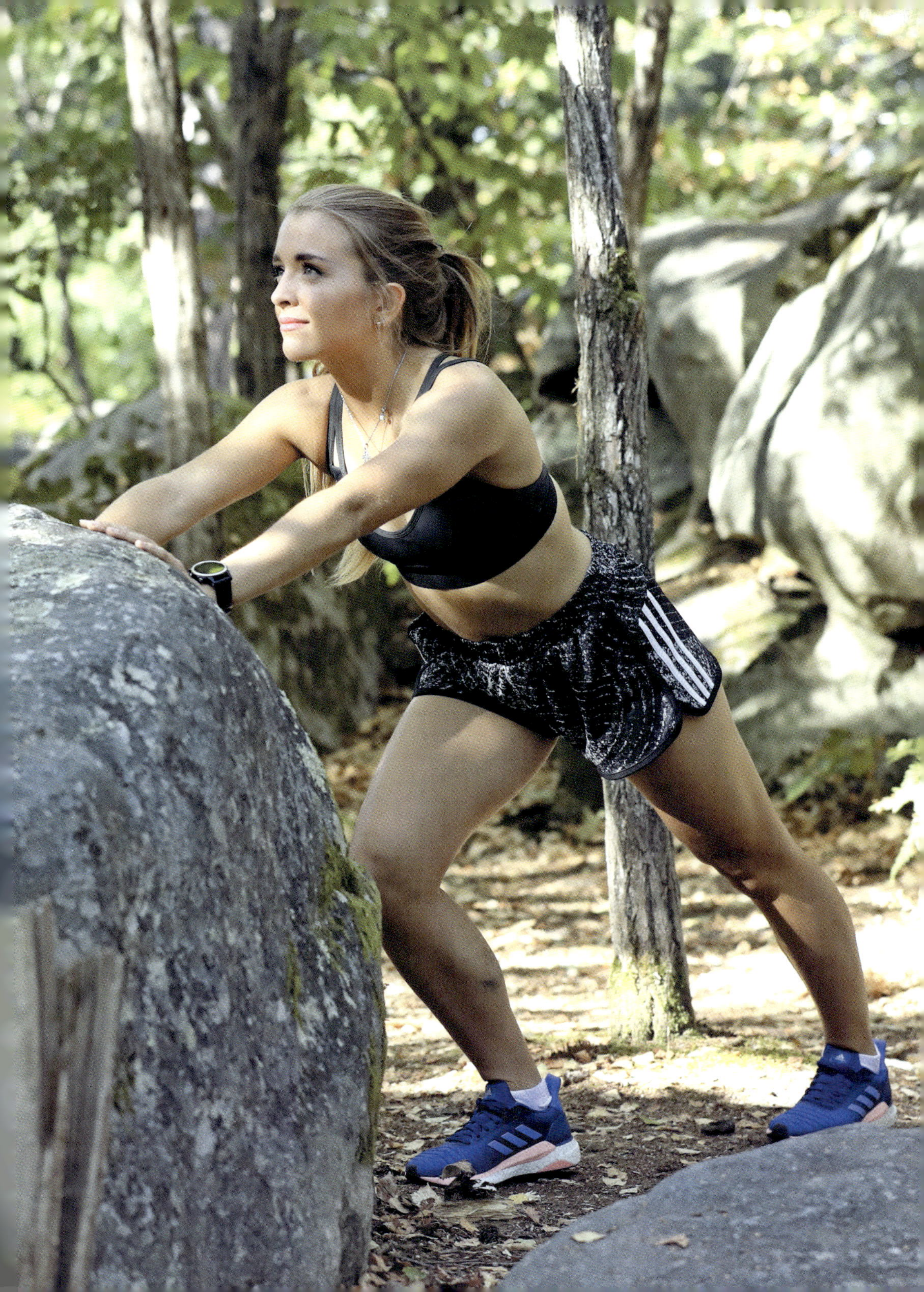

Mes 10 règles d'or

1 - Arrêter de normaliser les standards de la beauté

Porter du 32/34, avoir la peau lisse, des fesses bombées et mesurer un mètre soixante-dix n'est pas la normalité. Oui, si l'on ouvre aujourd'hui n'importe quel magazine de mode ou de beauté, l'on prend vite conscience que nos complexes sont en grande partie dus aux images que la société souhaite nous inoculer. Le pire ? C'est que ça va maintenant bien au-delà, à chaque coin de rue, dans les magasins et surtout sur les réseaux sociaux.

L'on y trouve de tout, des choses très positives comme des choses qui le sont un peu moins. Ma solution ? À chacun de filtrer ce qu'il décide de voir quotidiennement et surtout de croire. Je souligne l'importance du mot « croire » puisqu'il faut aussi, si l'on veut être heureux, arrêter de normaliser les images que l'on peut trouver à notre portée sur les réseaux, sur Internet et un peu partout en fait. Oui, il y a sans doute des femmes et des hommes fortement aidés par la génétique, ou qui se donnent les moyens d'avoir le corps qu'ils ont, ou encore d'autres qui ont peut-être également recours à diverses solutions telles que la chirurgie et j'en passe. Mais l'idée principale reste de se dire : qu'ont-ils de plus que moi ? D'après notre propre perception, nous répondrions sans doute « tout ». Au-delà de ça, qu'est-ce qui vous dit que ces mêmes personnes, vos dits « modèles de perfection », n'ont pas eux-mêmes leurs propres complexes ? Qu'ils ne se considèrent eux-mêmes pas comme des standards de la beauté ?

Même la plus jolie fille, selon vos propres critères, peut elle-même être en quête d'un idéal physique et faire face à des complexes et un manque de confiance en elle. Il y a là donc un véritable intérêt à chercher et à regarder au-delà des apparences et de ce que l'on vous vend comme des « normes sociales » à respecter.

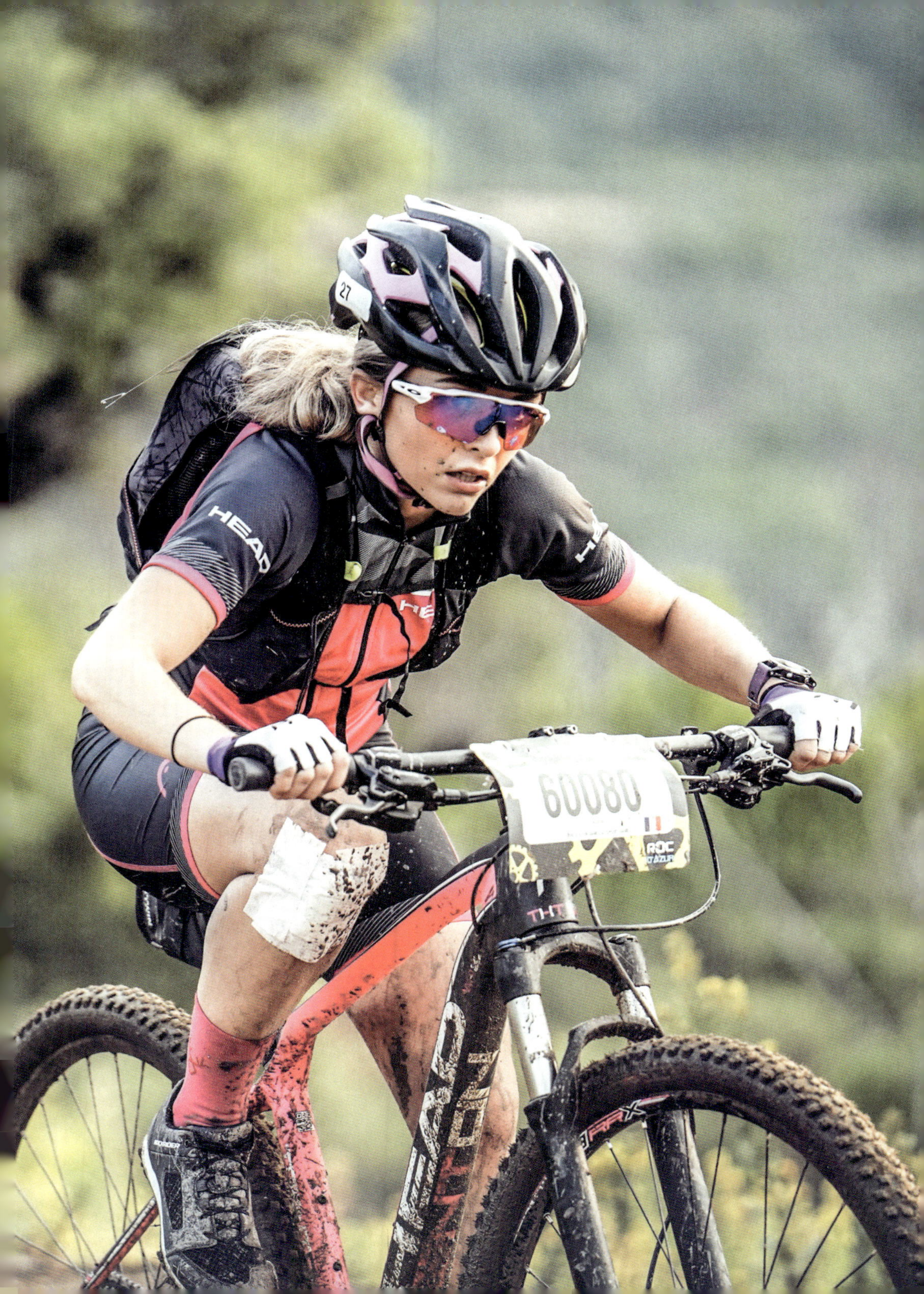
HEAD
27
60080
ROC

2 - Porter des vêtements à votre taille

Lorsque l'on passe par des phases « yoyo », notre corps change, mais également nos tailles de vêtements. Pendant longtemps, j'ai cru que les tailles de mes jeans définissaient la personne que j'étais (comme si porter du 34 allait me faire devenir quelqu'un de meilleur…). La réalité c'est que je m'attachais à croire que si je ne rentrais plus dans mes vêtements, c'était le signe qu'il fallait automatiquement que j'arrête de manger, que je fasse attention et donc que je me restreigne. J'ai joué au jeu du « cool je peux enfin descendre d'une taille » pendant toute mon adolescence et ma perte de poids qui, malheureusement, m'amena à porter du 8 ans et à flotter dans du 32, et me conduisit à mon hospitalisation pour anorexie. Le plus compliqué fut l'après, j'étais persuadée que je pourrais continuer à porter mes vêtements d'enfant et ainsi faire comme si rien ne s'était passé. Seulement je me trompais. L'erreur a été de m'obstiner à croire que ces tailles, qui n'étaient bien entendu pas les tailles normales d'une jeune femme de dix-sept ans en pleine croissance, pourraient encore m'aller pendant des années. Oui, bien sûr, à condition que je ne reprenne pas de poids, sauf que ce n'était en tout point pas l'objectif : il fallait que j'accepte que mon corps n'allait pas changer, mais qu'il allait juste devenir ce qu'il aurait dû être, là était la nuance.

À mon sens il est donc important d'essayer de rentrer dans des vêtements de taille supérieure qui ne sont plus adaptés à notre poids. Pour ma part, ce fut réellement thérapeutique d'acheter des vêtements plus grands pour me dire « il faut que tu les remplisses » et non plus tenter à tout prix de rentrer dans les vêtements plus petits que je portais lorsque j'étais malade. La nouveauté est souvent un moyen de tourner la page. Je sais que cela peut sembler difficile d'accepter d'acheter des vêtements plus grands et d'en faire son nouvel objectif, mais en réalité qu'est-ce donc de plus qu'un chiffre sur une étiquette ?

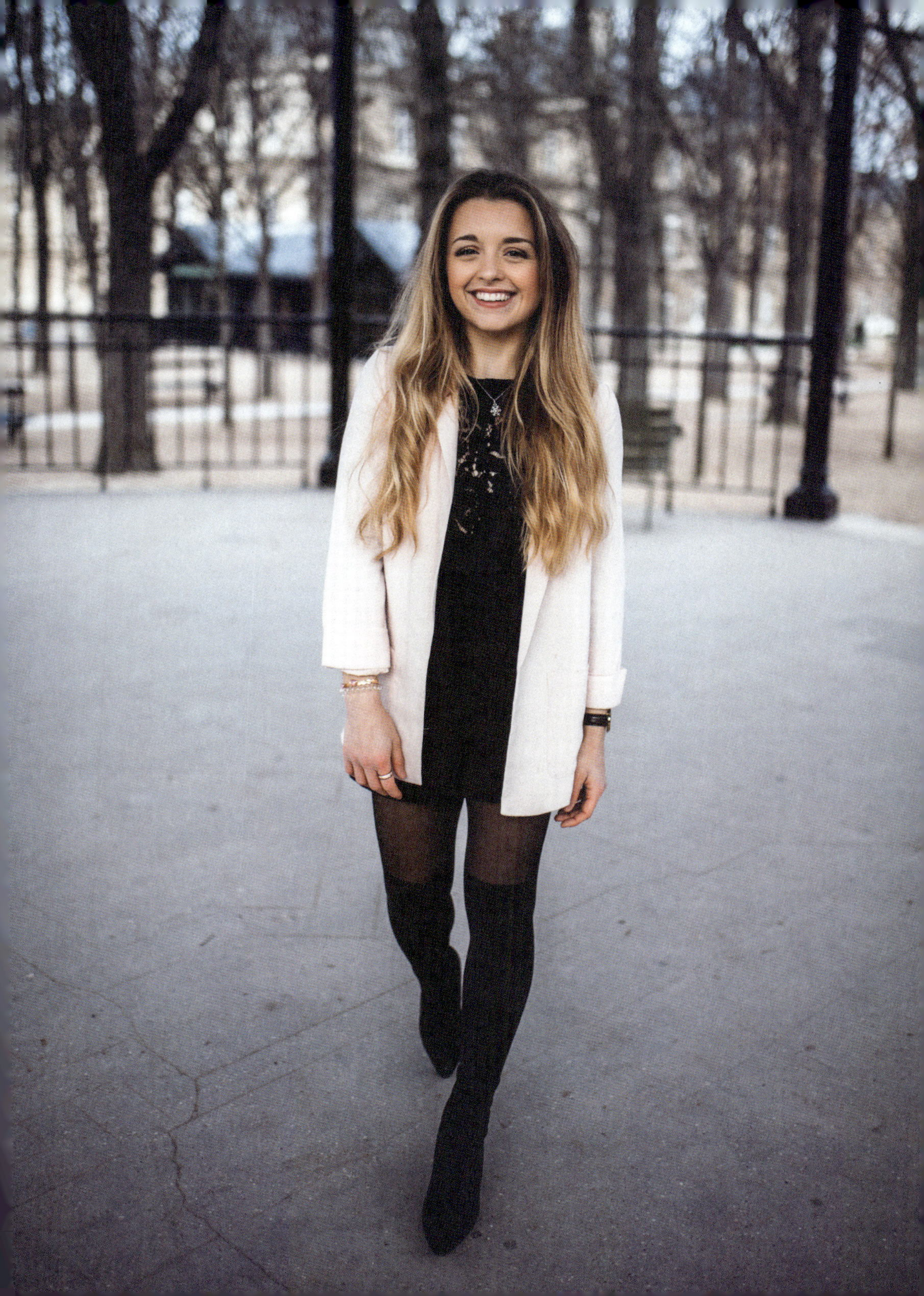

3 - Comprendre que nous avons tous des complexes et les accepter

Il est en effet très difficile de comprendre que nous sommes tous différents et avons tous nos complexes, certains plus ou moins importants, plus ou moins préoccupants, mais pourtant c'est la réalité, notre réalité. Un complexe c'est quoi ? C'est un truc que nous aimerions changer en nous, que ce soit sur notre physique ou notre personnalité. Souvent insignifiant aux yeux de ceux qui nous entourent, un complexe peut nous amener à nous cacher, à nous priver de faire beaucoup de choses. Souvent même, nous nous empêchons de porter certains vêtements.

Me concernant, j'ai pendant très longtemps complexé sur tout un tas de choses qui pourtant, aux yeux de mes proches, semblaient tout simplement « normales ». J'accordais toute mon attention à la largeur de mes cuisses, ma petite taille, ma dent de travers, mon visage trop rond, mes yeux pas à la même hauteur, mon épi dans les cheveux, mes « doubles fesses » (graisses sous les fesses), ma petite poitrine, mes plaques d'eczéma...

Mes complexes m'ont longtemps empêchée d'oser. Le terme « oser » est sans doute celui qui représente le plus l'état d'esprit dans lequel j'étais à cause de mes complexes : ne pas oser porter certains vêtements, ne pas oser me rendre dans certains lieux, ne pas oser me faire prendre en photo sous certains angles, ne pas oser me mettre en maillot de bain en public… C'est comme si mes complexes avaient dirigé ma vie pendant de nombreuses années. Synonymes de honte ou même de « différence », je leur attribuais toujours un sentiment négatif et les rendais responsables de tous mes malheurs. J'ai donc cru pendant longtemps que pour être heureuse, il fallait que je me fasse refaire la poitrine, que je me fasse déplacer la dent, que je maigrisse des cuisses, que je ne sorte jamais sans maquillage, que je passe des heures à me coiffer ou même que je porte des élastiques sur mes cuisses pour les faire se desserrer.

Nous trouvons des solutions pour les cacher, les camoufler ou même les changer en passant par la chirurgie esthétique. Je suis la première à penser que nous avons tous le droit de pouvoir changer ce qui nous dérange d'une manière ou d'une autre si cela nous permet de nous sentir mieux dans notre corps et en harmonie avec nous-mêmes. Néanmoins, pour être bien, il ne suffit pas simplement d'être satisfait de son corps, il faut que la tête suive. Des complexes, nous en aurons tout au long de notre vie et ils ne cesseront d'évoluer, de disparaître ou d'apparaître, de changer… Alors, il faut commencer par accepter de parfois lâcher prise pour être en harmonie avec soi.

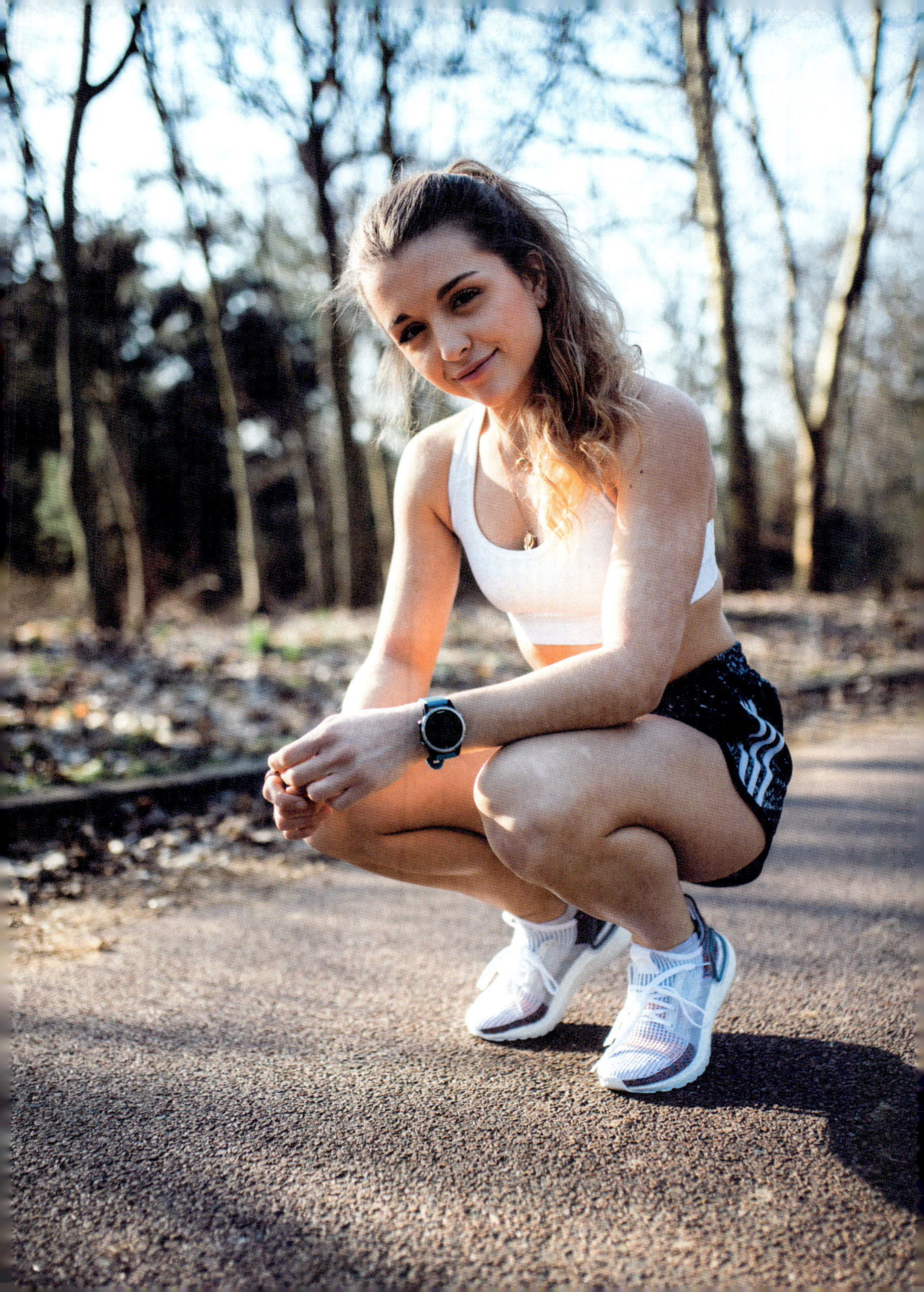

4 - Rester détaché face aux réseaux sociaux

Qui n'a jamais scrollé pendant des dizaines de minutes la page d'accueil d'Instagram en se disant « oh, la vache, elle a le corps que j'ai toujours rêvé d'avoir », ou « oh celle-là, toujours en vacances, elle a une vie de rêve ! », pendant que vous êtes assis devant un bureau, que vous n'avez sans doute pas fait deux heures de sport à la salle (par manque de temps) et que vos dernières vacances remontent à plusieurs mois ? Évidemment, il est naturel de penser que la vie des autres, du moins ce qu'ils nous en laissent voir, est meilleure que la sienne. Pas du tout ! On a tous tendance à s'illusionner à vouloir ce que l'on n'a pas. Une personne qui partage tout et laisse penser que tout va bien dans le meilleur des mondes est peut-être la plus solitaire et complexée... Au contraire d'autres, plus discrètes et plus détachées, qui seront plus épanouies. Bien qu'il ne faille pas mettre tout le monde dans le même panier et, comme tout dans la vie, il y a du bon et du mauvais. Il faut apprendre à saisir ce qui est intéressant et laisser ce qui peut être nocif.

Je ne suis sur les réseaux au quotidien que des personnes que j'estime être inspirantes, créatives, positives, ou encore drôles. Je sais trier ce que je souhaite voir ou non et je pense que c'est ça le secret. Bien sûr, il m'arrive de complexer face aux photos de nanas très musclées avec des poitrines généreuses et des corps à en faire pâlir plus d'une, mais je finis aussi par me dire que « non, ce n'est pas de la chance qu'elles ont, c'est aussi du travail ». C'est-à-dire que cette nana-là, elle n'a que ce qu'elle mérite, car elle a travaillé pour ça (à quelques exceptions, je n'aborde même pas la tristesse des retouches photos). Il y a tant d'autres exemples qui sont là pour nous rappeler que chacun est différent et partage ce qu'il aime. À l'opposé, il y a également des femmes et des hommes qui partagent des photos qui cassent les codes et personnellement j'adore ça. Je pense qu'aujourd'hui, pour les plus jeunes générations, il faut aussi montrer que derrière une caméra ou un appareil photo, il y a des gens comme les autres. Il est tellement facile de retoucher une photo, de prendre une position avantageuse, de mettre des filtres ou encore de ne montrer que certains aspects de la vie...

Pour ma part, je suis la première à être une grande utilisatrice de ces mêmes réseaux, mais ça ne m'empêche pas de faire la différence entre le réel et le virtuel, ce que j'aime partager et ce qui pour moi représente mon jardin secret. Les réseaux sociaux sont un peu comme la réalité en version « sublimée », on y montre ce que l'on veut et on y fait passer le message que l'on veut : positif comme négatif. J'ai, personnellement, toujours utilisé les réseaux sociaux dans une dynamique de motivation et pour faire passer un message, celui de l'acceptation. Je les ai donc toujours vus comme quelque chose de positif et comme une source d'impulsion, d'une part parce que je décidais de regarder et d'autre part avec ce que je décidais de partager : ma réalité. La réalité d'un cheminement de quatre ans d'une jeune femme atteinte d'anorexie mentale. C'est donc par-

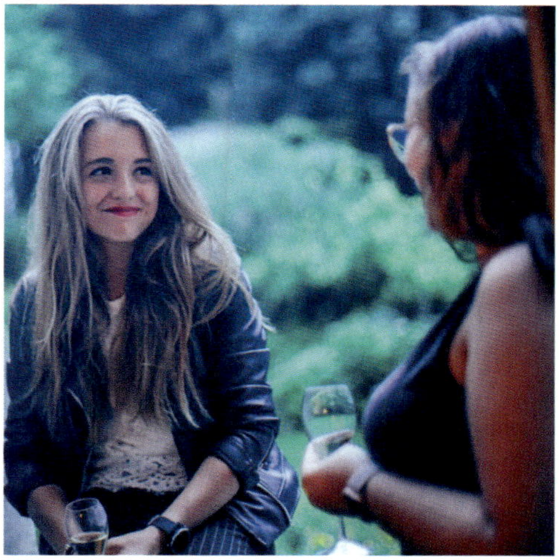

fois un moyen d'avoir de la voix et de tenter de faire bouger, avancer des sujets complexes. Au-delà de l'anorexie, j'ai aussi découvert l'intérêt du partage autour du milieu sportif, mais aussi l'avantage à y prendre uniquement ce qu'il y a de bon à prendre.

Les réseaux sociaux sont parfois source de comparaisons entre les uns et les autres, de curiosité mal placée et de méchanceté gratuite. À chacun de réussir à faire la part des choses et de comprendre qu'à partir du moment où l'on partage publiquement sa vie, on se confronte forcément au risque qu'elle soit commentée et critiquée. Comme exemple, je repense aux insultes que j'ai pu recevoir après mon premier marathon. Je n'étais pas « légitime à recevoir une médaille », car j'avais fait 4 h 10. Temps médiocre selon certains, véritable victoire pour moi. Pendant longtemps, j'ai laissé les autres diriger ce que je souhaitais partager par peur de la comparaison et de la critique, et puis j'ai vite compris que la meilleure force restait l'ignorance. J'aurais pu me laisser détruire, au lieu de ça j'en ai fait une force. On ne peut pas plaire à tout le monde, et pour venir critiquer la vie d'un autre, c'est qu'on a sans doute des petites choses à régler dans la sienne, vous ne croyez pas ?

Alors, si je pouvais donner un conseil, ce serait celui de rester détaché et de comprendre que les réseaux sociaux sont des outils merveilleux, mais à utiliser avec beaucoup de recul. On peut y trouver des choses très intéressantes et y faire également de très belles rencontres. Néanmoins, la meilleure rencontre reste de mettre son téléphone en veilleuse et de sortir boire un verre et manger des pizzas avec ceux qui nous entourent, dans le réel.

5 - Avoir des d'objectifs à court, moyen et long terme

Dans la vie, pour avancer, je reste intimement persuadée qu'il nous faut des objectifs à court, moyen et long terme. Je vois ça un peu comme des buts qui nous pousseraient à nous lever chaque matin, qui nous motiveraient quand le moral est au plus bas et qui nous permettraient en même temps de nous surpasser pour les atteindre. Quand je parle d'objectifs, je ne parle bien entendu pas que d'objectifs sportifs, mais aussi d'autres échéances de la vie comme le travail, une relation, une passion, les études, l'argent. Libre à chacun de trouver dans sa vie les motivations qui lui conviennent et qui lui donnent envie de se bouger au quotidien.

Quand je suis sortie de l'anorexie, j'avais pour rituel, à chaque début de semaine, de me lancer des challenges et des petits défis comme « cette semaine, je vais réussir à aller au restaurant sans culpabiliser et je vais même essayer de ne pas me peser ». Oui, ça peut paraître bête, mais c'est souvent ça qui me faisait avancer et combattre mes peurs. De mois en mois et d'année en année ces objectifs ont évolué et même grandi. J'ai commencé à rêver de choses plus ambitieuses, plus risquées, mais aussi à me surprendre en les atteignant. Tout ce qui me semblait insurmontable, aujourd'hui j'en souris et rigole, car nos objectifs évoluent et grandissent à mesure que nous changeons. Parfois il arrive même que l'on n'atteigne pas nos objectifs, l'important n'est alors pas de se dire « mais je suis nulle », c'est au contraire d'être amené à nous demander « mais pourquoi ça n'a pas fonctionné », ou encore « qu'est-ce qui a fait que je n'y suis pas arrivé ? » et faire mieux la prochaine fois. Culpabiliser, c'est gâcher de l'énergie. Avancer c'est avoir la capacité de sans cesse se remettre en question lorsqu'il y a eu une erreur ou un échec, comprendre pourquoi cela n'a pas fonctionné et éviter de réitérer la fois suivante.

Tout humain a besoin de quelque chose qui le tire vers le haut, c'est un peu comme la métaphore de l'âne et de la carotte qui le fait avancer, nous avons tous nos carottes.

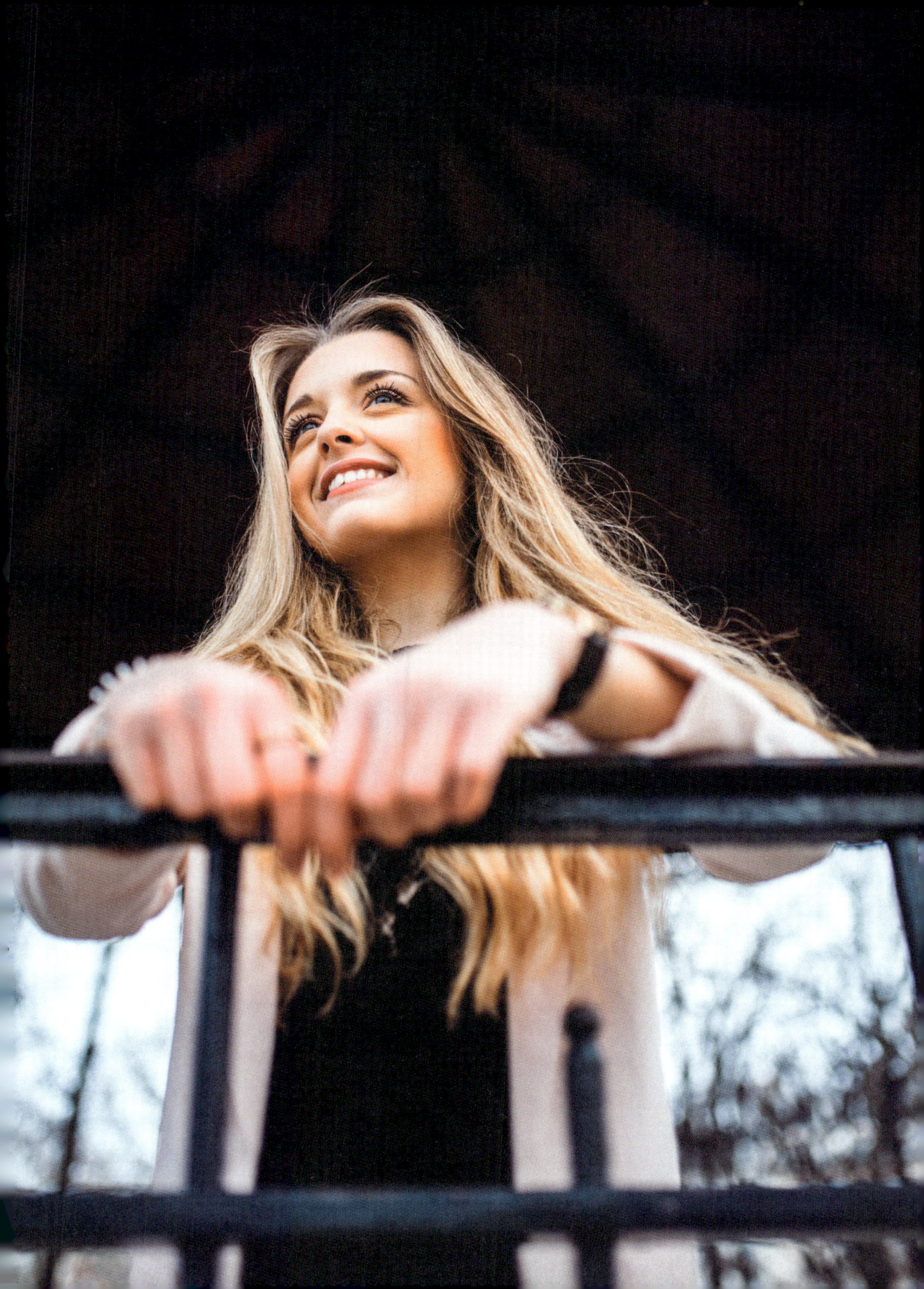

6 - Trois choses positives par jour

Un jour après mon hospitalisation, j'ai expliqué à ma sophrologue que j'avais le sentiment de ne rien vivre de positif dans mes journées. Celle-ci m'a répondu : « Marine, si tu veux prendre conscience du positif du quotidien, demande-toi chaque jour quelles ont été les trois choses, mêmes les plus anodines, qui t'ont fait plaisir aujourd'hui ». Elle m'expliqua ensuite que ces trois choses pourtant si simples que je pouvais peut-être réaliser au quotidien sans m'en rendre compte étaient des choses qui, mises bout à bout, étaient finalement des moments agréables dont j'avais réellement besoin. À cela, j'ai réfléchi à de nombreuses reprises et compris que ces choses si anodines étaient en réalité si simples que je finissais par oublier leur importance, voire même parfois les négliger : voir le lever du soleil, manger des sushis à midi et pourquoi pas regarder un épisode de ma série préférée le soir.

Chaque jour nous réalisons en effet des centaines d'actions différentes que nous finissons naturellement par banaliser voire même, pour certaines, laisser de côté. Je pense par exemple au fait de prendre 5 à 10 minutes pour soi par jour, se faire jolie, sortir profiter du soleil, respirer, faire du sport, regarder un film à la télé, se faire plaisir au restaurant, boire un verre entre amis…

Cet exercice des trois choses positives par jour à noter quotidiennement m'a finalement fait prendre conscience de la valeur de ces petites choses que nous faisons régulièrement et auxquelles nous n'accordons plus finalement la moindre importance car routinières. Alors, depuis, chaque soir je m'assois et me dis « quelles ont été les trois choses positives de ma journée ? » Cet exercice, j'ai appris à particulièrement l'apprécier lorsque je passe de mauvaises journées. D'un côté cela me fait relativiser en me disant que malgré certains petits pépins de la vie et autres tracas, il y a toujours des petites choses de notre quotidien qui elles ne changent pas et rendent nos journées un tout petit peu plus agréables. À vous de trouver les vôtres !

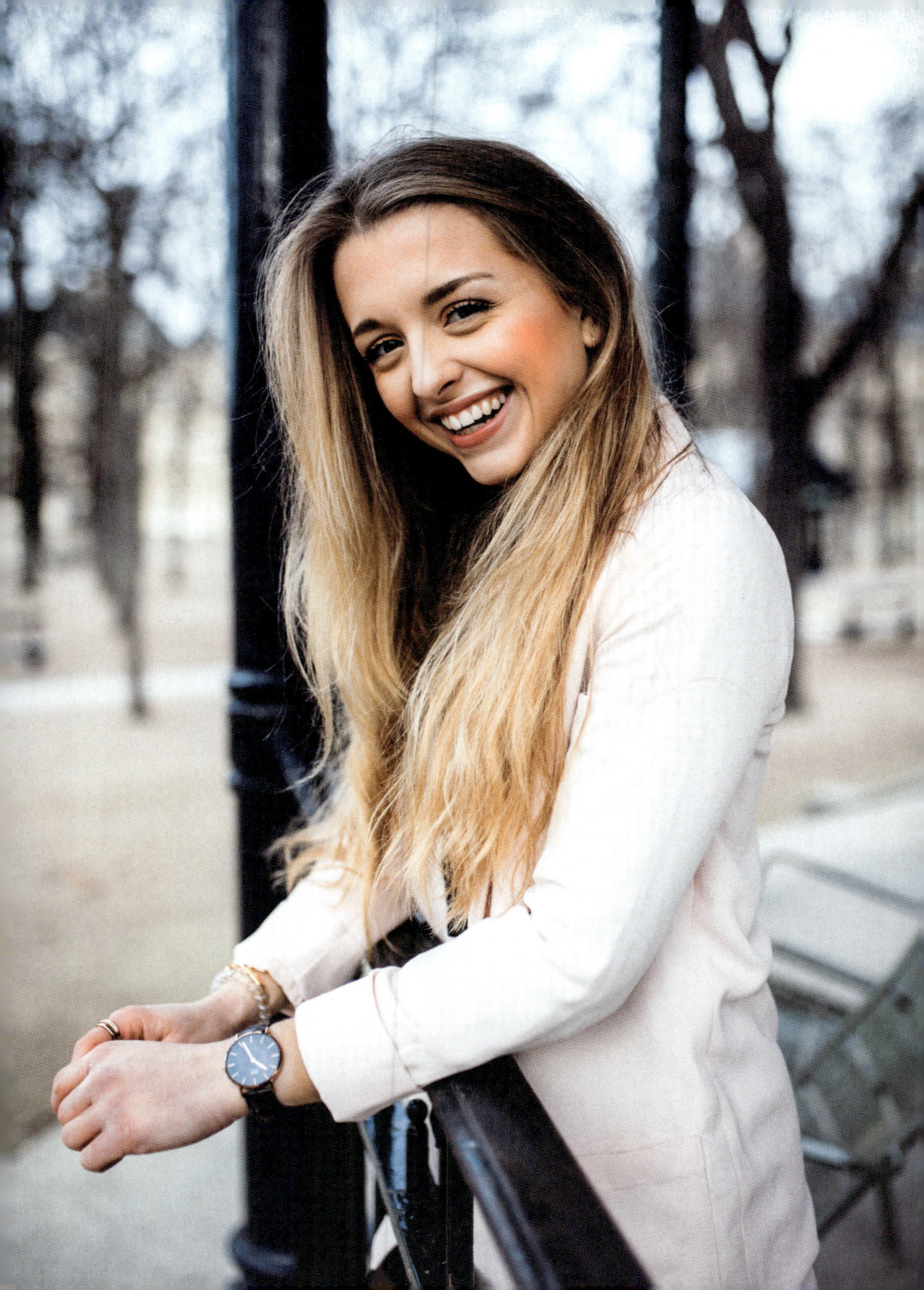

7 - S'appuyer sur ses proches

Au quotidien, j'ai compris l'importance de pouvoir s'appuyer sur ceux qui nous entourent. Avancer seule est vraiment compliqué et nous avons tous besoin d'une épaule sur laquelle parfois nous reposer. Pendant ces quatre dernières années, je suis entièrement consciente que je n'aurais jamais pu en arriver là si je n'avais pas eu au quotidien le soutien de ceux qui m'entouraient, mais également leur appui dans les bons comme dans les mauvais moments. Pendant mon anorexie, du moins pendant la période où je n'avais pas conscience de ma chute, j'ai préféré m'éloigner au maximum des autres et me refermer sur moi-même. La réalité, c'est que j'étais effrayée à l'idée de demander de l'aide et je ne voulais qu'une chose : qu'on me laisse sombrer en paix.

Pour sortir la tête de l'eau, nous sommes les seuls décisionnaires, néanmoins pour sortir le corps entier, il faut souvent s'appuyer sur un rebord. Ma famille a été, reste et sera je l'espère pour toujours mon rebord. J'ai mis très longtemps à prendre conscience que l'aide des autres n'était en rien une attaque et que l'accepter n'était pas pour autant me rabaisser à dire que j'étais incapable de faire les choses seules. Cela ne signifie pas pour autant que nous sommes faibles, bien au contraire, cela veut dire simplement que nous avons le recul nécessaire pour comprendre que sans les autres nous mettrions bien plus de temps à avancer. Qui sait ? Si maman n'avait pas été là dans les moments les plus difficiles comme dans les moments de doutes, dans les moments où je ne voulais pas prendre de décisions, dans les moments où je pensais me débrouiller très bien seule, où en serais-je aujourd'hui ? Ma vie serait-elle ce qu'elle est ? Je ne pense pas.

Parfois, évidemment, il faut savoir accepter les mains que l'on nous tend, même si ça nous coûte, car la finalité est bien plus belle lorsque l'on est accompagné et qu'on peut partager ses petites et grandes victoires.

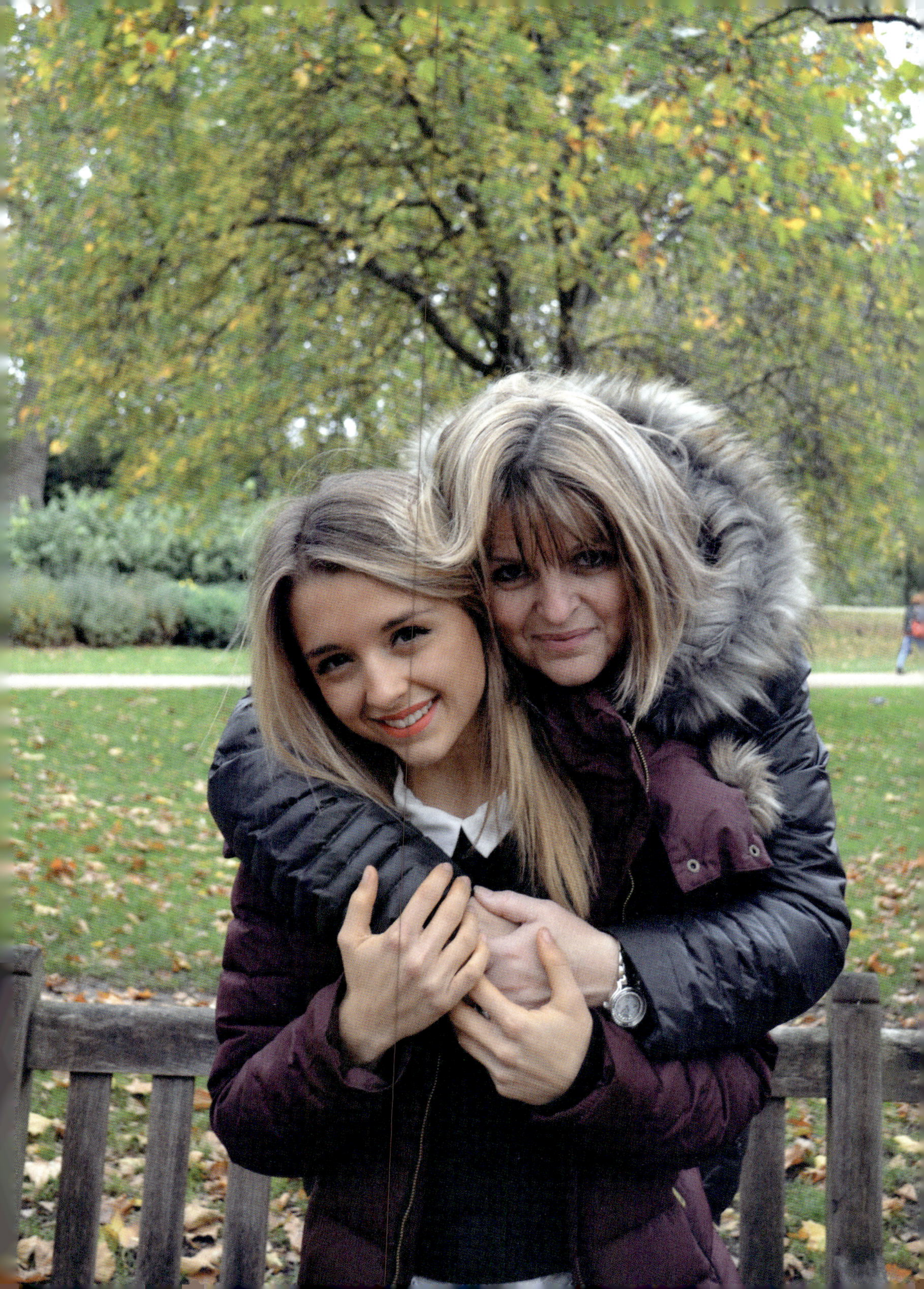

8 - S'entourer des bonnes personnes

Accepter l'aide des autres oui, mais pas n'importe laquelle. Tout au long de mon cheminement, il m'est arrivé de faire confiance aux mauvaises personnes. Néanmoins, je ne dirais jamais que toutes ces rencontres étaient mauvaises, loin de là. Certaines personnes sont faites pour rentrer et sortir de nos vies à des moments précis et ça ne dépend pas uniquement de nous. J'ai aussi compris avec le temps que certaines personnes sont faites pour vous tirer vers le haut alors que d'autres ne font uniquement que vous empoisonner l'existence, vous manipuler ou encore essayer de faire de vous ce que vous n'êtes pas.

Avant de tomber dans l'anorexie, je pourrais dire que mon copain, J., était une erreur voire une mauvaise rencontre, mais ce serait tellement limitant de résumer notre relation à sa simple finalité : l'échec. Il y a du sain et du moins sain dans chacune des relations que nous pouvons entretenir, c'est la vie. Je pense que chacune des personnes qui ont pu me faire du mal ou me blesser m'ont au final donné des leçons, et je pourrais bien entendu regretter d'avoir croisé leur chemin, mais ces personnes m'ont également fait devenir ce que je suis. Je ne dis pas non plus qu'elles m'ont fait du bien, au contraire certaines m'ont beaucoup blessée et même laissé croire plus d'une fois que j'étais une moins que rien. J'ai longtemps cru que la solution était de leur prouver le contraire, alors que la vraie solution était de tourner les talons et d'aller vers des personnes qui n'attendaient pas de moi que je devienne quelqu'un d'autre, mais simplement m'acceptaient avec mes qualités comme mes défauts.

Aujourd'hui, j'ai pris confiance en moi. J'ai mes moments de doute, mais le fait d'être relativement à l'aise dans mes baskets me fait instinctivement être avec des personnes qui sont dans le même état d'esprit que moi. Soyez plus sûr de votre valeur et de vos qualités en ayant en tête les erreurs amicales du passé et vous saurez attirer à vous des gens positifs et trier ceux dont vous ne souhaitez pas la compagnie, ou en tout cas dont la négativité ne vous blessera plus. Pour autant, bonne ou mauvaise, toute rencontre nous forge. Celles-ci sont entrées dans ma vie ou sorties tout en laissant toujours une trace. Ma famille reste l'unique pilier qui, du début à la fin, et encore maintenant, me soutient et me pousse toujours vers le haut. Mes meilleurs amis également, je les compte sur les doigts d'une main. Je pense qu'il est important de se sentir soutenu, encouragé par des personnes qui ne voient pas en vous une menace ou au contraire un intérêt à tirer de votre réussite. Simplement être poussé par ceux qui croient en vous et en vos capacités (même s'ils sont parfois les seuls à les voir et les reconnaître).

« À ton meilleur, tu ne seras pas encore assez pour la mauvaise personne. À ton pire, tu vaudras encore la peine pour les bonnes personnes. »

Auteur Inconnu.

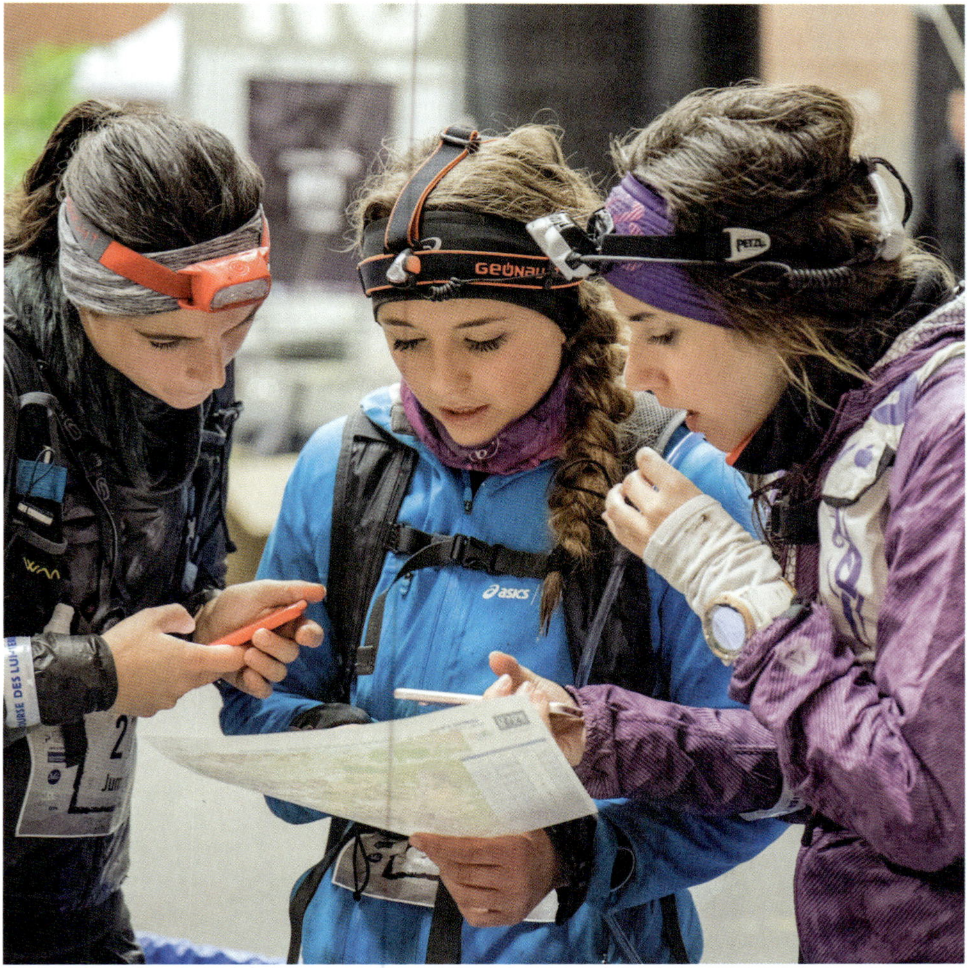

9 - Être passionné

Pour sortir de l'anorexie et de manière générale de ma déprime, ce qui m'a le plus aidée reste d'avoir trouvé des choses auxquelles m'accrocher : des passions. Quand je parle de passion, je ne parle pas forcément que d'une activité, d'une pratique sportive ou même de quelque chose de régulier. Quand je parle de passion, je parle simplement de faire des choses qui me faisaient plaisir et me passionnaient à des moments précis. Peut-être que ce qui m'a plu à un moment donné n'est plus aujourd'hui d'actualité, mais une chose est sûre, c'est que cela m'a énormément aidée au moment ou j'en avais besoin. Je me suis beaucoup cherchée pendant mes périodes les plus sombres, au point que j'ai fini par ne plus vraiment savoir qui j'étais. Quand j'ai été hospitalisée, la première chose que je voulais était de me couper du reste du monde et de me focaliser uniquement sur ma reconstruction. Je ne voulais pas entendre parler de pression ni même d'échéances, je voulais juste vivre le moment présent. C'est pour cela que je suis retombée dans des passions que j'avais si longtemps délaissées : le dessin et la lecture. Ces activités étaient pour moi des échappatoires et des moyens de capter mon attention pour ne pas sans cesse penser au fait que j'étais malade et à l'hôpital. J'ai retrouvé goût à des choses qui donnaient un sens à mes journées. Certes au début c'était uniquement des arts manuels, ensuite vint l'écriture, puis le cinéma, j'étais passionnée de films. Après l'hôpital, des mois de reconstruction, j'ai remis les pieds dans l'univers sportif qui m'avait initialement conduite à mes troubles. D'une obsession est née une passion, retrouvée et plus jamais quittée. J'ai enfin retrouvé dans ma pratique sportive une véritable source de bonheur et d'épanouissement, car c'était l'unique chose qui réussissait à canaliser l'ensemble de mes émotions. Ma pratique sportive est aujourd'hui plus saine et davantage en accord avec mes envies, je ne me force plus et j'ai surtout appris et compris que la clé était dans le lâcher prise.

Alors, être passionné, quelle qu'en soit la raison, est un vrai facteur de reconstruction et d'évolution. Parfois il s'agit simplement d'un petit moment par jour pour soi, que l'on s'accorde pour se faire du bien et indirectement pour être bien. Pour avancer nous avons tous besoin de choses qui nous rendent, même un court instant, heureux et heureuses.

Regarder, lire, courir, sortir, voir ses amis, aller au cinéma, faire du sport, manger au restaurant, voyager, bouger, danser, faire les musées, découvrir d'autres cultures, apprendre, comprendre, jouer, écouter, écrire, transmettre, aider… À chacun de trouver ses passions.

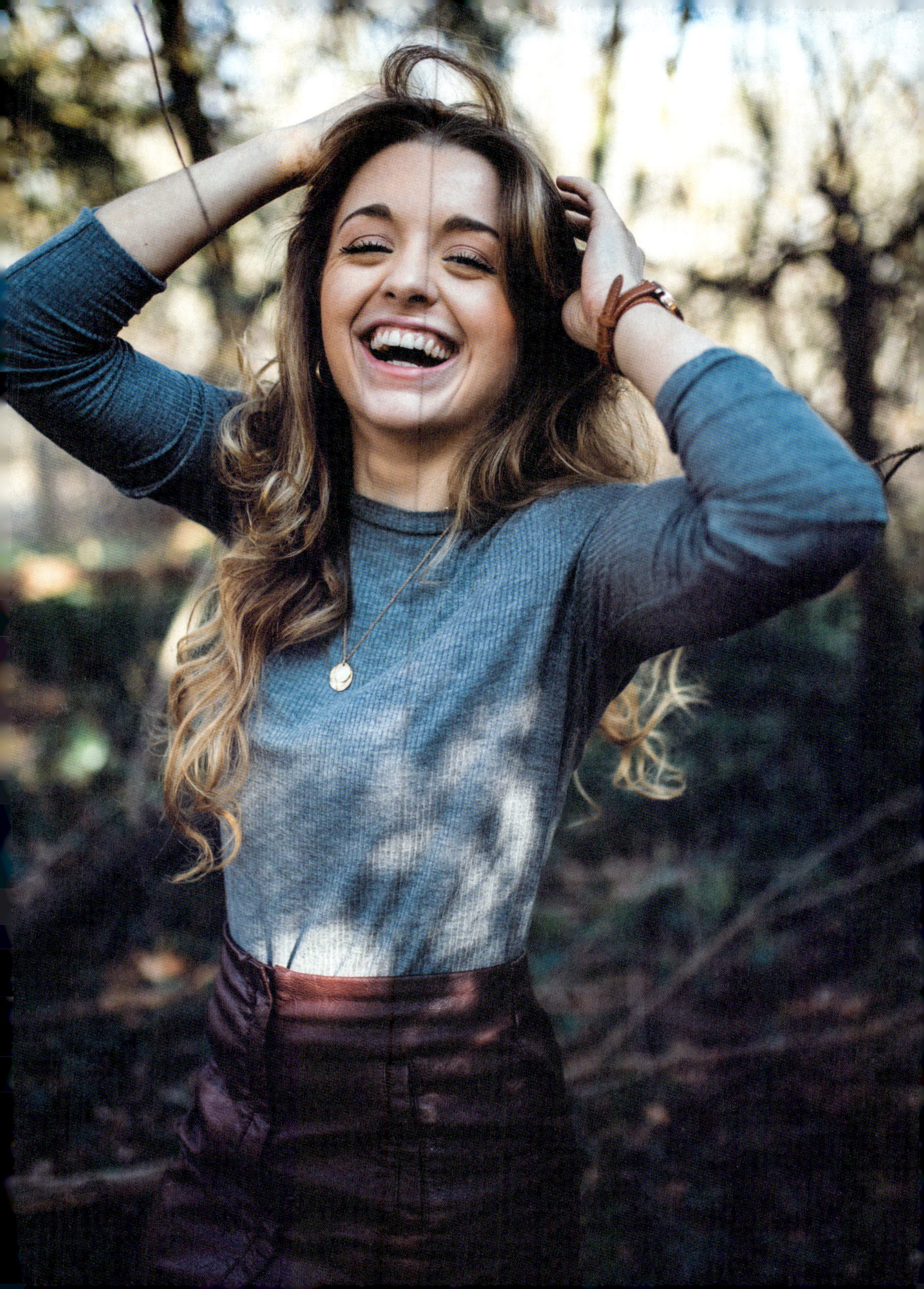

10 - Oser prendre des risques

Au fil des années, j'ai compris qu'entreprendre passait forcément par l'idée qu'il fallait oser prendre des risques, certes plus ou moins importants, mais des risques tout de même. Mais qu'est-ce qu'un risque ? Peut-on considérer que c'est forcément assimilé à quelque chose de négatif ? Dans un premier temps oui, car ce terme fait expressément peur. En parlant de risque positif, on va à l'encontre du langage courant qui donne habituellement au mot une connotation de danger. Malheureusement, nous avons été conditionnés pour penser aux risques comme s'ils étaient mauvais. Pourtant, si l'on prend l'exemple de l'apprentissage de la marche, c'est en risquant de tomber que l'on apprend à marcher tout comme c'est en risquant de se perdre que l'on découvre les plus beaux paysages. Je pense ainsi que dans la vie, il en va de même. Bien sûr je ne dis pas qu'il faut y aller tête baissée sans mesurer ses prises de risques, mais c'est sans aucun doute en prenant des risques que l'on grandit, que l'on apprend et que l'on avance. Oser, c'est avoir parfois envie de se dépasser et de faire quelque chose de nouveau sans être sûr d'être préparé au résultat, à ses conséquences et sans savoir si l'on va pouvoir aller au bout. Oser, c'est affronter ses peurs pour peut-être découvrir que celles-ci n'étaient en fait que des blocages personnels qui nous empêchaient d'avancer et de nous découvrir nous-mêmes. Nous n'osons pas par peur de découvrir que nous avions raison et qu'une situation que nous pensions potentiellement inaccessible était en réalité celle qui était faite pour nous. Mais parfois il arrive que ce risque ne soit pas couronné de succès et qu'il mène à l'échec. Mais, dans le fond, qu'est-ce qu'un échec si ce n'est l'opportunité de mieux recommencer ensuite ?

Aller au-delà de nos propres limites nous permet de temps à autre de nous rendre compte que nous sommes bien plus que ce que nous pouvons imaginer. Prendre des risques, c'est aussi les connaître, les mesurer et indirectement choisir pourquoi et comment les appréhender. Dans ma vie, je me suis longtemps cachée derrière des excuses, des « peut-être demain », ou encore « ce n'est pas pour moi ». Encore aujourd'hui je me vois me dire que « je ne suis pas du tout légitime » ou que « je n'ai pas ma place », mais la réalité c'est que quoi qu'il arrive, nous n'avons rien sans peine et que nous n'obtenons que ce que nous nous donnons les moyens d'aller chercher. Alors oui, certains avec plus de facilité que d'autres, mais tout se paye un jour. C'est votre vie, vos ambitions et vos choix. Personne n'a le droit de vous faire culpabiliser pour avoir choisi le chemin qui est le vôtre. Il y a un temps pour tout et en même temps pas assez pour explorer tous les chemins.

Oscar Wilde disait : « Vivre est la chose la plus rare, la plupart des gens se contentent d'exister ». Exister, c'est se satisfaire de peu, vivre c'est prendre le risque de tout. Si j'avais écouté ceux qui me recommandaient la prudence, je serais restée sur le bord de ma vie. C'est moi qui ai choisi de sauter à pieds joints dans l'aventure. Et je n'ai aucun regret.

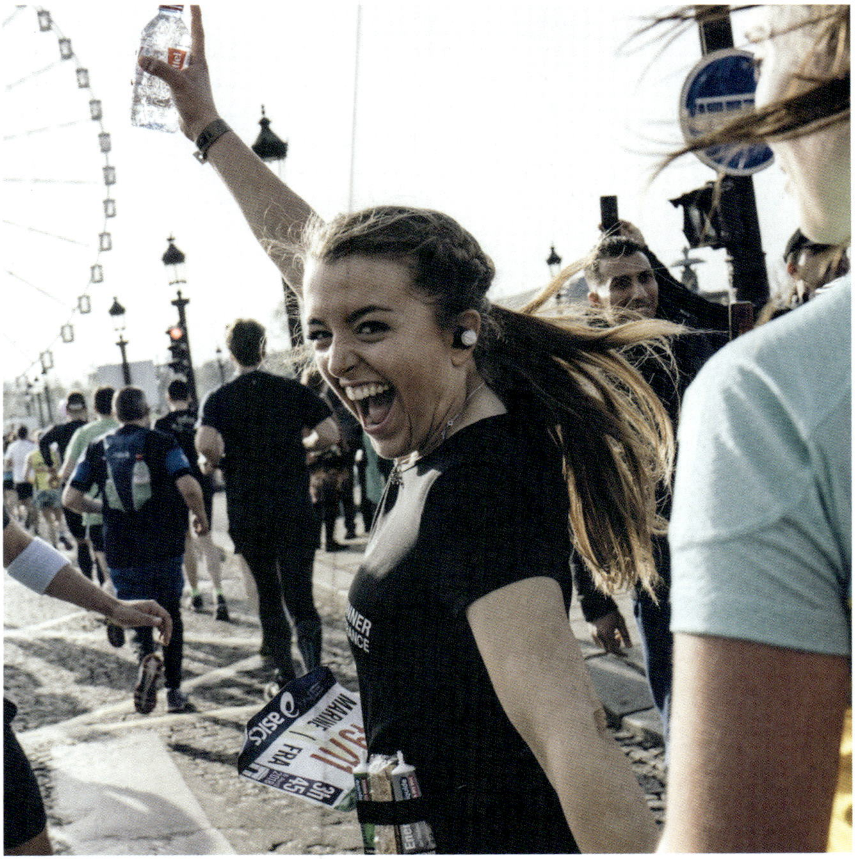

Témoignage d'Anne-Laure

(@Bonjourdarling sur Instagram)

Après plusieurs années de TCA, elle a réussi à faire la paix avec elle-même

Ce fut l'escalade. À quinze ans, je commençais mon premier régime. J'ai toujours eu quelques formes, mais rien qui mettait en danger ma santé. Je ne rentrais juste pas dans ce que je pensais être les critères de beauté.

Après la légèreté d'une vie étudiante créative et épanouissante, la vie active a commencé. Jeune femme déterminée, que ce soit dans ma vie professionnelle comme personnelle, je cherchais la perfection partout. La réussite professionnelle, en CDI dès 21 ans, régime, sport à outrance, privations… Pour finalement sombrer dans la boulimie. Combler mes émotions par la nourriture. Manger en société comme tout le monde, mais vomir pour ne pas laisser de traces sur mon corps parfait. Si j'avais su que les traces étaient invisibles mais encore plus destructrices… Peser mes aliments, rationner, me peser plusieurs fois par jour. Pour perdre bien plus que du poids. Perdre l'estime de moi, la confiance en soi. Le sport était alors pour moi le moyen de contrôler encore plus mon physique et mon apparence. Ce que je n'avais pas réussi à éliminer, je terminais ma mission à ce moment-là. Le sport pour perdre du poids. Le sport pour me changer. Il m'a fallu trois ans pour comprendre que j'étais malade.

Cette prise de conscience ne s'est pas faite en un jour. Guérir demande avant tout de la patience, des années… Mais ça en vaut le coup ! Le sport ne fut pas un allié au début. J'avais arrêté les crises, mais mes émotions, elles, je ne pouvais les empêcher, et mon réflexe de manger pour les combler était toujours là. Puis manger simplement… Sans vomir. J'étais persuadée que j'allais grossir, alors je m'acharnais dans le sport. Pour garder encore le contrôle.

Avec l'aide de psychologues et de coaches sportifs, j'ai pris le temps de prendre conscience des choses, de mes comportements excessifs. Je réalisais petit à petit que mon objectif dans la vie n'était pas le bon. La perfection n'est pas atteignable alors que le bonheur lui si. Il m'a fallu accepter les choses pour avancer. Revoir mes bases, nutritionnelles, sportives ou même sociales. Et si le sport pouvait m'aider à m'accepter plutôt que me changer ?

Deux ans. C'est le temps qu'il m'aura fallu pour comprendre. Comprendre que mon corps et moi, on est une seule et même personne. Comprendre que ce n'est pas en rentrant dans un moule qu'on devient une personne épanouie, mais bien en devenant soi. Le sport est petit à petit devenu un allié. J'ai compris que grâce à lui, je pouvais devenir plus forte mentalement en me fixant des objectifs à mon image et atteignables. Pas toujours simple, mais le sport est une leçon de vie, on se fixe un objectif et on donne tout pour l'atteindre. J'ai compris que le sport était aussi là, non pas pour me changer, mais pour me sublimer. Mes formes sont les miennes, celles qui me rendent unique. J'ai compris que le sport et mes challenges étaient les miens, peu importe les réseaux sociaux ou le regard des autres. J'aime courir, mais j'aime aussi faire la fête. Je trouve mon équilibre. Je pensais que pour être considérée comme sportive, il fallait avoir un six pack et courir un marathon en moins de quatre heures, mais aujourd'hui je me considère plus sportive que jamais en courant à mon allure. En travaillant sur mon rapport au sport, j'ai travaillé mon rapport au monde. J'ai compris que pour être épanouie je devais avant tout être moi.

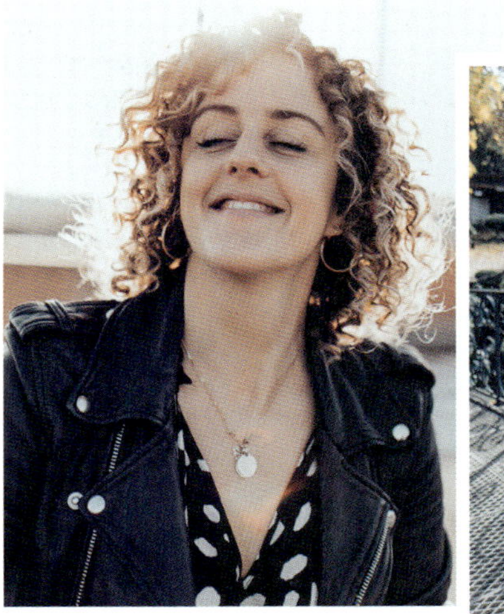

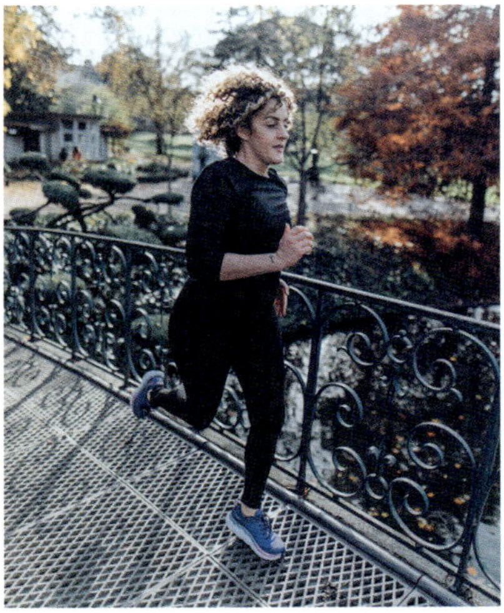

Témoignage de Solène Masson

(@doculmiflius sur Instagram)

Sauvée par le sport, elle est aujourd'hui une (grande) sportive accomplie

Le sport m'a permis de me connaître. Il m'a fait avancer dans la vie. Il m'a dans un premier temps permis de « manger ». Oui, le nerf de la guerre dans l'anorexie, c'est bien l'alimentation. En faisant du sport, je n'avais pas d'autre choix que de manger. Cela a été compliqué. Comme lorsque je suis devenue malade. J'ai longtemps cru que j'étais invincible et que j'allais pouvoir enchaîner des heures et des heures d'entraînement sans changer ma façon de manger. Mais comme on s'en doute, je me suis trompée. J'ai donc vécu les crises de boulimie, les crises d'hypoglycémie brève, je suis passée par des tas d'états à cause du sport et de ma façon de m'alimenter. Ma vraie chance, c'est d'avoir toujours eu une famille prête à m'aider. Mes parents, mes frères et sœurs et mon mari, tout le monde m'a aidée à comprendre que mon corps était comme une machine et que j'avais besoin d'énergie pour avancer. J'ai donc retroussé mes manches pour le sport et surtout, surtout, pour tout ce que le sport m'apportait. Car oui, au-delà d'un bien-être certain que le sport nous procure, le sport offre tellement et permet tellement.

J'ai vécu des choses folles grâce au sport, j'ai osé faire des choses folles grâce au sport, j'ai voyagé grâce au sport, j'ai rencontré des amies formidables grâce au sport, j'ai même rencontré mon mari grâce au sport et j'ai travaillé grâce au sport.

Aujourd'hui, oui je peux le dire, le sport a sauvé ma vie. Je n'ai absolument pas confiance en moi. Comme beaucoup de filles atteintes de TCA, je suis toujours à la recherche, enfin j'étais toujours à la recherche de la perfection. « J'étais », car là aussi grâce au sport, j'ai compris que la perfection n'existait pas. Il me suffit de prendre une course et de regarder comme elle se déroule. J'avais beau avoir un plan de match parfait, entre la théorie et la pratique, rien ne se passe jamais comme prévu. J'ai appris beaucoup sur moi grâce au sport et il m'a permis de relever la tête.

Oui le sport aujourd'hui me permet d'avoir un équilibre alimentaire et mieux, je ne suis plus psychorigide. Au début, tout était maîtrisé, je ne faisais pas d'écart, je mangeais ce que j'avais besoin de manger. J'évitais les aliments « sacralisés ». Et puis, peu à peu, le sport m'a permis de lâcher un peu prise « allez, Solène, tu peux y arriver, tu peux manger ce truc avec tant de calories ». Aujourd'hui je ne mange ni trop ni pas assez. Même si ça reste parfois difficile, j'arrive à manger et à me faire plaisir en mangeant et c'est le plus important.

Oui, ce n'est pas évident. J'ai vu mon corps changer. J'ai pris des formes, des muscles et forcément un peu de gras. Mais quand je regarde tout ce que ce nouveau corps m'a permis de faire, non je ne regrette pas les pleurs et les crises de nerfs, non je ne regrette pas les compléments alimentaires et mes fesses sans forme. Si j'étais restée avec mon ancien « moi », avec mon ancienne hygiène de vie, rien n'aurait été pareil. Je n'aurais jamais pu faire un ironman. Et sans l'IRONMAN, je n'aurais pas l'assurance que j'ai aujourd'hui. Je ne serais pas aussi « forte ».

Le combat n'est pas « gagné ». Aujourd'hui j'ai encore du mal avec mon image et j'ai encore du mal à savoir ce qui est bon ou non pour moi. Et puis j'ai peur de tout. J'ai peur même de la vie, j'ai peur d'être heureuse, j'ai peur que tout s'arrête subitement. Et pourtant... Je ne cesse d'avancer. Je ne cesse de me lancer dans de nouvelles aventures. Je ne cesse d'aller de l'avant, car c'est comme ça que j'arriverai un jour à faire taire la petite voix. Cette petite voix qui veut toujours me faire croire que je suis nulle ou incapable. Cette petite voix qui me dit sans arrêt que je suis moche, grosse ou je ne sais quoi.

Aujourd'hui, malgré cette voix, je ne reviendrais pour rien au monde en arrière. Malade, j'ai été privée de toute activité physique, car mon cœur était trop faible pour les supporter. Je me suis promis de ne jamais me faire revivre ça. Alors même si c'est dur et que je pourris la vie de mon entourage souvent, je continue d'avancer et de faire du sport. Chaque jour, grâce au sport, j'apprends à dompter mes peurs et mes envies, j'apprends à devenir meilleure, j'apprends à avoir confiance en moi.

Qu'on se le dise, quand on fait un IRONMAN, cela donne un clic en avant, cela vous donne l'envie d'aller encore plus loin. J'ai poussé mon corps là où je ne me pensais pas capable d'aller. J'ai appris, cette journée-là, qu'en croyant en moi, j'étais capable de déplacer des montagnes et que ce n'était pas cette petite voix négative qui devait prendre le pas sur ma vie, mais bel et bien moi.

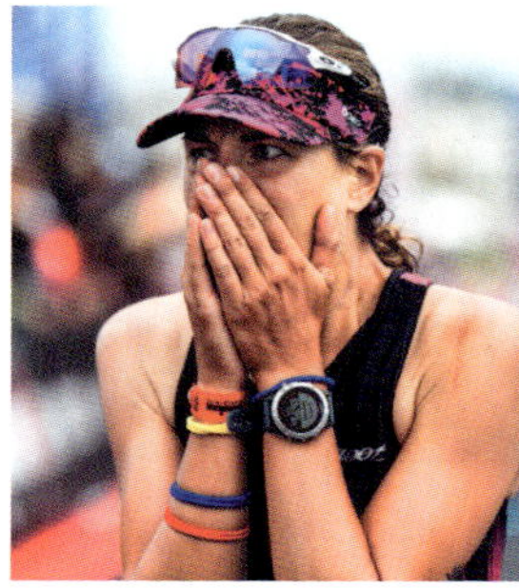

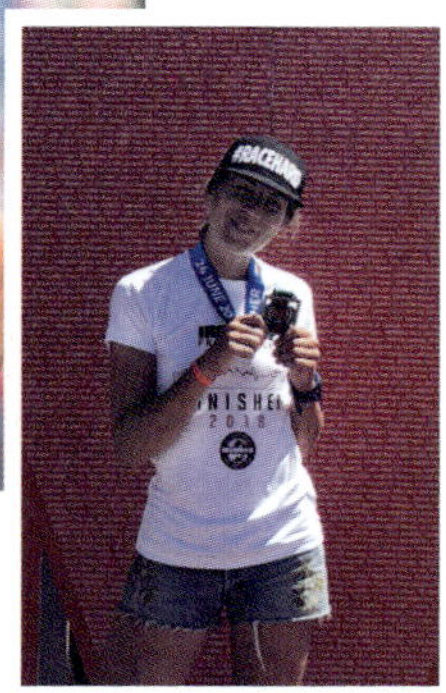

Le sport a sauvé ma vie et je sais qu'il n'a pas fini de m'emmener dans de nouvelles voies que je ne soupçonne pas.

Témoignage de Julie

Je n'en ai jamais énormément parlé autour de moi, sauf à mon entourage proche, et n'ai jamais insisté sur l'importance que cela avait eu, mais le sport a été l'élément le plus important de ma reconstruction après ma période d'anorexie il y a sept ans.

J'étais tombée à 35 kg durant l'été 2012. Les médecins que j'avais rencontrés à l'hôpital et notamment un médecin spécialiste m'avaient interdit toute sorte d'effort : consommer le plus de calories possible était la règle.

La menace ? Si je perdais du poids, je serais internée à l'hôpital.

Ce qu'il ne savait pas, c'est que le fait de ne rien pouvoir faire de mon corps me mettait dans un état encore pire ; je déprimais, me sentais différente des autres, handicapée et mon appétit ne pouvait que réduire.... Jusqu'au jour où ma mère a rencontré par hasard mon ancienne prof d'athlétisme de mes huit ans, directrice du club de sport de ma commune, une femme extraordinaire qui se souvenait du prénom de chacun de ses élèves, même des années après.

Ma mère lui a parlé de mon état, et elle a souhaité me rencontrer en insistant pour que l'on se retrouve sur le stade de mon enfance, où j'avais commencé à faire du sport. Nous avons alors convenu de nous voir tous les mardis soir pour marcher autour de ce stade, ensemble. Ce n'était que de la marche, mais pour moi, cela signifiait beaucoup. Cette reprise de l'activité m'a petit à petit sortie de la bulle de ma maladie. Quelques semaines après, je rencontrais une ancienne amie du primaire avec qui j'avais perdu contact, et qui faisait de la course dans mon ancien club d'athlétisme. J'ai alors recommencé à courir avec elle. Mon appétit augmentait et je me sentais de moins en moins différente, capable de faire quelque chose de mon petit corps faible, et j'y ai pris plaisir.

La course m'a sauvée. Elle a été un grand facteur dans ma reconstruction, dans l'acceptation de mon corps, dans l'acceptation du fait de manger normalement, dans la redécouverte de sensations que j'avais oubliées.

Maintenant, le sport est un élément essentiel dans ma vie d'étudiante. Je cours, je vais à la salle, je nage (du moins il faut que je m'y remette), et j'aimerais faire du vélo. Mon objectif quand j'aurai plus de temps pour moi sera de me mettre au triathlon.

Témoignage de Caroline

J'ai été anorexique pendant longtemps, à partir du collège, pour des raisons que j'ai encore du mal à expliquer. Au début j'ai réussi à le cacher, mais mes parents ont vite tiré la sonnette d'alarme pour mon plus grand bien, et à l'époque je leur en voulais pour ça.

J'ai été hospitalisée deux fois et je suis descendue très bas en poids. J'ai été sondée à plusieurs reprises, car je refusais de m'alimenter.

Après ma deuxième hospitalisation, je n'étais plus à un poids critique, mais dans le dégoût de mon corps et de l'incapacité à le contrôler. Petit à petit j'ai réappris à manger et à m'aimer grâce au triathlon. J'ai rejoint un club de triathlon grâce à un entraîneur de soixante-dix ans, un homme merveilleux avec une force physique incroyable, qui m'a vue malheureuse et s'est proposé de s'occuper de moi. Grâce à lui et grâce au sport, j'ai retrouvé le goût de vivre, de bouger, d'être fière de mes accomplissements et d'être entourée de passionnés.

Le sport a été ma bouée de secours et j'ai appris à en faire pour le plaisir, je suis même parvenue à un assez haut niveau de compétition. Bien entendu, mes proches m'ont épaulée du début à la fin et je n'y serais pas arrivée sans eux.

Témoignage de Laura

J'ai commencé mon anorexie lors de mon année de quatrième, j'avais treize ans. À cette époque je venais d'intégrer une nouvelle école de danse classique où le niveau était beaucoup plus exigeant qu'avant. Et avec le niveau, la bonne morphologie était nécessaire. Je m'étais toujours trouvée dans la norme, j'ai toujours mangé à ma faim voire même plus que la normale. Mais le niveau est devenu de plus en plus exigeant et ma professeure m'a dit qu'elle me trouvait « grosse ». Je n'étais pas l'élève sur laquelle elle portait le plus d'attention, alors j'ai commencé à me décider à maigrir, pour qu'elle me remarque. Puis s'est installé un cercle vicieux, j'ai voulu perdre toujours plus et elle ne me regardait toujours pas, car je n'avais plus de force pour m'appliquer, chacun des pas me demandait un énorme effort. Mes parents ont commencé à s'inquiéter, j'avais perdu 10 kilos. Je ne voulais rien entendre. Cela a duré un an. Et j'ai commencé à perdre mes cheveux, alors qu'ils m'étaient très chers. Chaque repas finissait en pleurs, mes parents m'ont menacée de me faire arrêter la danse. Je n'avais presque plus d'amis, à force de ne pas sortir. J'étais très malheureuse, mais c'était comme une protection. Mon année de troisième ne s'est donc pas bien passée, je faisais un effort, car je ne voulais pas arrêter la danse, mais je ne reprenais pas de poids, je le perdais juste plus lentement. Pendant les grandes vacances, je suis partie avec les deux seules amies qu'il me restait, j'essayais alors de manger plus ou moins comme elles afin de ne pas faire tache, mais je ne prenais toujours pas de poids.

Puis est arrivée mon année de seconde. J'ai dû arrêter la danse dans mon école, car ma professeure est tombée gravement malade. Les remarques ont commencé à arriver sur mon poids, mais cette fois pas parce qu'il était trop important, mais parce que mes formes étaient inexistantes. Mon année de seconde a donc un peu amélioré mon état, mais lorsque des amies mangeaient une pizza, je trouvais encore des excuses. J'ai tout de même demandé à ma mère à voir une psychologue, car je voulais m'en sortir. Puis les grandes vacances sont arrivées, et j'ai rencontré mon premier amour, la personne que je remercierai éternellement, car c'est grâce à elle que je m'en suis sortie. J'ai retrouvé le goût de la nourriture lorsqu'il m'invitait au restaurant, je ne voulais pas qu'il voie que j'avais un « problème », alors je prenais à manger comme une personne normale, et j'ai redécouvert des choses que je n'avais pas mangées depuis tellement longtemps. Et pour la première fois, avec lui, je les ai appréciées. Il m'a fait prendre conscience que notre apparence ne faisait pas qui on était ni le bonheur, il m'a fait prendre confiance en moi. Il m'a également fait redécouvrir le sport. Moi qui en faisais seulement pour ne pas grossir ou pour perdre du poids, je l'ai redécouvert comme un moment de partage. Et le sport m'a alors permis de manger plus pour prendre du poids progressivement et non pas d'un coup. Grâce à lui j'ai redécouvert le bonheur, le fait de passer des moments sans penser à la nourriture, mais juste au moment présent. J'ai alors compris que le bonheur était dans les petites choses et non pas dans l'apparence ; le fait d'être maigre ne m'a apporté aucun bonheur à part le moment de satisfaction à la lecture de la balance.

Aujourd'hui nous ne sommes plus ensemble, mais je ne pourrai jamais assez le remercier pour tout ce qu'il a fait pour moi, et chaque personne souffrant d'un TCA mérite de trouver son ange gardien. Aujourd'hui j'ai repris mes 15 kilos et je suis très heureuse.

Témoignage d'Aude

Je suis âgée de vingt-neuf ans, j'ai eu des TCA de 2007 à 2013. Le point de départ était notamment la pratique de l'athlétisme devenue « obsédante » avec un souci de performance puisque mon entraîneur était ancien DTN des sauts. S'en sont suivi une anorexie sévère (36 kg pour 1 m 69 pour un poids de forme à 54 kg en temps normal) puis une phase de transition avec une boulimie.

Grâce à mes proches qui m'ont soutenue, sans hospitalisation et grâce à la rencontre de mon mari en 2013, j'ai renoué avec mon corps grâce à un esprit reconstruit.

Aujourd'hui, à vingt-neuf ans, je m'estime totalement guérie, j'ai la chance d'avoir pu mettre au monde une fille en 2017 et je suis actuellement enceinte pour la deuxième fois. Comme quoi, malgré les TCA, je suis devenue maman sans difficulté et c'est là un véritable signe de ma guérison. Bien entendu, les changements physiques liés à la grossesse sont un cap à passer quand on a vécu les TCA, mais ce n'est pas le même ressenti quand on porte la vie.

Témoignage de Céline

J'ai souffert d'anorexie, puis surtout de boulimie vomitive à partir du lycée, période à laquelle j'avais des problèmes familiaux et arrêté mon sport passion, l'équitation. Pendant mes études supérieures, j'ai repris le fitness pour m'aérer la tête et combattre la maladie. J'ai toujours mené bataille seule. Je me suis retrouvée à me surpasser à la salle et c'est ce qui m'a aidée à ne pas couler sous le poids des TCA qui m'ont envoyée à l'hôpital. Aujourd'hui, après mon master en communication, j'ai complètement changé de voie, je suis cavalière professionnelle et je fais donc du sport H-24 7j/7 : c'est ma rédemption, ma renaissance. Trois ans que je fais ça, trois ans que la maladie s'estompe peu à peu pour avoir quasiment disparu aujourd'hui. Je couple toujours avec du fitness et du yoga pour gérer ma concentration et m'apaiser, apprendre à gérer mes crises qui sont émotionnelles. Bref, mes chevaux et mon sport m'ont fait renaître et font partie de moi. Ils sont moi. J'ai la réputation d'être inarrêtable et boulimique, mais à présent pas de nourriture, mais boulimique de vivre.

Témoignage d'Anaïs

Je fais de l'athlétisme depuis douze ans maintenant et j'ai sombré dans l'anorexie il y a quatre ans (en 2014 à l'âge de seize ans) suite au décès de mon entraîneur qui avait un cancer du pancréas.

Cela s'est fait petit à petit jusqu'au jour où, lors d'une compétition, je me suis totalement écroulée à la fin de mon 800 m.

J'ai donc été hospitalisée pendant cinq mois à Lyon dans une clinique spécialisée dans les TCA. Quand je suis sortie, je voulais reprendre la course à pied qui était ma passion depuis toujours. J'ai donc eu droit peu à peu à reprendre des footings de dix minutes au début, pas plus, mais c'était déjà tellement.

Et puis j'ai augmenté au fur et à mesure, tout en continuant d'avancer au niveau de la maladie. Je savais que si je faisais du sport il fallait que j'apporte plus à mon corps. Cela s'est fait naturellement. J'ai donc repris un petit niveau, puis un bon niveau puisque pratiquant la course en montagne et le trail, j'ai été sélectionnée en équipe de France pour participer aux championnats d'Europe et du monde de course en montagne en 2017. Quel bonheur après ces années de galères !

Alors je voudrais dire à toutes les personnes souffrant de troubles du comportement alimentaire de prendre leur temps et de trouver un moyen de se divertir. Pour moi ç'a été le sport, mais ça peut être beaucoup d'autres choses. Ça prend du temps et il faut l'accepter. Accepter qu'il y ait des moments plus difficiles, des moments de doutes, car ça nous permet d'avancer.

Alors soyons fières de nous, de notre personnalité et n'ayons pas peur du jugement. Chacun est unique !

Témoignage de Sarah

À la fin de ma terminale, j'ai souffert d'anorexie. Je ne pouvais plus voir les autres manger ou même simplement entendre parler de la nourriture. Je m'enfermais et je ne voulais pas accepter que je fusse en train de maigrir ou de rentrer dans une spirale infernale. J'étais à un mois de mes épreuves. Un mois et j'ai perdu 6 kilos, une perte de 6 kilos qui était de trop après avoir perdu 7 kilos déjà les mois précédents.

Le jour de mes épreuves, je voyais noir, mes mains tremblaient, car je n'avais plus de force, j'avais mal à la tête, je ne me souvenais plus de tout ce que j'avais appris. Noir total. J'ai fait de mon mieux. Mais je ne m'attendais pas à un super résultat vu les conditions dans lesquelles j'avais passé mon bac.

On attendait nos résultats deux semaines plus tard. Et en attendant, j'ai profité des amis qui allaient bientôt quitter l'île, profité de la vie tout simplement. Je n'avais pas encore recommencé à manger. Néanmoins, lors d'une soirée, j'ai rencontré un garçon. Celui-ci a tout bouleversé.

Il m'a redonné confiance en moi, a trouvé les mots que personne n'avait jamais su trouver. Cela a pris plusieurs mois. Mais c'est arrivé. Il m'a appris tout doucement que « manger ne me tuerait pas, ne pas manger, si », et j'ai eu un déclic. Il m'a fait comprendre que l'avis des autres ne comptait pas si moi j'étais bien, il m'a rappelé à quel point j'étais belle et forte. Et à partir de là, je me suis dit : « Sarah, voilà une personne pour qui il faut que tu te battes : non pas lui, mais toi-même ». Et j'étais en route pour le chemin de la reconstruction. Patience, ne pas abandonner, les résultats arriveront, donne-toi du temps. Fais-toi confiance.

Témoignage de Estelle, 24 ans

Très peu de personnes savent ce que j'ai traversé. J'espère que cet écrit pourra venir compléter ton ouvrage, comme tu le souhaites. Je suis profondément heureuse de pouvoir écrire ces quelques lignes aujourd'hui, de pouvoir témoigner et, qui sait, peut-être aider à mon tour. Les TCA sont aujourd'hui loin derrière moi, même si l'acceptation à 100 % de mon corps est une longue étape, je peux dire que je suis guérie, que jamais plus je n'aurai affaire à cela. C'est une certitude. J'ai été anorexique de 2015 à 2016. C'est fou parce que ça me paraît si loin et pourtant je m'en souviens comme si c'était hier. La tristesse, les crises, le froid… Ce froid qui me rongeait les os.

Je me souviens que lorsque j'allais en courses, je regardais chaque produit et sa composition et je repartais sans rien… Mais quel enfer ! Je ne sais pas comment on peut s'infliger à soi-même une telle souffrance. Il faut avoir un mental tellement puissant pour refuser de s'alimenter. J'avais vraiment touché le fond, j'étais comme morte de l'intérieur.

Il est vrai que le sport m'a beaucoup aidée, mais il n'a pas été mon vrai déclic. Il m'a permis de mieux connaître mon corps, de connaître mes forces et mes limites, de me dépasser et de décompresser. Mais le vrai déclic, il a eu lieu chez mes grands-parents, grâce à ma grand-mère. En mai 2016, mon père et moi sommes partis passer un week-end chez mes grands-parents. Bien entendu, j'appréhendais énormément ces quelques jours « hors de contrôle » et surtout ces quelques repas. J'ai simulé un mal de ventre (pour changer) et j'ai très peu mangé. Après plusieurs remarques sur le fait que je ne mangeais pas beaucoup, ma grand-mère a eu une réaction des plus surprenantes (pourtant c'est elle qui cuisinait), elle a dit à tout le monde de me laisser faire ce dont j'avais envie, de me laisser « tranquille », que chacun devrait s'occuper de soi.

Encore aujourd'hui, je ne sais pas vraiment si elle savait ce qui se passait dans ma tête (je suppose que oui, elle était infirmière étant plus jeune). C'était la première fois, depuis des mois, que je me sentais comprise. À la fin de ces deux jours, j'ai fini par me regarder nue dans le miroir de chez mes grands-parents et je me suis vue. Je me suis vue réellement comme j'étais, plus avec le masque de la maladie, j'ai vraiment vu mon corps. Et j'ai eu peur. Les mots raisonnaient dans ma tête, je devais m'occuper de moi. Je ne voulais plus être cette fille-là. J'ai pris deux photos, pour me souvenir de cet instant, et la rémission a commencé.

À partir de ce moment-là, quand je suis rentrée à Paris, j'ai décidé de changer. De reprendre ma vie en main. Plusieurs années se sont écoulées depuis. Et je peux le dire, la vie est compliquée parfois, mais elle vaut la peine d'être vécue. Puis tu sais quoi ? Ce week-end, je cours les 10 km d'Odyssea avec l'amour de ma vie. Je suis heureuse que mon corps puisse me le permettre et je suis fière, parce que tout ça, c'est en partie grâce à moi (et à mon entourage !).

Témoignage de Solène

Ancienne adolescente complexée, je suis tombée vers la fin du collège dans les troubles du comportement alimentaire. Cet enfer a duré plus de trois longues années pendant lesquelles, vomissements après vomissements, mon corps puisait dans ses minces réserves. Jusqu'au jour où je dus renoncer à tenir une raquette de badminton, mon corps ne pouvant plus.

Ce sport, qui avait été pour moi une échappatoire et un énième moyen de perdre des kilos, me parut alors un lointain souvenir, et je sus dès cet instant qu'il me fallait soit l'abandonner pour avoir le corps que je désirais et ainsi atteindre ce que je pensais être le bonheur, soit continuer mais manger de nouveau. Bien sûr cette deuxième solution me parut impossible et je ne l'envisageai même pas. J'ai donc arrêté ce sport qui m'apportait tant de joie et de passion pour ne me consacrer qu'à ma perte de poids.

Cet enfer dura quelque temps jusqu'à ce que j'aie la chance de rencontrer des personnes qui me convainquirent que cette maladie n'était qu'un mauvais passage de ma vie et non une banalité. Ces personnes m'ont fait ouvrir les yeux sur tout le malheur qu'elle me faisait endurer depuis bien trop longtemps. À partir de ce moment-là, le combat était lancé. J'ai remis mes baskets, abandonnées depuis bien trop longtemps dans un placard, et j'ai effectué mon premier run, cette fois non pas pour perdre du poids, mais pour retrouver toutes les sensations que cela m'avait procuré dans le passé. Reprendre le sport a été pour moi une délivrance. Cette adrénaline si indescriptible me convainc chaque jour que la vie vaut la peine d'être vécue et que jamais je ne retomberai dans les travers de l'anorexie. Pendant longtemps, je me suis privée de vivre par peur, peur du regard des autres, peur de moi, peur du changement. Ce moule dans lequel la société voulait me mettre, ces idées autour du soi-disant « corps parfait ». Aujourd'hui je m'en libère et décide de suivre ma passion et d'emprunter d'autres chemins que ceux que l'on avait tracés pour moi. Alors je suis tombée de nombreuses fois pour toujours mieux me relever et essayer de devenir la personne que je voulais être.

Cela m'a permis d'essayer de nombreux sports que je n'aurais jamais pensé aimer un jour comme la musculation, le cyclisme ou encore la natation. Ce bonheur que j'ai tant cherché, je l'ai finalement trouvé dans le sport et le dépassement de soi.

DES NUMÉROS UTILES ET CENTRES D'AIDES

Selon la Fédération Nationale d'Associations liées aux Troubles du Comportement Alimentaire (FNA-TCA) :

« Ces derniers affectent de 15 à 16 % de la population générale en France (prévalence), soit au moins 600 000 personnes entre 15 et 24 ans. Les TCA affectent tous les âges de la vie : du nourrisson à la personne âgée, avec un continuum de l'évolution des troubles. Chaque TCA est unique, avec des critères différents selon l'âge d'apparition des troubles. »

Néanmoins, le principal fléau de notre société reste de penser que les TCA ne se résument qu'au poids et à l'apparence physique. Aujourd'hui, l'on catégorise une personne mince « d'anorexique » tout comme l'on catégorise une personne en surpoids de « boulimique ». Les apparences ne sont pas toujours en accord avec la réalité : une personne mince n'est pas obligatoirement malade comme une personne en bon état de santé sur le point de vue médical n'est pas pour autant exempte de toute maladie. Il existe de nombreux troubles psychologiques liés à la nourriture qui n'ont pas toujours de répercussion sur le physique des malades, du moins au début.

Il existe différents types de Troubles du Comportement Alimentaire : l'anorexie mentale, la boulimie, l'hyperfagie vomitive, l'orthorexie, les conduites obsessionnelles, le grignotage pathologique, la rumination, la néophobie alimentaire et autres phobies alimentaires...

Ces maladies ne touchent pas plus de femmes et d'hommes qu'il y a cinquante ans, pourtant aujourd'hui certains décident de mettre les pieds dans le plat et d'accepter enfin que les TCA ne soient pas de simples caprices, mais au contraire des troubles médicalement reconnus qui ne peuvent se soigner d'un coup de baguette magique. Ce sont bien en effet des troubles « somatiques et psychologiques » qui nécessitent un accompagnement adéquat adapté à chaque cas. Vous connaissez quelqu'un touché ? Vous êtes vous-même face à ces problématiques ? N'attendez pas pour en parler.

QUELQUES ASSOCIATIONS

— **AFDAS-TCA :** association qui regroupe des spécialistes du dépistage, du diagnostic, de la prise en charge, du traitement et de la recherche sur les troubles du comportement alimentaire (TCA), ainsi que des représentants des fédérations et associations de familles et d'usagers.

— **Fédération Française Anorexie Boulimie (FFAB) :**
C/o Fondation Santé des Étudiants de France
8, rue Émile Deutsch de la Meurthe
75014 Paris

— **La ligne téléphonique « Anorexie Boulimie, Info écoute » :**
0 810 037 037
Service 0,06 €/min + prix appel

— **La Note bleue :** des psychologues prennent en charge les problématiques liées à l'adolescence (trouble du comportement alimentaire, suicide, fugue, toxicomanie). Groupe de parole pour personnes souffrant d'anorexie, de boulimie, et pour la famille.

Ligne d'écoute : 01.43.27.68.62

— **SOS Anor Paris :** lieu de prise en charge pluridisciplinaire (psychiatre, psychologue, diététicienne-nutritionniste, psychomotricienne).
Adresse : 59 rue de Seine, 75006 Paris
Site internet : www.sosanor.org
Le mail : lecentre@sosanor.org
Prise de rendez-vous : 01.34.90.23.54

J'aimerais terminer cet ouvrage en écrivant :

Que ce qui compte pour moi, ce n'est pas simplement mon vécu ni mon histoire, c'est la somme des petits changements que celle-ci va provoquer dans la vie des autres et qui déterminent le sens de la mienne.

Ce livre a été non seulement l'occasion de livrer mes plus lourds secrets et de raconter ce qui a été pour moi la fin et le début de tout. Ma maman, mon frère, ces femmes fortes qui témoignent et moi-même transmettons notre histoire en espérant que celle-ci puisse aider le plus grand nombre, mais également les proches et les familles.

Ce livre a été comme une thérapie personnelle et c'est désormais le moment pour moi de clore ce chapitre et de commencer à écrire les prochaines lignes de mon histoire.

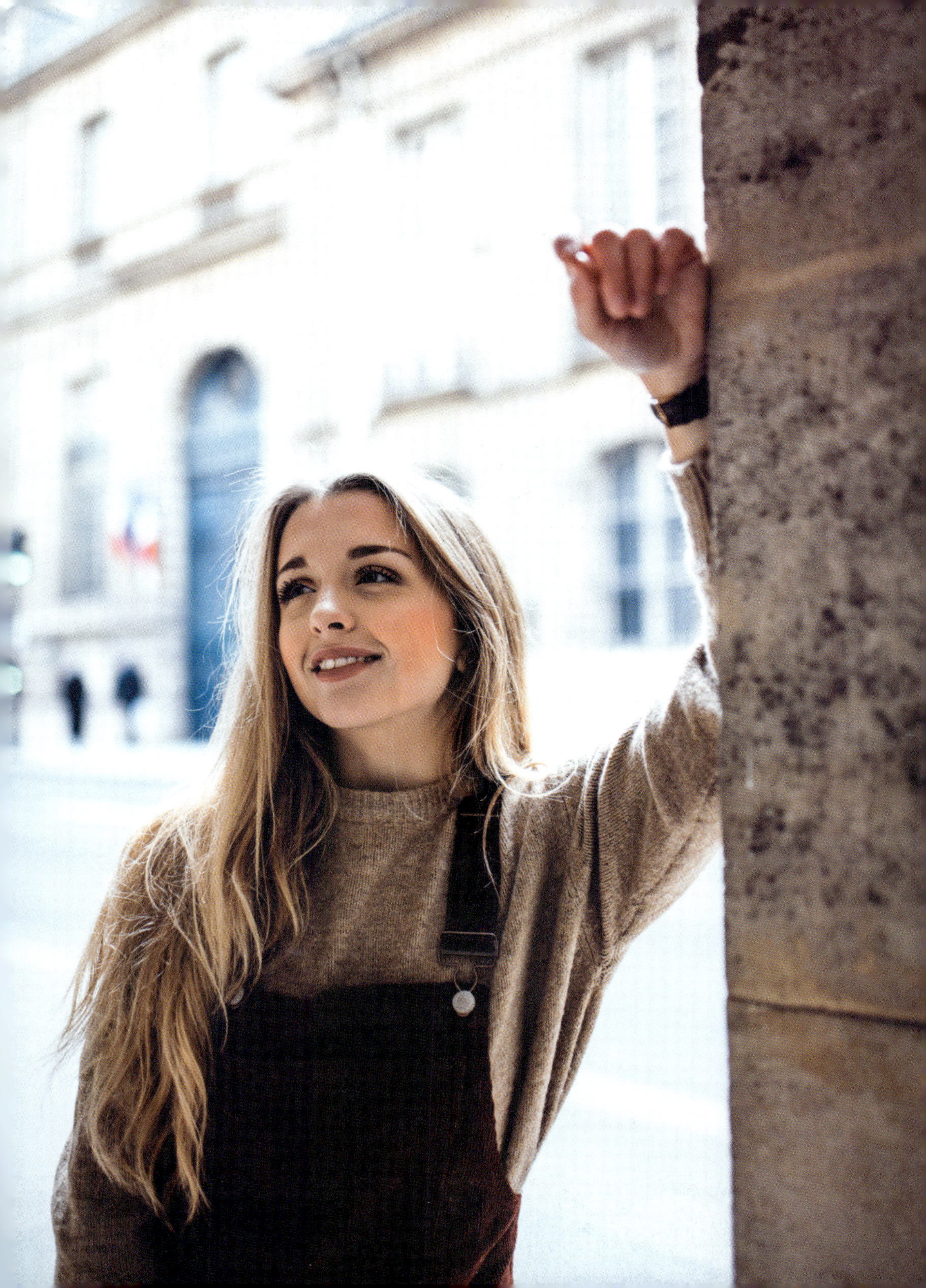

CRÉDITS PHOTOS

Toutes les photos sont de l'auteur, sauf pour les photos suivantes :

P. 7, 41, 167, 181, 201, 218, 235, 237, 241, 243, 249, 253 : Albin Durand ;
p. 97 : Alexandre De Marco ; p. 109, 188, 231 : Denis Boulanger ; p. 154 : ASICS - Inger Diederichs ;
p. 233 : Sportograf ; p. 239 : Apérotube ; p. 247 : Christophe Portat ;
p. 251 : Teddy Morellec - La clef prod ; p. 253 : Ghania iratni ;
p. 255 : Yoann Rochette (gauche), Persi (droite).

Éditrice : Candice Roger - Amphora
Principe de maquette : Thibault Panfili - Amphora
Correction : Delphine Dubois
Contrôle qualité : Mickael Four
Couverture : Nicolas Gasly
Photo de couverture : Albin Durand
Mise en page : Dessine-moi un Gangster
Imprimé en Europe par Sagraphic S.L.
Pasaje Carsi n°6 - 08025 Barcelona

ISBN : 978 275 760 380 2